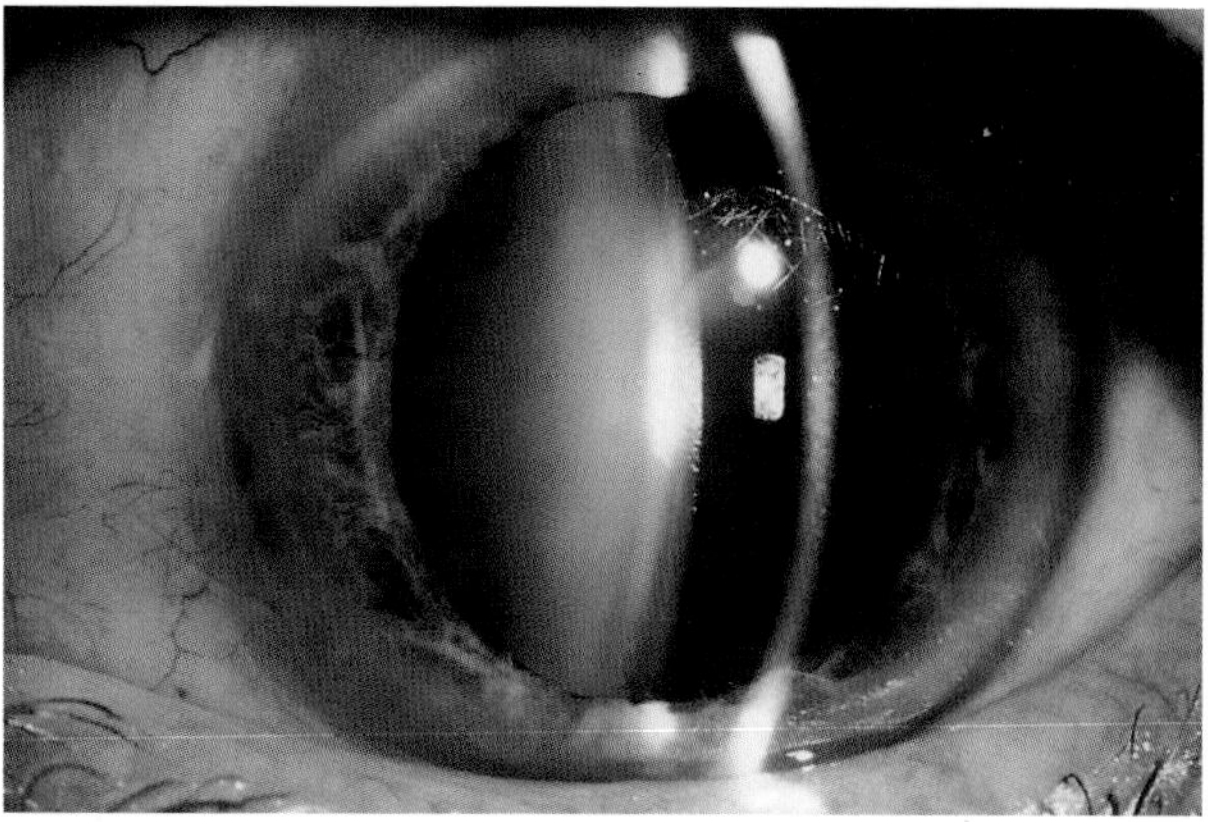

口絵5　核白内障の例。かなり長い間放置していた症例で硬い褐色の核白内障となっている。

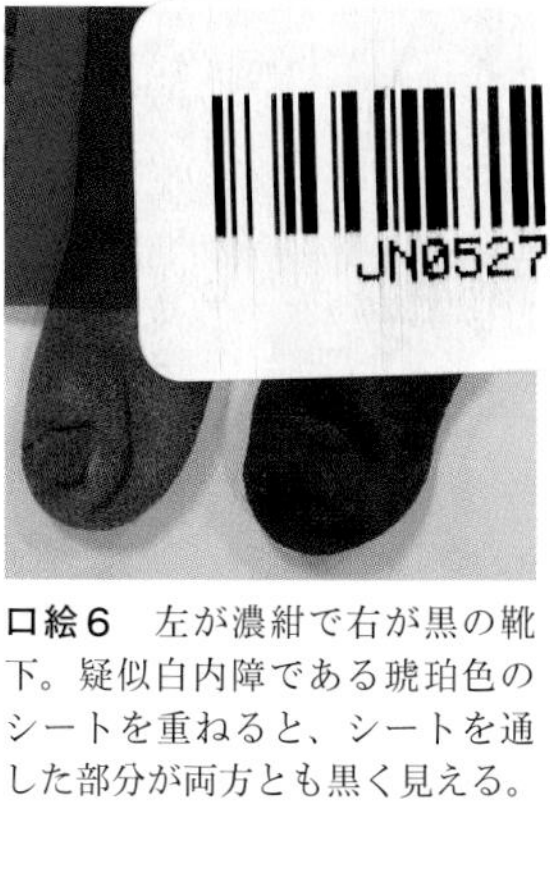

口絵6　左が濃紺で右が黒の靴下。疑似白内障である琥珀色のシートを重ねると、シートを通した部分が両方とも黒く見える。

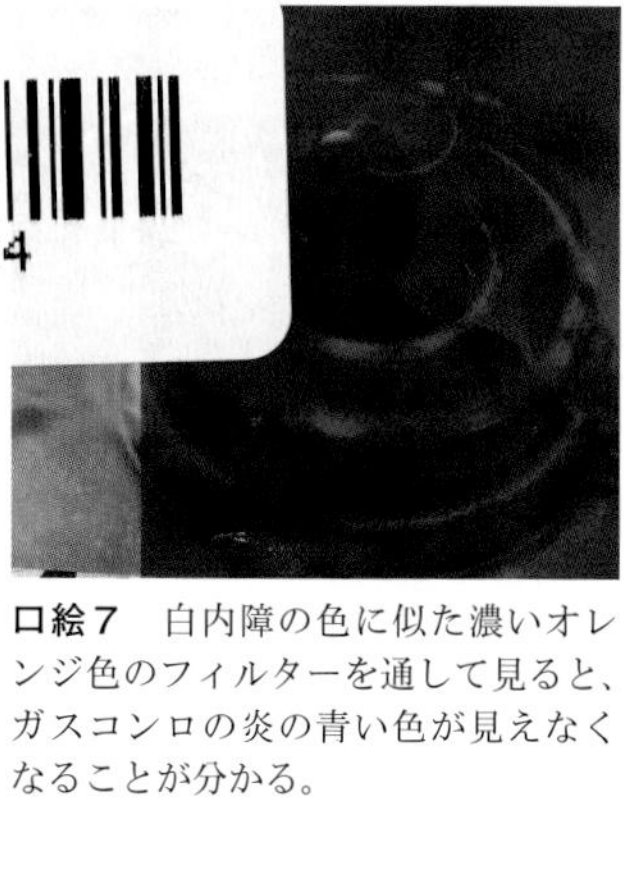

口絵7　白内障の色に似た濃いオレンジ色のフィルターを通して見ると、ガスコンロの炎の青い色が見えなくなることが分かる。

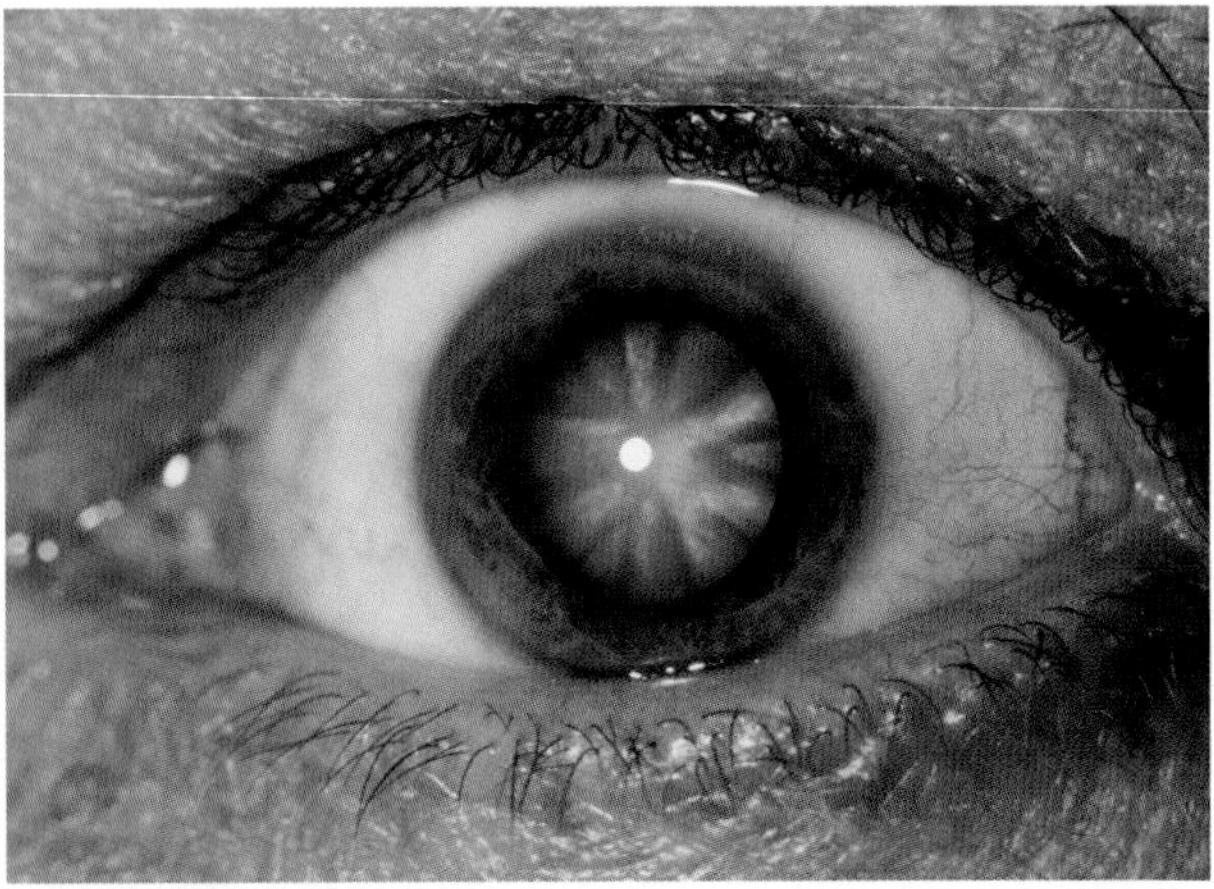

口絵8　皮質白内障。水晶体の周辺部の濁りで、放射状やくさび状の濁りが多い。

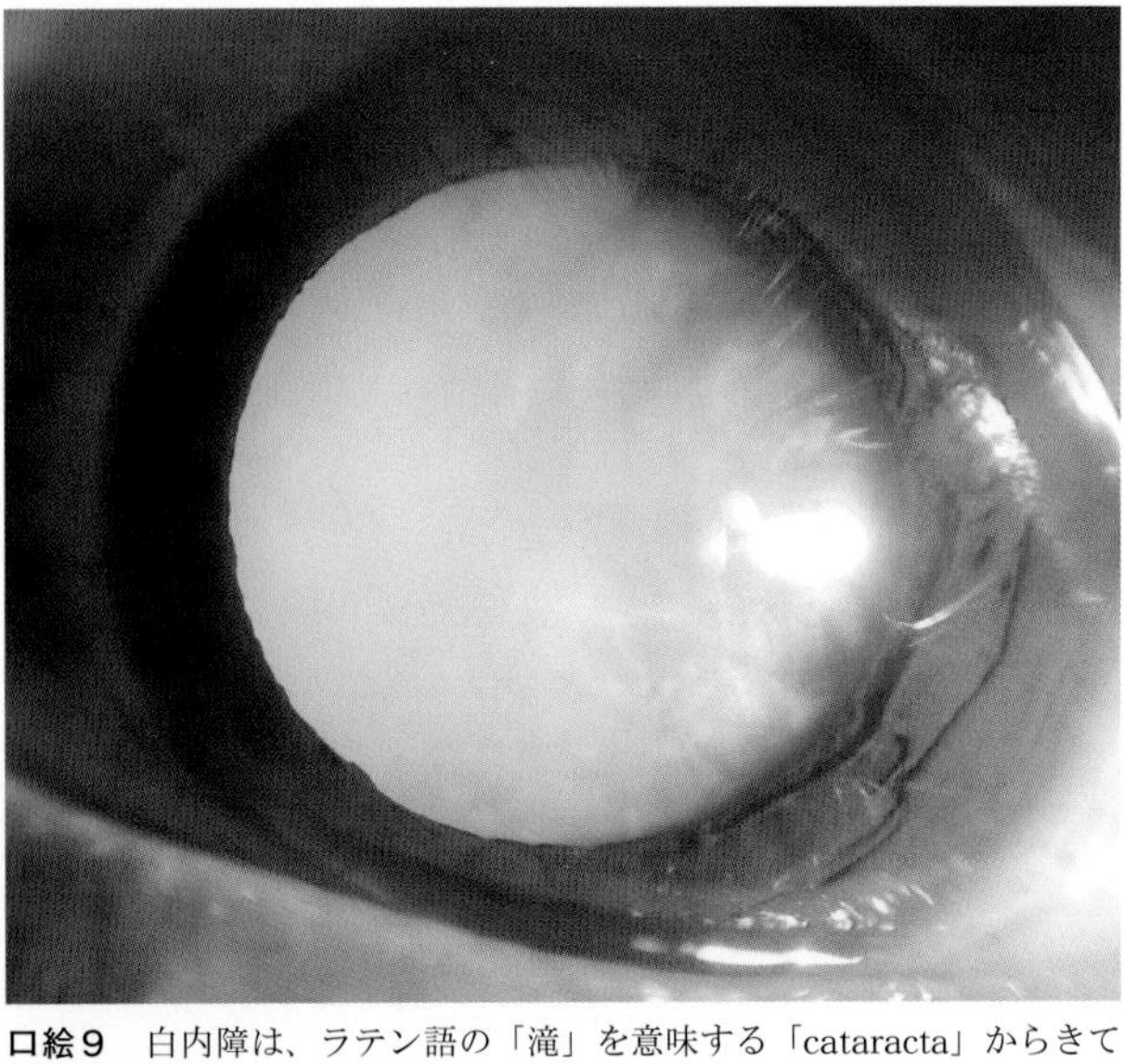

口絵9　白内障は、ラテン語の「滝」を意味する「cataracta」からきている。英語では Cataract だ。

白内障の罠

一生「よく見る」ための予防と治療

深作秀春

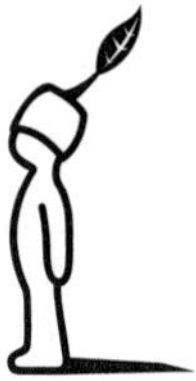

光文社新書

はじめに

目の治療に関する情報には注意が必要

誰もがかかる、白内障や老眼、さらに日本人に多い近視については、身近な視力の問題ですので、皆さんも関心が深いことでしょう。

しかし、これらの手術療法についての真の情報は知られていません。ちまたにはインターネットでの宣伝やフェイク情報、また自費出版での白内障手術の宣伝本などがあふれています。このような情報が満ちあふれている現状は、人々が正しい判断をするためには問題だらけです。宣伝文句にのって間違った判断を選び、後悔する方が多くいます。

前著の『視力を失わない生き方』や『緑内障の真実』（ともに光文社新書）や『視力を失

わないために今すぐできること』（主婦の友社）などの私自身の著書から、「真の」最先端情報を得て、自らの目を守る知恵を得た多くの方々からお願いされました。この、誰でもかかる白内障とその手術治療法や、近視などの屈折矯正手術の真実について、正しい情報を教えてほしいと。

私は絶対に自費出版のライターが書くような宣伝本は出しません。私が書くのは、多くの人々に真実を伝えたい、との私の思いからで、きちんとした出版社からの執筆依頼があった際に自らが全てを執筆するのです。

本を読む時は、読者の方々も十分にご注意ください。なぜなら、家庭の医学コーナーにある眼科本の宣伝情報によって、よいと勘違いして訪れた施設で手術に至り、失敗してしまって後悔して、私の施設に「治してほしい」と来る方がじつに多いのです。目と知恵を使い、真実の情報を得てください。あなたの目は2つしかないのです。情報の8割から9割が入るとされる目です。こんな大切な目の治療をおろそかにしてはいけません。

「見るということ」の意味を知る重要性

つい最近ですが、白内障を放置していたので、その関連で目の中の水の流れが悪くなり、眼圧が上がり、緑内障での視神経障害が末期になり、かなり見えなくなった方が来院しました。白内障で見えないと思っていたら、じつは重症の緑内障であったという方は数多く来院されますが、そのような方々の中でも、この患者は末期緑内障であり、強い視力障害が出ていました。

その方から興味深い質問がありました。

もともと地図を見るのが好きな方でした。彼は「視力障害が強くなってから、本を読もうとすると、字がよく見えずに、本の上に地図が見えるんです」と、自分の不思議な幻視について私に尋ねてきたのです。

これはじつは、重症の視力障害者の4分の1ほどの方々が普通に体験される幻視です。この現象は、脳が出す勝手な電気信号が原因で見える幻視であり、シャルル・ボネ症候群(CBS：Charles Bonnet Syndrome)ともいわれます。

なぜ、本来そこにないものが見えるのでしょうか?

これは、「見るということは脳の認識行為」であり、「脳はたやすく騙《だま》される」からです。

この興味深い幻視については本文で詳細に解説します。

また、私はずっと昔の20代の早い時期にＲＫ(Radial Keratotomy＝放射状角膜切開術。

レーシックよりも古い近視矯正手術）をアメリカで習ったのち、レーシックや有水晶体眼内レンズなどに開発者として関わり、つねに世界の中のトップで活動してきました。その中で、日本国内での屈折矯正手術という自費の手術が、美容外科的な経済的活動の一環となり、本来の、患者の視的生活の充実と快適さを高めるという目的を満たさない手術が行なわれ、評価を落としているのを見ています。

こういったことは、白内障の多焦点レンズ手術のような、裸眼で見えるようにする屈折矯正を含む、白内障手術でも見られます。

ちまたには、多焦点レンズの本質的な特性を知らないで、多焦点レンズ移植術を宣伝して移植している施設は多く見られます。このために、本質的な「見ることの意味」を知らずに手術をされた患者は、単に表面的な遠方視力だけがよくなって、近くや中間が見えないことになったり、手術直後の視力はよくても、年数の経過とともにどんどん術後視力が落ちる、などの問題を起こし得ます。

残念ながら宣伝本の広告につられて、表面的な甘い話に乗って多焦点レンズ移植術を他院で受けて、その結果に落胆して当院に助けを求めにくる患者をじつに多く診てきました。

これらの経験から、本質的な「見るという意味」を、眼科外科医とともに患者もしっかりと理解していないと、生涯にわたり満足できる視力を得られないのだと強く思うのです。

手術後に心から満足するために

そこでこの本では、これまでの拙著以上に、本質的な「見えるとは何か?」という話題を多方面からひもといて解説します。

脳の解釈によって成り立つ「見る」という行為について、「見ることの本質」から理解しないと、「本当の意味でよく見える」治療ができないのです。

つまり、近視矯正手術や老眼手術、さらには白内障手術などでも、目の機能全般や脳による認識を十分に考慮した手術を計画しないと、患者の視力への満足度を上げることはできないのです。

もちろん白内障手術などの手術治療においては、手術の技術が一番重要であり、技術によって術後視力に差が出るのですが、「見ること」が脳の活動であることを理解しないと、手術後の視機能では患者の望むよい結果が出ないのです。

逆のいい方をすれば、患者自身が「見ることの本質」を理解して、「自分の望む見え方は何であるか」を主張できないと、いくら最高の手術技術をもってしても、患者を心から満足させられないのです。

見えるということの本質を理解していただいた上で、続いてさらに、世界最先端の白内障手術や屈折矯正手術について言及して、「本質的に重要なものは何か」についてお話ししたいと思っています。

そこまで理解できれば、ご自分の求める「真の白内障手術」と、「最もふさわしい近視屈折矯正手術」などを考えられると思うのです。人が得る情報の8割から9割は視覚から受け取るといわれています。そのように大切な目です。しかもたった2つしかない目です。安易な宣伝情報やフェイク情報に惑わされて判断することは恐ろしいのです。

誰もがかかる病気だからこそ、正しい知識が必要ですし、またじつに複雑で面白い「見る世界」について、深い知識を知ることは、知的好奇心を刺激することでしょう。私は眼科外科医であるとともに、プロの画家でもあります。また芸術を医学的に分析する研究者であり、美術評論家でもあり、そうした執筆も多いのです。つまり、生涯をかけて「見えるということの本質的な意味」を追求して研究してきたといえます。

はじめは少々難しく感じるかもしれません。ですが、専門的な内容をできるだけ分かりやすく、目の前のあなたに語るように解説していきますので、一緒に学ぶように読んでいただけたらと思います。

さらにいえば、「見るとは何か?」といったじつに興味深い命題を、この本を読むことで私とともに追いかけ、見るということの本質がこんな面白いことだったのかと、読了後に感じていただけたらと思います。この本での知識が、皆さんの生涯にわたる、最もよい視力を提供できる一助になることが最大の願いです。

白内障の罠　目次

第2章　白内障の治療

本文図版作成・キンダイ

序章　「見る」とは何か？

見るということは何か？

見るということ、そして白内障というものを知るために、まずは意外な視点からアプローチしてみましょう。この「見る」という行為を考える上で分かりやすいのが、ある著名な画家による芸術作品と、目の変化による作品への影響です。

「睡蓮」の絵で有名なフランスの画家モネについては、皆さんも聞いたことがあるでしょう。日本でも上野にある国立西洋美術館だけでなく、群馬県高崎市の県立近代美術館、千葉県佐倉市の川村記念美術館、静岡県熱海市のＭＯＡ美術館、東京都八王子市の富士美術館、神奈川県箱根のポーラ美術館、東京都京橋のアーティゾン美術館、大阪府の和泉市久保惣記念美術館、京都府のアサヒグループ大山崎山荘美術館、岡山県倉敷市の大原美術館、香川県直島の地中美術館、福岡県の北九州市立美術館、鹿児島市立美術館などで、モネの「睡蓮」の絵を見ることができます。

もちろん、海外に行けば、パリのオランジュリー美術館には、「睡蓮の間」という、楕円《だえん》形に作られ、壁に睡蓮の大作が囲むように飾られた大きな部屋が２つあり、モネの睡蓮の絵の連作に包まれる感動があります。

モネの他の絵であれば、同じパリのオルセー美術館が大量に展示しています。アメリカでも、シカゴ美術館やニューヨークのメトロポリタン美術館や、なんと近代絵画の殿堂であるＭｏＭＡ近代美術館にもモネの絵はあります。近代美術館をうたったＭｏＭＡの多くの作品の中でも、やはり「モネの睡蓮」が一番人気なのです。このモネの睡蓮の絵を見てみましょう。

モネの絵の変化に見る白内障の悪化

モネの家があったジヴェルニーは、パリの北にあり、私も3回も訪れて、現地で私自身が睡蓮の池を油彩画に描きました。口絵1が、私が撮影した実際の風景写真です。

１８８９年のパリ万博では日本庭園が造られ、トロカデロ庭園の一角には睡蓮の池が作られていました。従来、浮世絵などから日本の美への憧れがあったモネは、この日本庭園と睡蓮に魅せられて、ジヴェルニーに造成した水の庭に、睡蓮を取り寄せて栽培し、日本風の太鼓橋を作りました。その後モネは、この睡蓮の池をライフワークとして長年描いています。

口絵2は、シカゴ美術館展示のモネの「睡蓮の池」で、１９００年の作品です。モネが、ちょうど60歳の時の作品です。モネは１８９８年ごろから、ジヴェルニー村の自宅の庭に水を引き込んで池を作り、睡蓮の連作を描き始めています。１９００年にはデュラン＝リュエル画廊に「睡蓮の池」を展示して、徐々に人気となっていったのです。

この作品は、先ほども書きましたように、モネが60歳の円熟の時の作品で、明るい光と色彩にあふれて、印象派の特徴的な色使いがなされています。特に、緑と青の鮮やかな色彩――睡蓮、太鼓橋、木々、水に映る反射などの、光と影の織り成す刺激的な明るい彩度の高い色――で満ちているのです。まさにモネが若いころから実践してきた、自然の中で描き、自らの目と脳を通し、「見えるがまま」に描いた、自然の風景なのです。これこそが、当時の革新的な絵画技法であった「印象派」の色彩の織り成す錦模様だったのです。

一方で、口絵3を見てみましょう。これはモネの晩年の絵です。1922年作で、モネが82歳の時の絵です。ジヴェルニーの彼の家の池にある、同じ睡蓮の池と太鼓橋を描いたものです。

この絵を、1900年に描いた60歳の時の作品（口絵2）と比較してみましょう。色彩から緑や青の鮮やかさは消えて、茶褐色になっていますね。形態の輪郭は崩れて、日本風の太鼓橋の形もぼんやりしています。同じ場所を同じ作者のモネが描いたとは、にわかには理解しがたいほどの変貌《へんぼう》ぶりです。

多くの評論家によると、妻のアリスの死や、その後の長男ジャンの死がきっかけで、このような絵を描くようになり、これが後のフォーヴィスム（野獣派。目に映る色彩ではなく心が感じる色彩を使うのが野獣のようだとされた描き方）や抽象画の始まりである、とされています。

たしかに、崩れた形態や固有色から離れた色彩は、フォーヴィスムや抽象画の萌芽《ほうが》といいたい気持ちも分かりますし、関連があるようにも見えます。人によっては、この絵をゴッホの絵と勘違いする人さえもいるでしょうね。

しかし、この見方は全く間違っているのです。私は眼科外科医として、白内障手術を中心に約25万件もの手術をしてきて、患者の術前・術後の見え方を観察しています。また、プロの画家としても彼らの見え方を注意深く観察しています。この経験から、このモネの絵画における色彩や形態の変化は、「白内障患者特有の典型的な見え方の変化」だと断言できるのです。

世の中の評論家の中で、芸術の解釈に科学的な態度で臨める者はごく少数です。大昔の偉大な芸術家であるレオナルド・ダ・ヴィンチが「芸術家は科学者たれ」といった意味のことを述べたのはさすがだと思います。お時間があれば、私の著書の『眼脳芸術論』（生活の友社）の中の、芸術を医学的に解釈・評論した文章を読めば、見えるということの芸術を通した真実が分かり、納得していただけると思いますので、ぜひお読みいただけたらと思います。

白内障による見え方の変化

モネの芸術作品が変化していったのは、白内障が原因であると述べました。ここで、目に起きた問題と見え方の変化に視点を移しましょう。

目の構造はカメラに似ています（資料1）。カメラのレンズに相当するのが水晶体というレンズです。

白内障患者では、目の水晶体レンズの組織が変化してきます。水晶体は老化現象などにより、若い時のほぼ透明なレンズから、黄褐色のレンズに変化してきます。

このために、全体に光の透過性が下がり、全体的にぼんやりと見えるようになります。さらに、ピンクなどの淡い色は見えなくなりますし、ものの境界もはっきりとは見えなくなってくるのです。また、透過光が減るので、全体的に雲がかかったようになり、暗く見えますし、視力も落ちるのです。

また、白内障になった水晶体の色である黄色やオレンジ色、この補色である、青や紫、濃い緑色などの光の短波長が、黄褐色化した白内障水晶体で吸収されます。このために青や紫や濃緑色のものから来る光は吸収されて、黒色のものと区別がつかなくなります。

そのため、よくある現象ですが、白内障患者にとっては、青い靴下と黒い靴下が両方とも黒く見えるようになるのです。また、紫色の派手なシャツやズボンが、黒いシャツやズボンに見えるのです。また濃緑色も黒っぽく見えるようになります。

資料1 目の構造とカメラの構造

カメラの仕組み

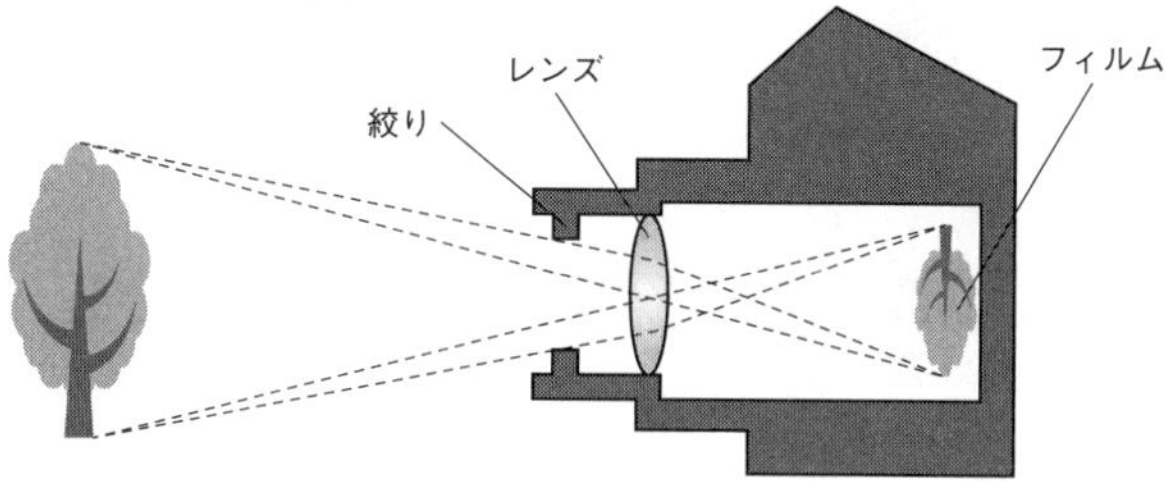

目の仕組み

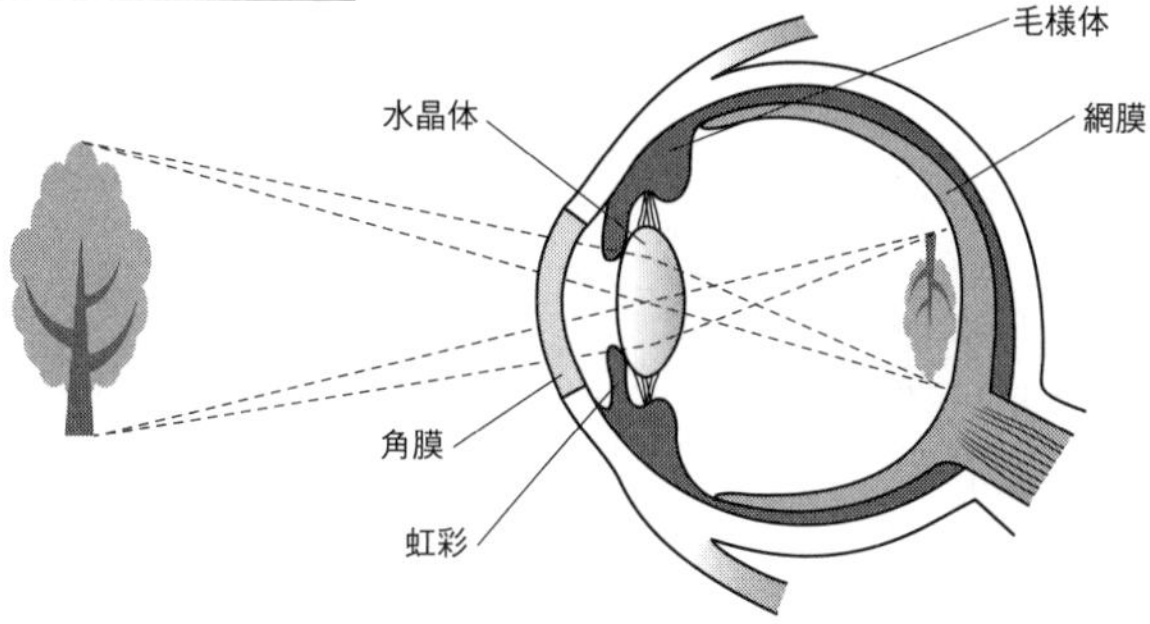

角膜と水晶体がカメラにおける「レンズ」、虹彩が「絞り」、網膜が「フィルム」の役割を果たしている。

ここで気づくでしょうか？　口絵2の絵で使われた、モネの60歳時の印象派特有の華やかな青、緑、紫などが、口絵3の晩年のモネ82歳時の絵では、黒ずんだ茶褐色の色彩となり、かつ形態もぼんやりしてくるのです。モネの絵画の変化は、まさに典型的な白内障患者の見え方の変化なのです。

モネの苦闘

モネの目は、1904年ごろから白内障を発症します。1908年のイタリアのヴェニス旅行での絵画制作で、視力が悪くなり色彩がうまく使えないことを嘆いています。先ほど説明しましたが、白内障は透明なレンズが黄褐色を帯びたレンズとなりますので、黄褐色のガラスを通してものを見るようなものなのですね。色彩をうまくとらえられないことで、モネは作品への不満から、自分自身で多くの油彩画を廃棄しています。

モネの眼科記録を調べたところ、1912年には、地元の眼科医から両眼の白内障との診断を受けています。さらにその後も、当時の多くの著名な眼科医の診察を受けています。手術も勧められているのですが、当時の白内障手術の技術は低かったため、視力を失う危険性も高く、モネは手術を恐れて、手術は受けたくないと拒絶しているのですね。

実際に、印象派の女流画家として非常に有名なアメリカ出身のメアリー・カサットは、1917年と1919年に両眼の白内障手術を受けましたが、経過が悪く、両眼とも失明しています。結局、カサットは画家をあきらめています。

ただし、彼女は上流階級の出身であり、影響力が強かったため、美術館や上流階級の富豪層に印象派絵画の購入を勧めて、アメリカへの印象派絵画の導入に大きく貢献しています。

またカサット自身の視力がまだ十分だった時の絵画作品にはよい作品が多く、母と子の風景などの、女性愛にあふれる多くの油彩画作品が、ニューヨークのメトロポリタン美術館に十数点展示されていますので、機会があったらぜひ見ていただけたらと思います。


日本も含め、少し前の白内障手術は危険でさえあった

モネやカサットの時代の眼科白内障手術は、現代の眼科手術とは全く異なり、危険でさえあったのです。ただし現代であっても、日本は世界からつねに眼科手術が遅れているのも事実です。のちほど、白内障という疾患について、そして世界最先端の白内障手術治療法についても詳しく解説します。

私自身の体験談です。ほんの三十数年前のことですが、私がまだ若造で、アメリカから帰ってきたばかりの時のことです。アメリカでは当たり前の超音波白内障手術と眼内レンズ移植術を、私が日本で初めて多くの症例で施行して、ほぼ全ての患者で1・0以上の視力を出して驚かれ、評判になりました。しかし、当時の日本の大学病院などでは、眼内レンズなど危ないだとか、超音波白内障手術など理解できないというのが大勢でした。

つまり、当時の日本では、モネのころと同じような手術方法であり、手術後に分厚い凸レンズのメガネをかけて、視力が0・1以上出れば成功だとされていたのです。ほとんどの施設では眼内レンズなどはなく、凸レンズのメガネを術後に装用したので、見え方は、ものが拡大され、色も異なって見えたのです。

つまりモネが嘆いたのと同じように、色も大きさも違って見えてしまい、視力も悪かったのです。ですから、手術時期も、ほぼ失明近くになってから行なっており、結果も悪く、モネの時代の眼科手術を彷彿《ほうふつ》とさせるものだったのです。

これが日本の、三十数年前の現状でした。この遅れた傾向は現代の日本にもあるので、より正しい世界最先端の治療方法を知っておくことが、自分の見え方を守るために重要なことなのです。のちに詳述します。

モネは白内障が進行した1918年の手紙で、「もはや、色も分からず、赤も土色にしか見えない。桃色や中間色は全く見えない。青や紫や濃い緑は、黒く見える」という苦悩を書き綴《つづ》っています。モネの晩年の絵画の変化が白内障の影響による変化だったことを、モネ本人が述べているのです。

ここから分かるのは、評論家という人物たちが、いかに正しい情報を集めず、科学的な態度なしに、単なる感覚的な雰囲気で評論を書いているかということでもあります。

モネの話に戻りましょう。モネはこのころには、評価する人やファンも多く人気作家になっていました。さらに1920年には、友人でもあったフランス首相のクレマンソーが、国家プロジェクトとして、オランジュリー美術館をモネの睡蓮の大作で飾ることを決めました。

そのことがモネに伝えられると、モネは1922年の手紙で、「もはや自分は失明状態である」として、いったんはクレマンソーの申し出を断っているのです。

しかし、クレマンソーの励ましもあり、絵を描けるようにと、1923年にパリの眼科医クーテラ医師から、右目だけの白内障手術を受けることになったのです。

モネの白内障手術

当時の白内障手術は旧式の嚢外法《のうがいほう》でした。まず、目の水晶体を囲むカプセルをグレーフェ刀という長いメスで切り裂き、白内障（白濁《はくだく》した水晶体）を洗い流します。しばらくして残った白内障の残りを洗ったり、また線維化したカプセルを切ったりします。

モネもこのような方法で、半年で3回も手術を受けたのです。結果は、凸レンズをつけた右目の矯正視力は0・4ほど出ました。しかし、人工水晶体（眼内レンズ）などはない昔なので、術後に分厚い凸レンズメガネをかける必要があったのです（資料2）。

そのせいもあって、手術後のモネの目では「ものが大きく拡大し、ゆがんで見えて、色彩の感覚も全く違い、もはや画家の目は失われた」と、モネは嘆き落胆したのです。当時の眼科外科医の技術ではやむを得なかったのです。

ただし、現代の、少なくとも私の手術では、全く苦痛もなく、すぐに1・0以上の視力を得られます。私の手術患者は、多くが多焦点レンズ移植を選ぶので、裸眼で、近く、中間、遠方と途切れなく見えます。近視や乱視や遠視や老眼、その全てを治し、水晶体カプセルもピカピカになるまで磨くので、全ての距離が裸眼で見えるようになるのです。この最新方法については後ほど詳しく述べます。

資料2 手術後のモネの写真

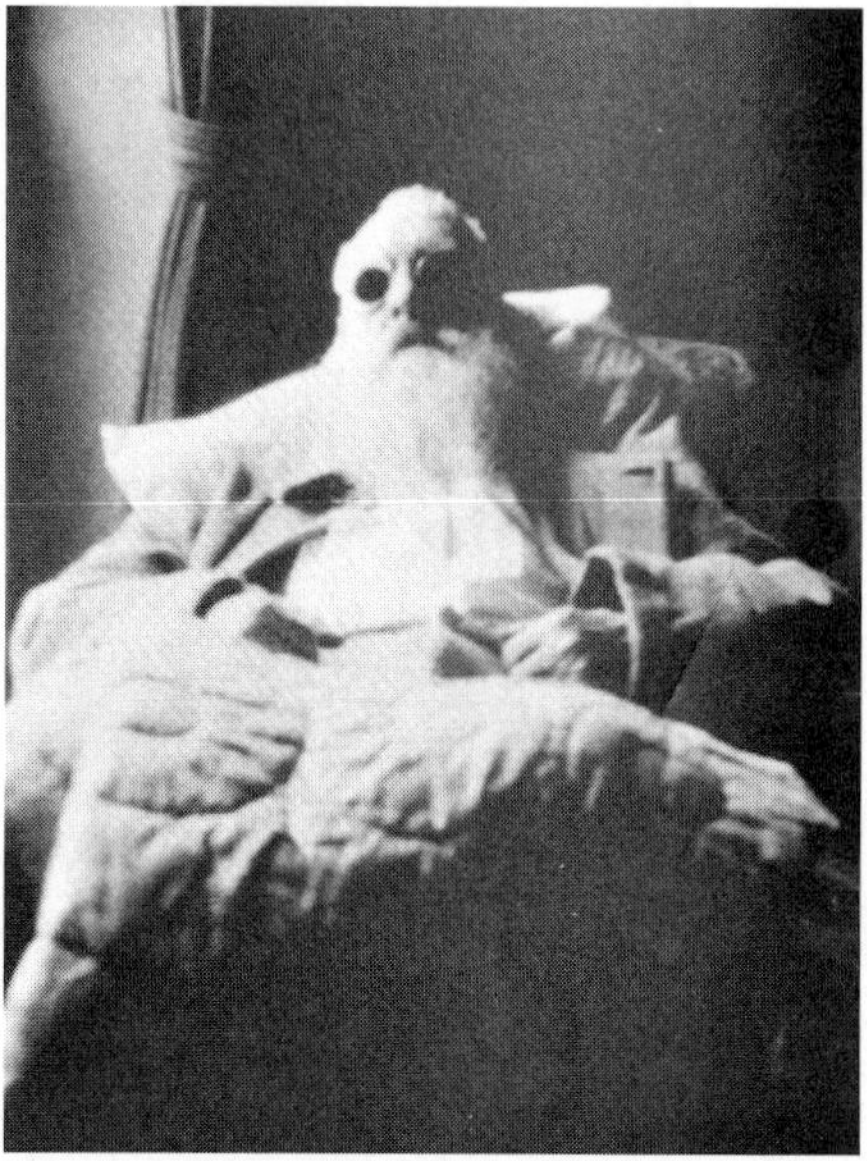

右目に、手術後の分厚い凸レンズのメガネをかけている。

日本の白内障手術の歴史についての、ちょっとした話

ちょっと寄り道した話をします。私がアメリカから日本に帰った時に、ある大学病院で見た方法も、モネの時代の手術と大差がなかったのです。ドイツのグレーフェ刀ではありませんでしたが、そのコピーである日本刀なるものを使って切っていました。私は今でもその不思議な光景を思い出します。

私は日本での医学生時代から、医学図書館で受付のアルバイトをしていて、夜遅くまで図書館にある海外の医学論文を自由に読めたおかげで、日本と世界とでは眼科手術学に数十年以上のレベルの差があることを知っていました。このためもあり、日本の医学部卒業後は、早くから、アメリカを中心にヨーロッパをも修業の場に選びました。

ですから、超音波白内障乳化吸引術はアメリカの開発者から習うことができましたし、眼内レンズ開発者はヨーロッパの研究者でしたので、これも開発した順に1番目から5番目まで全ての先駆者を訪ねて、その医師のもとで学ぶことができたのです。

しかし、アメリカから帰ってきて見た日本の手術は、三十数年前でありながら、江戸時代、つまり１８６０年代にドイツのグレーフェ医師が開発した手術方法に極めて似た方法で行なっていたのでした。これはとてつもない驚きでした。１００年も前の方法を日本で見ようと

は思わなかったので、じつに不思議な、過去にタイムスリップしたような感覚でした。

正しいことを通用させるには、日本では極めて時間がかかります。根気を持って、正しいことを王道にさせないと駄目なのです。日本では正しい情報が閉ざされています。よくも悪くも本音と建て前の社会だからです。でも、医療では「病気を治す」ということが最大善のはずです。

患者も多くが、正しい情報を持つチャンスを得ていません。このため、日本にはいまだにモネの時代と同じような、混とんとした視力回復への問題が残っていて、しかも患者がよく理解していないせいで、よい視力が期待できないのが現状なのです。

この本で、真の意味から正しく、ものを見るとは何か、またいかによく見えるようにするかを知ってください。「視力を守り、よくする」という最大善を実現するための意識改革を起こしたいのです。

フランスの至宝ともなったモネの睡蓮の大作

モネの話に戻ります。当時の手術には、現代とは比べるべくもない問題がありましたが、モネはそれでも、メガネを装用し、さらに見え方の訓練を行ない、少しずつ慣れていきました。そして、ジヴェルニーの家に鉄骨枠でガラス張りの大きなアトリエを作り、その中で、ジヴェルニーの池の前で描いた睡蓮の絵を仕上げていったのです。見え方の練習をして、またメガネもよいものに変えたりしながら、制作を進めました。

口絵4を見ていただければ、興味深いことが分かります。白内障手術前に描いた場所（左上半分）には、茶褐色が残っていますが、手術後には、ピンク、青、紫、緑が再び見えるようになり、下半分では多くの色を描いています。白内障の時に描いた場所と手術後に描いた場所の色彩の違いが、1つの絵の中にあるのですね。

こうして、クレマンソーの励ましもあり、睡蓮の絵の大作の制作も進みました。このモネの制作は、1926年12月に86歳で亡くなるまで続いたのです。

翌年、この睡蓮の大作はパリのオランジュリー美術館に納入されました。そこには、先にも紹介した、大きな楕円形の睡蓮の間という部屋が2つあります。

部屋の壁は、出入り口以外は、2メートル四方の大きなキャンバスをつないで描かれたジヴェルニーの池と睡蓮で埋め尽くされています。鑑賞者はまるで、ジヴェルニーの睡蓮の池の中で包まれているような不思議な感覚を味わいます。

この絵は今や、フランスの至宝となっています。

第1章　白内障とその原因、予防

（1）白内障によって起こる視力障害

序章では、白内障による見え方の変化が、モネの睡蓮の絵に起こした影響を解説しました。白内障とは、目の中のレンズが濁る病気です。多くの場合、全体が黄褐色に濁るだけでなく、部分的には白く濁ってきます。これは、目の水晶体の細胞の、透明性を保つ機能が失われてくることによって起こる代謝異常が原因です。

目の中のレンズ「水晶体」とは

白内障の本質的な変化とは、目の中のレンズである水晶体に変化が起こり、色味の感覚が変わり視力が落ちることにあります。この水晶体というものについて、もう少し考えてみましょう。

もともと、母親の卵子に父親の精子が受精して、細胞の分裂が始まります。細胞は内胚葉、

資料3 **目の構造（網膜神経細胞と視細胞）**

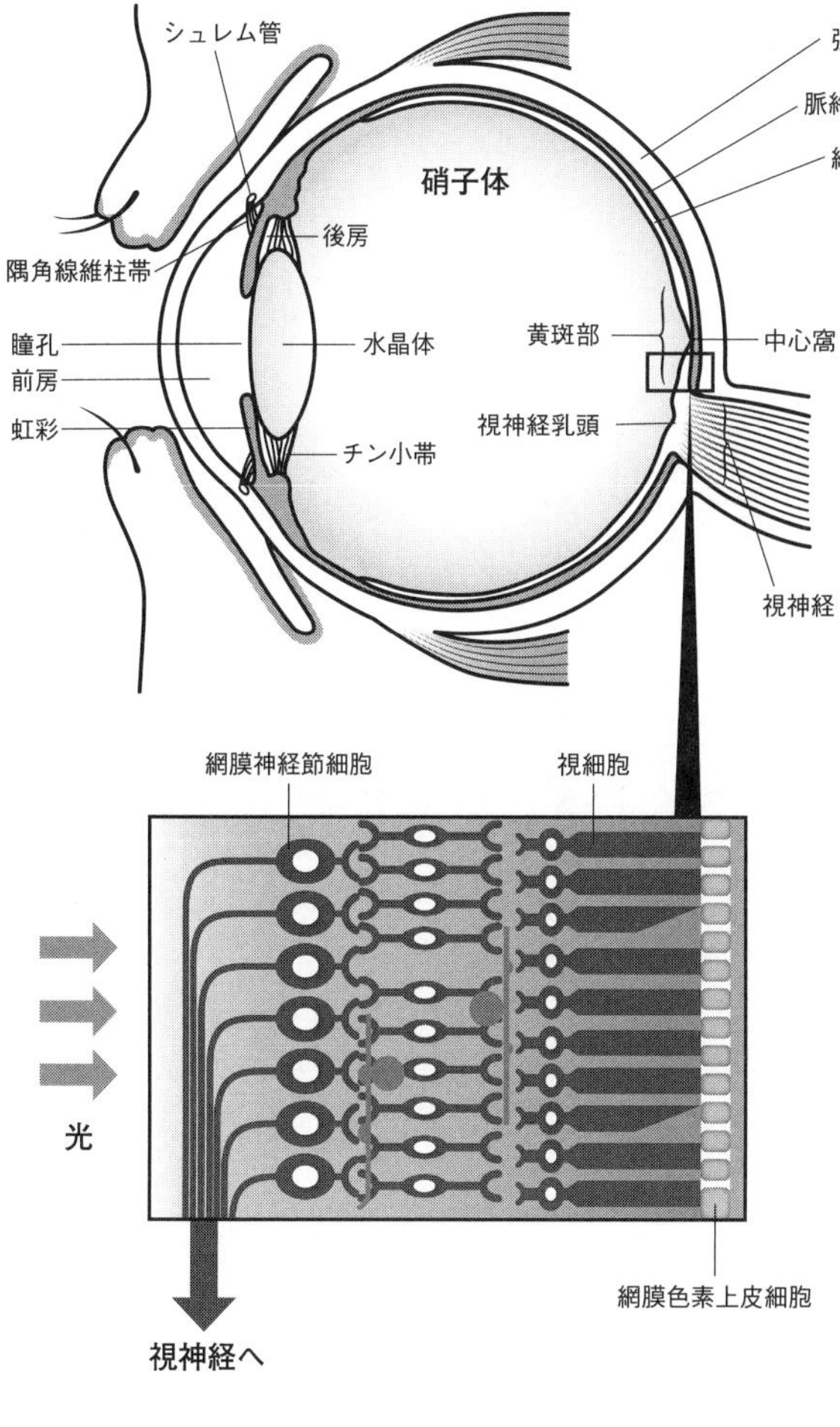

中胚葉、外肺葉という3種類の細胞に分かれます。このうちの外肺葉は、髪の毛や爪のように、生涯成長する細胞です。じつは水晶体も、この外肺葉由来なのですね。受精したあとの胎芽《たいが》期の3週目に、基底膜から分かれて水晶体となるのです。

この水晶体は、他の臓器と違って、血管などから栄養も受けませんし、神経支配も受けていません。栄養は目の中の水「房水《ぼうすい》（眼球の中を循環する液体）」から主に受けていて、身体の中で隔離された存在なのです。ですから、水晶体の細胞の水晶体上皮細胞は、生涯増殖はしますが、血管による血液がないので、がん細胞化はしません。

水晶体核の硬化による老眼、視力低下、色彩変化

生涯増殖し続ける水晶体上皮細胞と、それによる水晶体線維の圧力によって、細胞は長く伸びて、細胞硬化が起きます。これは老化現象といえますが、水晶体は弾力を失い、水晶体の核白内障（水晶体の核まで濁ること）を生むのです。

あとで「調節」について詳しく述べますが、目の調節は、水晶体の弾力と関係しています。水晶体が弾力を失った状況では、水晶体の形を変えられなくなります。このために、老化とともに水晶体が弾力を失うと、水晶体の表面のカーブを変えることで可能になる目の屈折調

資料4 老眼がおこるしくみ

若い眼

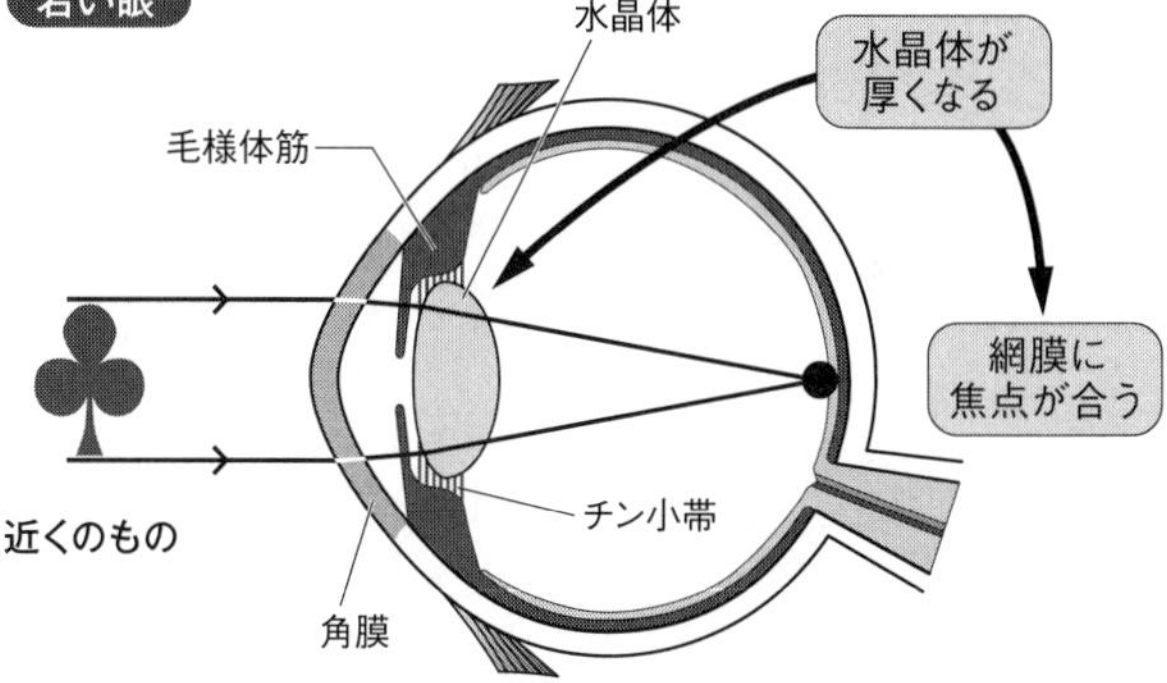

老 眼

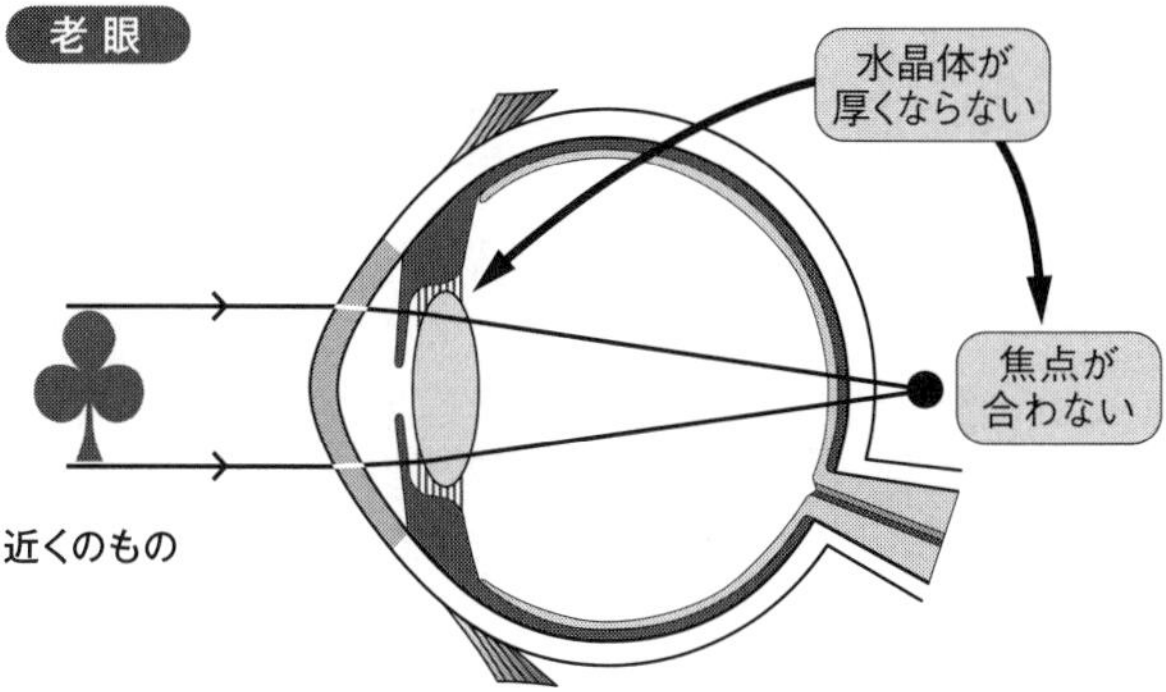

資料5　チン小帯と毛様体、そのはたらき

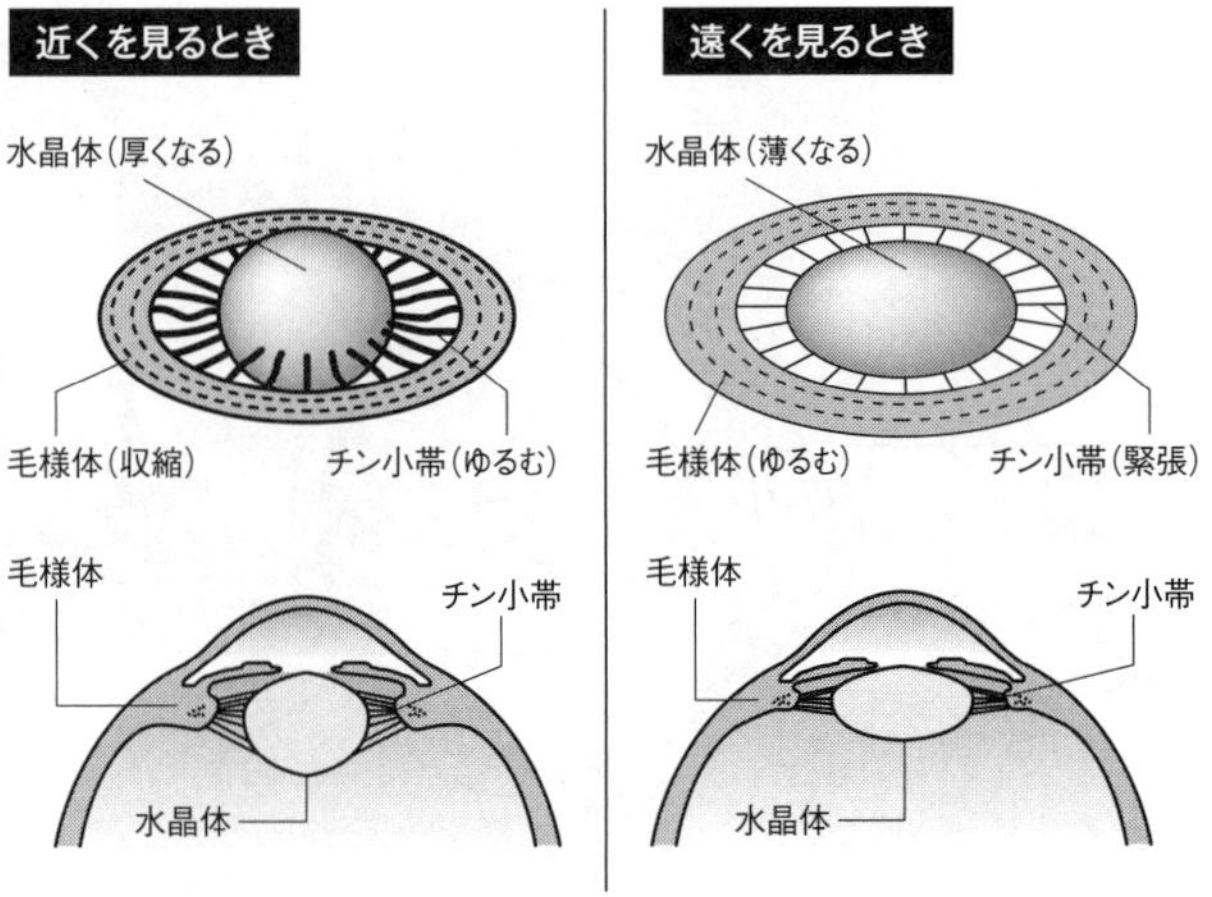

節力が失われます。これが原因で老眼となるのです。

ちまたのサプリの宣伝などで、調節に関係する毛様体《もうようたい》筋に効いて老眼が治る、などといった間違った説明がなされているのを散見します。ですが、老眼は毛様体筋が原因ではなく、①水晶体の弾力が落ちること、②水晶体の直径が大きくなってチン小帯の引っ張りが少なくなること、の2つの原因によって、「自分の弾力で丸くなって、表面カーブを増すことで光を曲げる屈折力を強める調節力」が落ちてくることが老眼の原因です。この本当の仕組みを知っておいてください。

つまり、コマーシャルでいわれているように、毛様体筋で老眼が治るとか、ルテインやゼアキサンチンなどの黄色のカロテノイドのサプリ摂取で老眼が治るなどということは絶対にないのです。

こうしたことから、ほぼ誰でも、同じペースで老眼となります。この生理的な調節力の変化は、10歳ごろでは調節力が、約14ジオプトリー（Diopter：レンズの屈折力の単位）あるのが、加齢によって例外なく減少して、60代ではほぼゼロになるのです。

この老眼を矯正する手術を、私はずっと開発してきています。その答えの1つが、実用化した「多焦点眼内レンズ移植術」です。この手術の最初のものは、カナダの800人の患者で行なった、遠近の眼内レンズ移植術でした。その後、アメリカやヨーロッパの経験を加えて、今や全ての距離を裸眼で見えるようになってきました。私は多焦点レンズの世界の第一歩から、この開発に関わってきていますので、当然ながら、世界で最も多くの多焦点レンズ移植手術を経験してきていますし、最もよい成績を出しています。

さらに未来には、私が理論化して国際学会でグランプリを受賞した「調節性眼内レンズ」が、実現可能な話として出てくるでしょう。この調節性眼内レンズの理論はできていますので、よい材料が開発されれば、未来の手術として最も有望です。

資料6　3種類の錐体細胞

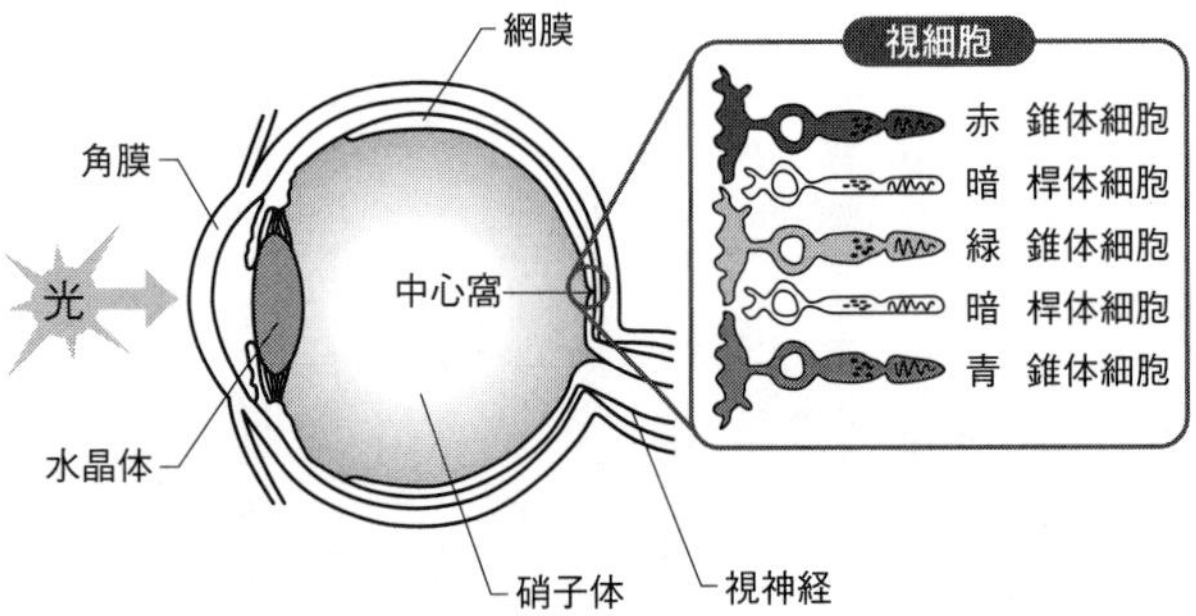

錐体細胞は色を識別する機能と細かな物を見分ける機能があり、明るいところで物を見る際に働く。桿体細胞は暗い所で物を見る際に働き、明暗の反応に長けている。

白内障による色味の変化

さらに水晶体の核硬化は、混濁《こんだく》を生んで視力低下をもたらします。色味も黄褐色となり、視力を失ってくる白内障となるのです。

網膜は、3種類の錐体《すいたい》細胞によって色を感じています（資料6）。それぞれの錐体細胞は、光の感受性が少しずつ違います。長い波長の感受性が高い「赤錐体《あかすいたい》」、中波長の感受性が高い「緑錐体《みどりすいたい》」、短い波長の感受性が高い「青錐体《あおすいたい》」があります。それぞれの波長の光があたると、錐体細胞内のタンパク質が分解して電気信号を出します。

この3種類の電気信号の多い少ないの割合比率で、脳は色を判断します。3種類の色の感受性がある錐体細胞の存在のおかげで、人間は100万色の色を区別できるのです。

白内障になると、光の透過性が下がります。特に鮮やかな緑や紫のような短波長の光が透過できなくなるので、見える色味が黒っぽい茶褐色になっていくことは、モネの絵画の部分で説明した通りです。

色の変化についてはまた述べるとして、視力低下を起こす原因をもっと調べてみましょう。

（2）視力障害を起こす理由

水晶体の変化による視力低下

水晶体細胞が混濁するのはなぜかについて考えてみましょう。

すでに外肺葉系の水晶体線維細胞の成長によって、核白内障になるということは少し触れました。これは年齢による変化ともいえ、老眼とともに誰にでも起こる変化でもあるのです。

このことについて、発生と分化の側面から、詳しく見ていきましょう。

水晶体の細胞学的発育――知ることが手術に役立つ

水晶体は皮膚などと同じ外胚葉由来の細胞だと述べました。これは、全身の皮膚疾患のある方に水晶体の問題があることが多いことからも分かります。ですから、皮膚疾患などでも問題になるような細胞の変化がありうるのです。つまり、基本的には、水晶体細胞の「変性変化」と「増殖性変化」とが白内障の原因としてあります。

たとえば、代謝異常のある糖尿病や膠原病などの方々や、アトピー性皮膚炎などでつねに外傷刺激がある方などは、若年から白内障が起きます。この全身からの目への影響についての理解は、のちに解説する白内障の予防法や治療法と関係しますので、とても重要です。

資料7に示したように、水晶体の元の原基細胞は、受精した細胞の内胚葉、中胚葉、外胚葉のうちの外胚葉から生まれます。

資料7の図や実際の顕微鏡写真（資料8）のように、この胎生期に外胚葉からできた細胞の水晶体上皮細胞は急激な増殖を始めます。このころはまだ細胞の中央に細胞核が見えます。

このあと、急速に細胞増殖が進むために、細胞は長く伸びた形となるのです（資料9）。水晶体の外側は、無構造の弾力に飛んだ水晶体上皮細胞の壁である基底膜となっていきます。

資料7

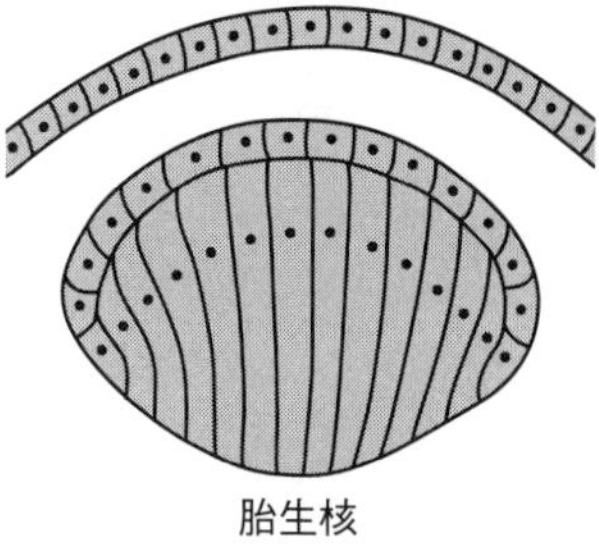

水晶体は胎生核の外胚葉から分離してできる。

資料8

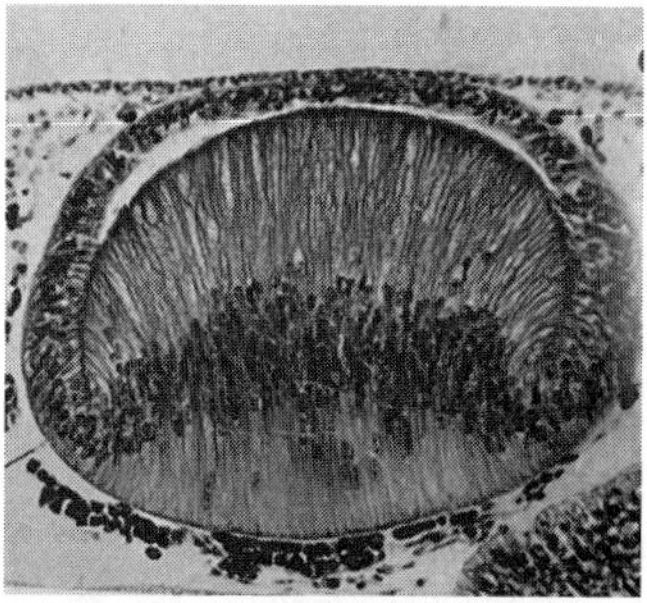

外胚葉からできた細胞が急激に増殖する。

資料9

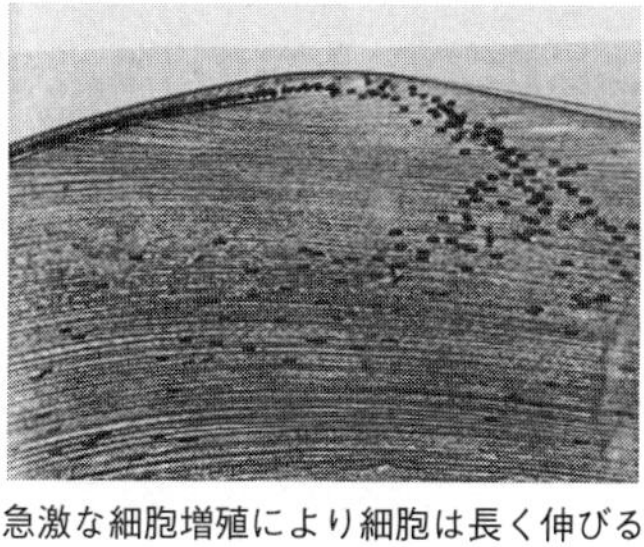

急激な細胞増殖により細胞は長く伸びる。
核は周辺へと押しやられる。

これが水晶体のレンズカプセルなのです。

のちに手術方法の部分で詳しく述べますが、カプセルに窓を作るＣＣＣ（水晶体前嚢《ぜんのう》切開）という手術方法は、この弾力膜である基底膜の細胞の壁が伸びて重なった膜を裂いて窓を作る方法です。この水晶体カプセルは、均質で弾性に飛んだ水晶体上皮細胞の基底膜だと述べましたが、これは人間の細胞の中では最も分厚い基底膜なのです。カプセルの前側が23ミクロン（１ミクロンは１ミリの１０００分の１）ほどと厚く、後ろ側は４ミクロンほどとすごく薄いのです。

ちなみに、カプセルの弾性について重要なことがあります。水晶体は、横方向にチン小帯という線維がついていて、その反対側は毛様体突起とつながっています。緊張がない時は、毛様体筋も緩んでおり、チン小帯はぴんと張っています。このために、水晶体は横に引かれていて、横から見ると平べったい楕円形です（前掲、資料５）。

一方で、調節時には毛様体筋肉が収縮して、毛様体突起が中央やや前に突き出ます。すると水晶体と毛様体突起の距離が近くなり、チン小帯線維の緊張が緩んで、チン小帯によって水晶体が横に引かれる力が緩んで減ります。

この時に、水晶体弾力が十分な若いうちは、横に引かれなくなった水晶体自体は自らの弾

資料10 **水晶体の調節力**

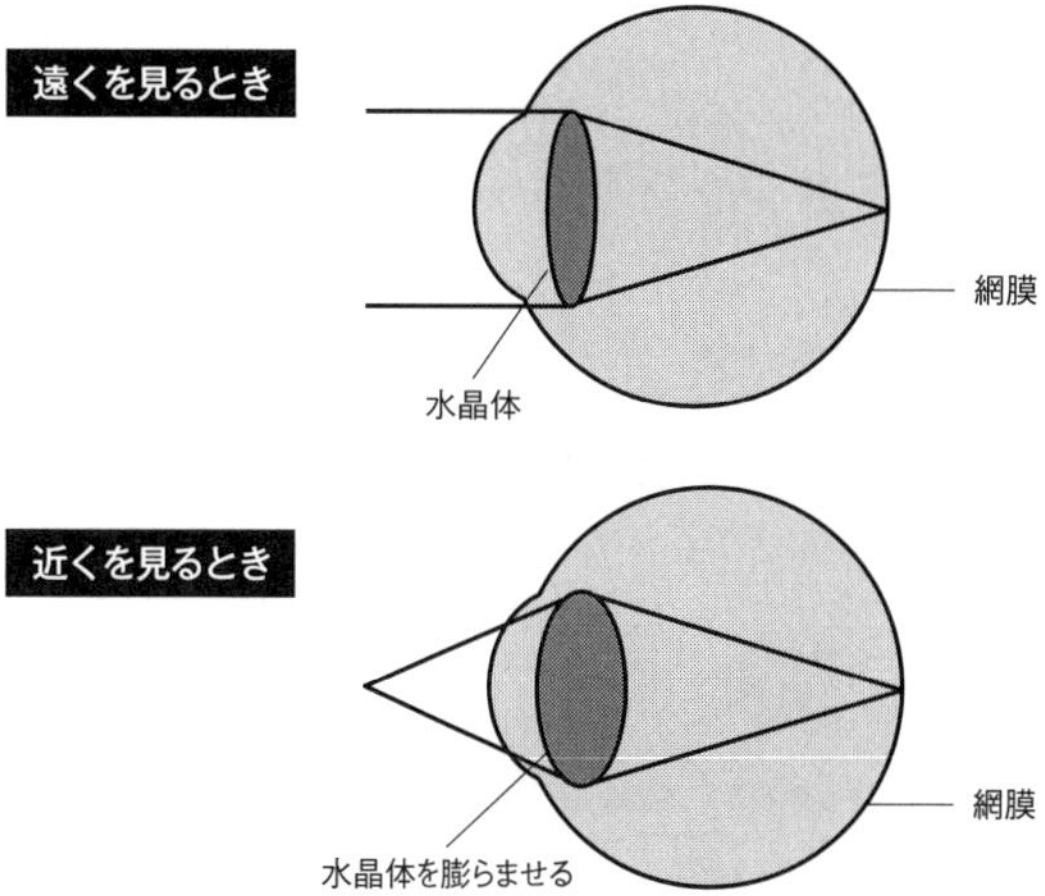

力で丸く膨《ふく》らみます。こうして丸くなった水晶体表面のカーブが増えて、光の屈折力が増すのです。これでより近くに光の焦点ができ、これが網膜に像を結び、「近くが見える」ということになるのです。これが「調節力」なのです（資料10）。

つまり逆に、老齢化で弾力を失った水晶体が自発的に丸くなることができずに、屈折力変化が十分にできなくなり、近くが見えづらくなる現象が、「老眼」ということになります（前掲、資料4）。

余談ですが、このカプセルへの意識は、特に白内障手術を多く行なう術者なら分かるものです。研修病院の初心者は、カプセルの後ろの後嚢《こうのう》が破けやすいという意識がないのと、

資料11 **水晶体落下（核落下）**

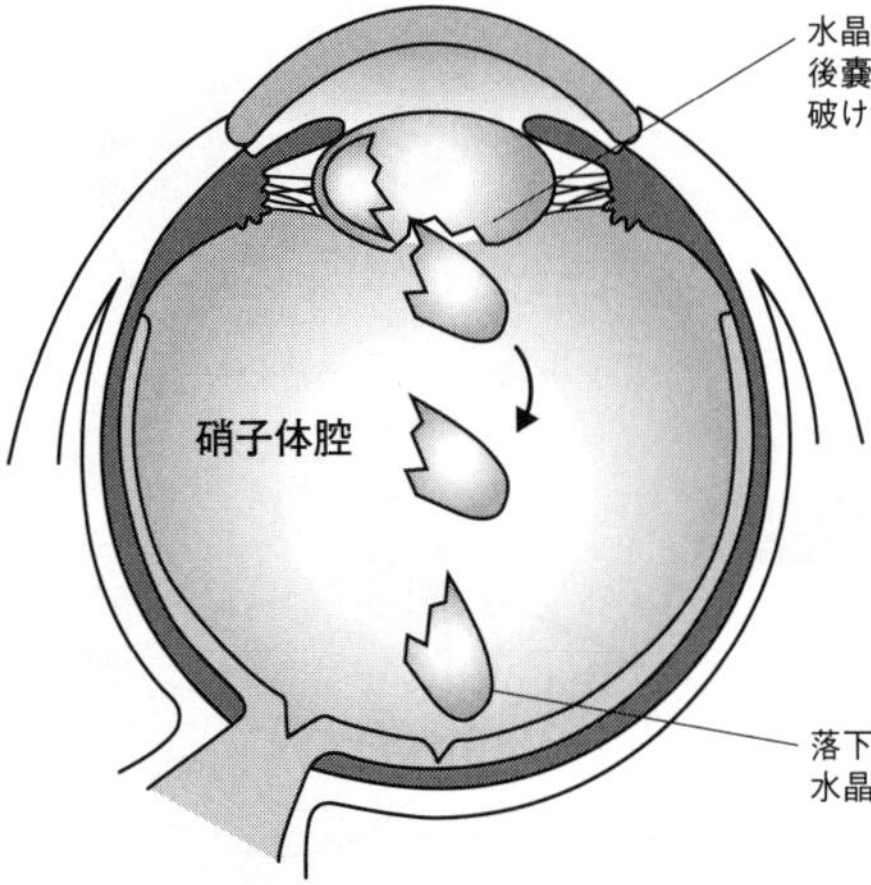

手術での吸引のコントロールが下手なので、後嚢を破くことがあります。しかも後嚢を破くと、水晶体核が目の中に落下して、術後経過が極端に悪くなり、失明の恐れも出ます。

私は日本の大学病院などの研修病院でも指導をしてきましたので、この水晶体核落下（資料11）という失明につながる合併症の患者を、近代的な硝子体《しようしたい》手術で救ってきました。つまり、こんな水晶体の発生学的な知識も、じつは、よい手術をするためにはとても重要な知識なのだといいたいのです。水晶体線維細胞の細胞走行やカプセルの厚みや強度の違いなどを意識するだけでも、手術がより効率的で安全になるのです。

でも、皆さんあまり勉強しないのです。行

きあたりばったりの手術研修では、事故が起きるのは当たり前なのですが。

繰り返しになりますが、このカプセルの弾力は、水晶体の厚みを変えることで生じる調節力に重要な要素です。基本的成分としては、Ⅳ型コラーゲンなどでできています。そのためこのカプセルは、造影剤でも使う安全なＩＣＧ（インドシアニングリーン：緑色の色素）などで染色ができるので、過熟白内障（最も進行した白内障。水晶体全体が白く濁るだけではなく、水晶体自体が硬くなり始める）手術などでは、カプセルを染色して、安全確実に窓をＣＣＣ法（後述）で作ることができます。

これも何気ないことなのですが、このような基礎知識を持っていて技術がある白内障の上級術者でないと、時間がたった過熟白内障手術を完璧に手術できないのです。研修病院では、この過熟白内障手術でよい結果を出すのは、まず無理でしょう。またのちほど、実際の手術の部分で説明します。

発生と分化の話に戻りますと、さらにこのカプセル、つまり基底膜に沿って、水晶体上皮細胞が1列で残ります。この細胞は比較的薄い層で安定しています。しかし、白内障手術などの際に、きれいな仕上がりでないと、あとになって細胞が増殖して、視力が落ちるのです。この細胞レベルでの意識は、上級者にはとても重要ですし、薄い皮質の完全な除去（ポリッシング）が、よい視力を出すのにはいかに重要かということを強調したいのです。

なぜ水晶体は透明性を保てるのか

発生と分化の話に戻ります。この1列の上皮細胞より内側にある細胞は、どんどんと増殖して、さらに横に伸びていきます。細胞の核は周辺部へと押しやられていきます。この細胞が、細胞の軸を180度回転して、前後の水晶体表面に沿うように伸展して、水晶体線維細胞となるのです。この約2000個の水晶体線維細胞が、水晶体全体の基本構造をなしています。

周辺部の増殖細胞を除いて、核や細胞器官のない細胞です。タンパク質の一種であるクリスタリンなどが規則正しく並んでいて、六角形の線維構造が規則正しく放射状に配置されています。このために水晶体は透明性を保てるのです。

この水晶体線維細胞の走行性を頭で理解することで、超上級者の眼科外科医は、白内障手術時に軽い力を線維走行の間にかけることで、簡単に水晶体を分割できるのです。

私はかつて、超音波のエネルギーをこの細胞の線維走行に沿って発信することで、核を分割する、「スナップ・アンド・スプリット（Snap and Split）法」という垂直核分割法の手

資料12 水晶体の水平断面図

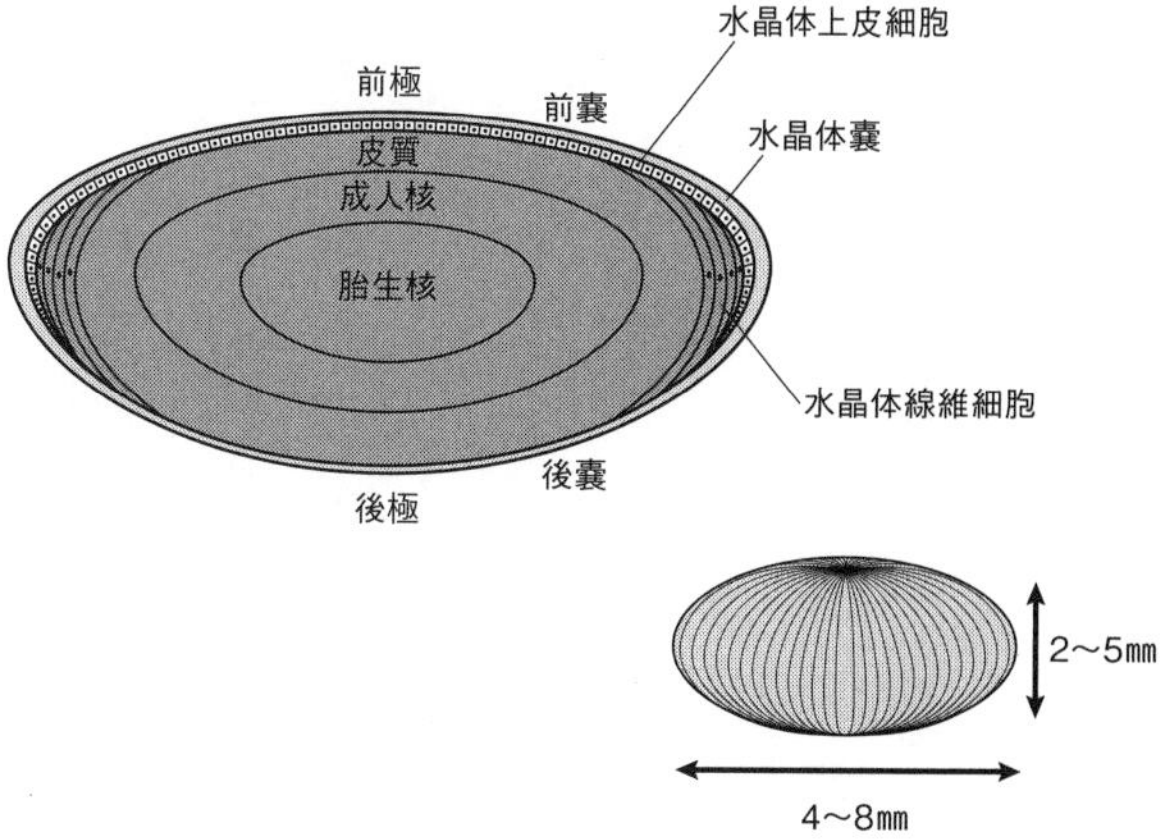

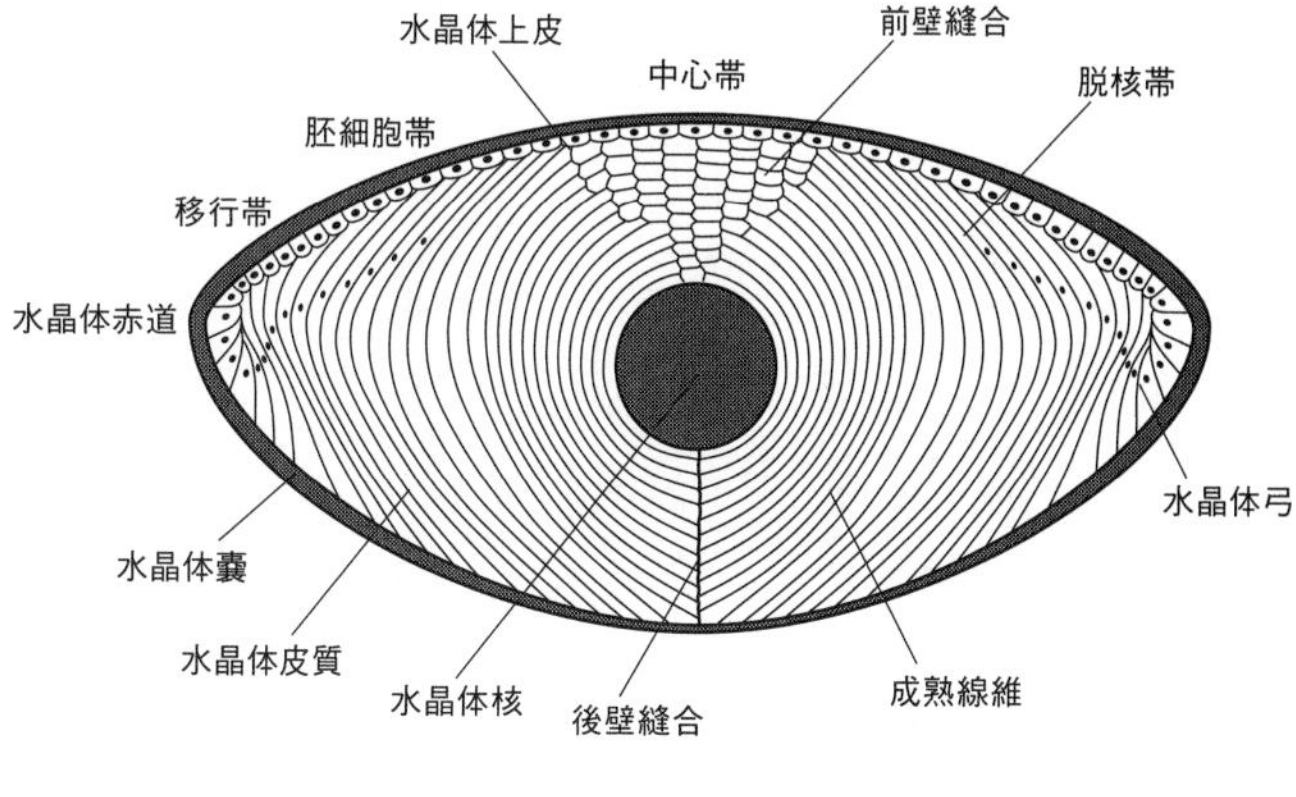

水晶体線維細胞は周辺部の核がある細胞以外はタンパク質が規則的に並んでいて透明を保つ。

術方法を開発して、アメリカ眼科学会で最高賞を得たものでした。細胞レベルでの解剖学的理解は、安全で効率的な手術にも重要なのです。

解剖学的知識の有無と手術対応が、結果の差を生む

水晶体線維細胞は、放射状に伸びて中央に押しやられてきます。この結果、水晶体線維細胞は中に行くほど古い細胞で、周りから圧迫されて核になっていくのです。核は周りの新しい水晶体線維細胞よりも押されて硬くなり、密度が濃くなって、色味も黄色くなってきます。この中央が硬くなった核は、白内障の手術時に、超音波を使って細かく粉砕（乳化）し、それを吸引除去します（資料13）。

なぜ核の中央が硬いかを知っていることは、手術のイメージにも重要なことなのです。水晶体核の構造も熟知していることで、誰よりも安全確実な白内障手術が可能となります。

一方で周辺の新しい水晶体線維細胞は、ややねばねばした柔らかい組織です。これを吸引除去するには、I／Aチップという器具を使って吸引します。細胞が新しいほど、ねばねばした皮質です。さらに、すでに述べたように、カプセルは場所によって厚みが異なっており、強度が全く違うのです。

資料13 超音波乳化吸引術

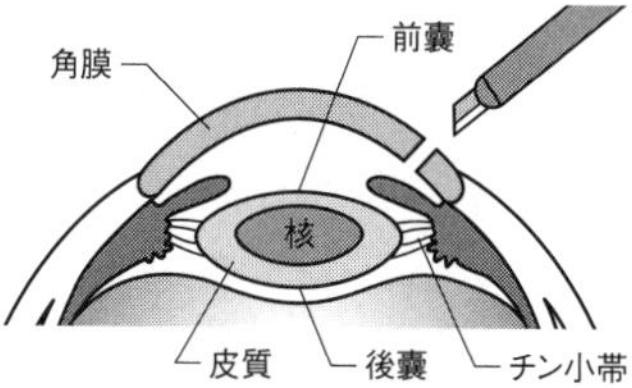

眼球を切開し、CCC法で
水晶体の前嚢を切り取る。

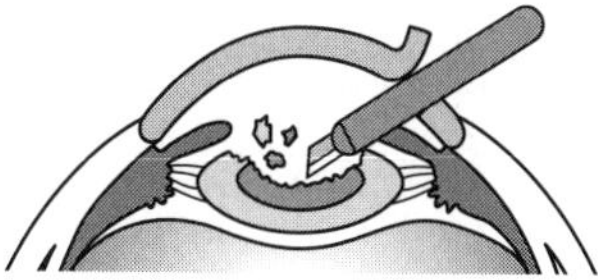

水晶体の核を超音波で砕き、
吸引して取り出す。
後嚢をクリーニングする。
カプセルは残る。

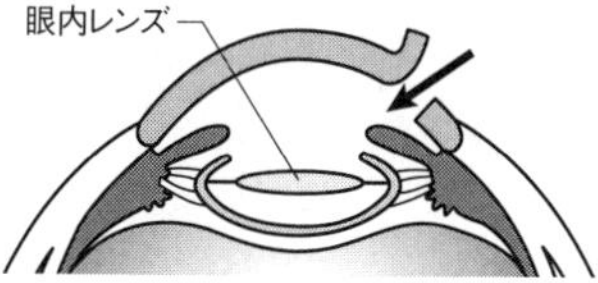

残したカプセルの中に、
眼内レンズを挿入する。

ですから、研修病院などで、ただやみくもに水晶体皮質を吸引するようなことをすると、後ろ側の弱いカプセル（後嚢）を破ってしまうのです。

後嚢を破ると、先にも述べたように、水晶体核が眼球中に落ちて、網膜剥離《もうまくはくり》となり失明することもあるのです。研修病院でしばしば起きる重大な合併症です。

私は25万件もの手術を経験しているので、後嚢を破ることはまずありません。しかし、何らかの事故で仮に後嚢破嚢《はのう》が万々一に起きても、私自身は網膜剥離の手術でも日本で最も多くの施行実績がありますので、問題なく治して視力は出せますので、問題は起きませんが。つまり、リカバリーも含めて、眼科外科医の超上級者は、全ての眼科手術が完全にできるべきなのです。

私のようにたくさんの手術経験があると、経験的にも顕微鏡下で見た感じでも、どの程度の吸引圧で皮質を吸うのが適当であるかがよく分かります。自分にとっては、手術器具は身体の一部のような感覚です。機械にはもちろん、自分の指の感覚センサーなどはないのですが、これだけ経験を積んでくると、機械の先端にも、自分の触覚の感覚さえ感じます。水がはねて顕微鏡の対物レンズにあたることがあるのですが、実感としては自分の目の中に水が飛び込んできた感覚になります。

他にも、網膜の薄い膜を剥《は》がしている時でも、0・2ミリの鑷子《せっし》（ピンセット）で1000分の1ミリの膜をつまむと、鑷子と指は同じ感覚となり、自分の指には薄い膜をつまんだ感覚が起きるのです。これらのような感覚は、それだけ自分の感覚が手術機械と一体化しているために起きるのです。

白内障手術にこそ、技術の差が表れる

水晶体に限りませんが、完全な意味での解剖学的・発生学的な知識は、どんな手術にも大切なのです。眼科外科の手術は、高性能の手術用顕微鏡で手術部分を拡大して、顕微鏡下で見て行なっています。私のような、白内障も緑内障も網膜も全ての目の手術を専門家として行ない、かつ25万件の手術経験を持つ者にとっては、1000分の1ミリの膜をはがす操作などの、通常では考えられない細かな操作を行なえるのです。

白内障手術は手術の基本ですが、初心者にはこのような、たとえば水晶体カプセルの前が20ミクロンで後ろが5ミクロンだといっても、そんなわずかな厚みの差などを感じるのは無理です。

でもこの差が、白内障手術時の最大の合併症の後嚢破嚢を起こすかどうかの差でもありま

す。私は初期の数万件では記憶がありますが、手術に習熟したあとからの10万件以上の白内障手術では、合併症など1例もありません。

これものちほど詳しく繰り返しますが、白内障手術後に、カプセルにこびりついたように残る薄い皮質という水晶体線維細胞の残《ざん》渣《し》物を取り除く「後嚢研磨」の方法は重要なのです。ただこれはかなり上級者のテクニックです。解剖学的にもカプセルの前嚢の厚みは厚いのですが、この残渣を取る作業は薄い後嚢で行なうので、よほどの経験がないと後嚢を破く可能性がかなりあります。つまり、研修病院では、後嚢研磨という残渣を完全に取り除く手術はまずできないのです。

このために、白内障手術後に後嚢に白内障残渣が残ります。つまり、透明であってほしい水晶体カプセルが、曇りガラスのように濁ったままとなります。視力が出にくいのはこのためです。

ですから、白内障の手術時期も、患者が見えにくくて不自由なのに「まだ早い」などというのです。手術後に0・5などの視力しか出ないかもしれないから、0・6の視力では、手術はまだ早いというのでしょうね。

でも、運転免許は0・7以上の視力が必要です。0・6では免許法上は違法とされてしまいます。現に、まだ白内障手術は早いと眼科でいわれ続けてきた患者で、運転免許法上では許されない０・７未満の患者はたくさん来院しているのです。本人も見えにくいと自覚しているのに、手術にはまだ早い、などといわれるのですね。

しかも、白内障を放置していると、しばしば隅角《ぐうかく》が狭くなり、緑内障が併発してきます（資料14）。いつのまにか末期の緑内障となっている患者のいかに多いことか。繰り返しますが、カプセルを完全にきれいにクリーンアップすることは重要なのです。ただこれは、上級眼科外科医だけが行なえる技術なので、現実には注意してください。

白内障手術後に人工眼内レンズをカプセルの中に入れます。カプセルがきれいになっているかどうかは、保険適用である単焦点レンズ（光が集まる焦点が１つのレンズ）移植術でも問題ですが、光をいくつにも分けて１つの焦点に来る光の量が分散される多焦点レンズでは、より大きな問題となります。つまり、ただでさえ１つの部分を見る光の量が少なくなるのに、カプセルの後嚢に残った皮質の残渣がより光を通しにくくさせるのです。

この結果、本来は全ての距離を裸眼で見るための多焦点レンズ移植術であるのに、近くも遠くも全ての距離で見えづらい、ということになりかねないのです。

これはいうまでもなく、多焦点レンズが悪いのではなく、カプセルに残った皮質の残渣を

資料14 白内障の進行と隅角の変化

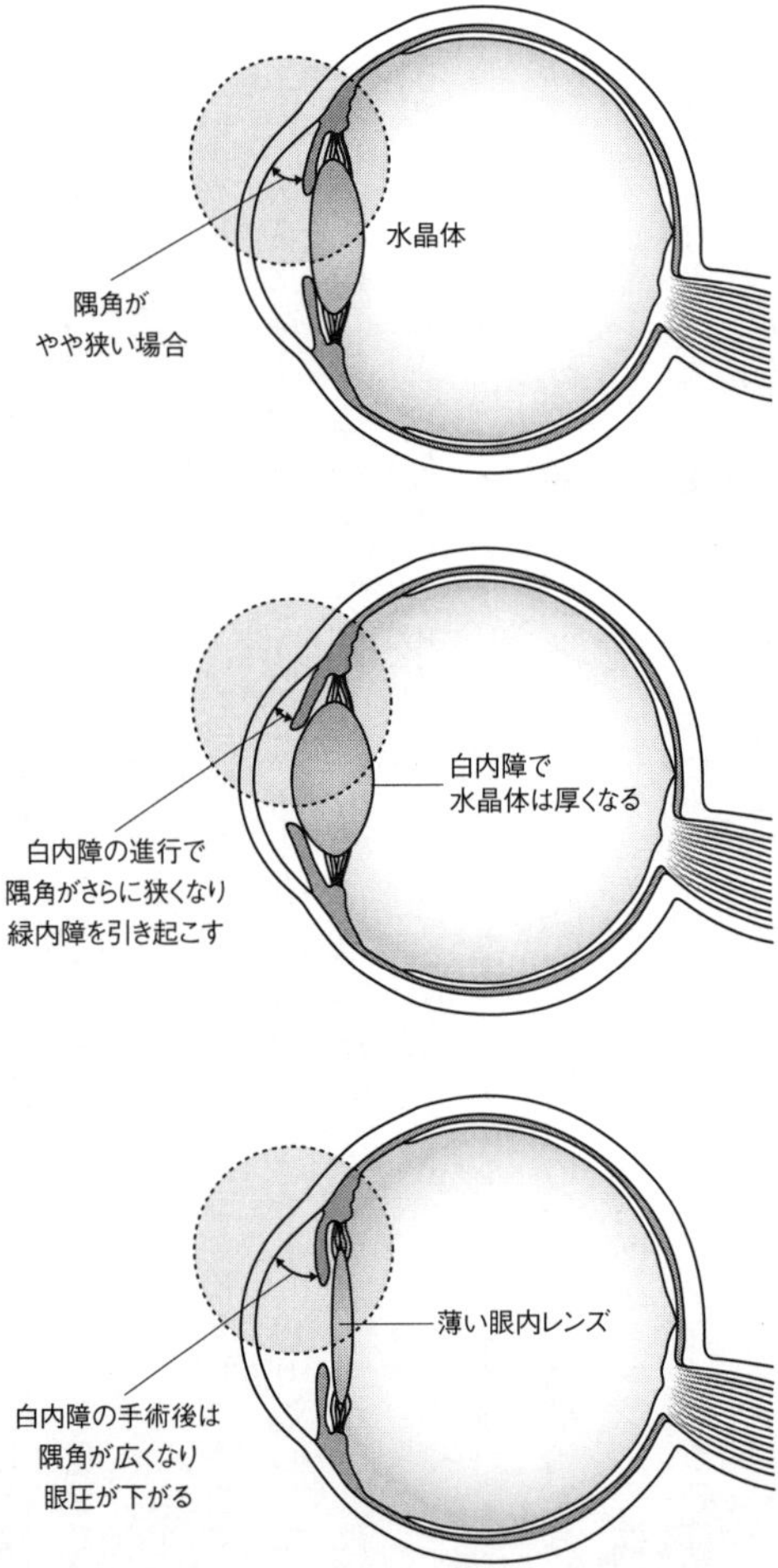
水晶体
隅角が
やや狭い場合
白内障で
水晶体は厚くなる
白内障の進行で
隅角がさらに狭くなり
緑内障を引き起こす
薄い眼内レンズ
白内障の手術後は
隅角が広くなり
眼圧が下がる

完全に取り去る技術があるかないかの問題なのです。白内障手術の結果は誰がやっても同じなどとは思っていないでしょうが、手術の基本である白内障手術こそ、眼科外科医の技術力の差が、手術後の視力差に表れます。このためにも、水晶体の発達やその細胞生理や病理について、眼科外科医は熟知する必要があるのです。

難しい子どもの白内障手術――水晶体の成長との関係

ここで、子どもの白内障手術についても触れておきます。

生まれた時の目の水晶体の直径は、約6ミリしかありません。ですが、生涯成長する外胚葉由来の細胞である水晶体は、成長を続け、80歳の時には9ミリから10ミリ程度に直径が伸びます。この直径の違いもあって、じつは子どもの白内障手術は大人より難しいのです。

私は、世界中で白内障手術を教えてきた経験があります。多くは成人の白内障手術を行なって、お手本を見せるのですが、子どもの手術もかなり多く依頼されます。

子どもの水晶体は小さいだけでなく、カプセルがゴムのように弾力があり、CCC（水晶体前嚢切開）法によって適切な窓を作るのが難しく、また、水晶体細胞の配置が緩いために塊《かたまり》として取りにくく、かつ、水晶体線維細胞や上皮細胞などに粘り気があって、カプセルから皮質を完全に取ってクリーンにするのはかなり難しいのです。

こういった臨床的な眼科外科医の手術上のコツは、私のように多くの手術経験を持った眼科外科医から直接習うしかないので、私のところには世界中から、手術を教えてくれとの依頼があるのです。

世界では、一定の手術経験、少なくとも5千例以上の手術経験を持つ者だけが、子どもの手術をしてよい、などの目安があります。私のような世界最多の約25万件の手術経験数は無理でも、子どもの手術は、大人の手術で十分な経験を得た医師にしか手を出させない方がよいのです。

日本では子ども病院で手術をするようですが、子どもばかり見ていて目の手術経験を多く積めない医師に、大人より難しい子どもの手術を担当させるなど、いわば熟練技能者であるべき臨床医という立場からはかなりの矛盾があり、現実に、子どもの目の手術がうまくいっていない現状があります。

将来のある子どもであるからこそ、子どもの手術は、手術経験がせめて1万例以上で、水晶体だけでなく網膜など他の手術経験も豊富な、最上級クラスの眼科外科医に任せるべきなのです。

透明な水晶体から、核白内障への道

水晶体は、成人では、正面から見て直径が９～10ミリあり、正面像はほぼ円形ですが、横方向から見ると、厚さが４ミリ程度で楕円形に見えます。

水晶体の細胞の配列は、すでに述べたように、水晶体物質を構成するクリスタリンなどのタンパク質を含む水晶体線維細胞と、水晶体カプセルの前嚢下に１層で並ぶ六角形の水晶体上皮細胞とに分かれます。この水晶体上皮細胞は増殖能力があります。

水晶体線維細胞は約２０００個の細胞です。赤道部以外では、核や細胞器官のない細胞であり、規則正しい配置構造によってタンパク質が安定していて、組織化されて「透明性」を保っているのです。

生涯にわたり成長を続ける水晶体線維細胞は、細胞が伸びてくることで互いにより強く圧迫されてきます。満員電車の中で乗客が押されるような、すし詰め状態となってくるのです。すると、水晶体線維細胞の境界は不鮮明になってきます。中心部では圧迫が強く、細胞膜も断裂してきて、密度も濃くなります。これが「白内障の核」です。細胞が圧迫されて変化してくるのが核ですので、核は固く、色素も黄褐色にだんだんと濁ってくるのです。これが

「核白内障」(nuclear cataract) というものです(口絵5)。

白内障とともになぜ老眼は進んでいくのか?

水晶体線維細胞の密生化は、同時に水晶体の弾力の低下にもなります。水晶体の屈折力調節は、レンズの組織の弾力によって、自らが丸く膨らもうとすることで、レンズの屈折力を受動的に増やすことで光の屈折力を増すことによって行なっています。こうして近くを見るという「調節」をしているのです。

つまり、この水晶体線維細胞の密生化により、水晶体の弾力がなくなるにつれて、自らの弾力で水晶体が膨らむことができなくなり、このために調節力が減退してきます。これが「老眼の本体」なのです。

残念ながら、生涯成長する水晶体線維細胞ですので、誰でも年を経ると老眼になるのです。中には、近視の方で、いつまでもメガネがなくても近くが見えるので「老眼になっていない」という方がいます。

これは間違いです。老眼により調節力は落ちているのですが、近視があるために、近くを見るのにも水晶体の屈折調節力がいらないというだけです。単に、初めから近くに焦点が合っているだけであり、遠くは見えにくいのです。

核白内障と近視化

一方で、白内障は進んだが、老眼は治ったという方もいます。これは、水晶体線維細胞が圧迫を受けて押されて、水晶体の真ん中の部分である核の細胞成分の密度が濃くなり、ぎゅうぎゅうの状態になったことで起こります。核の中央部の密度が上がることで、中央部分の屈折力が強くなり、光を曲げる程度が強くなるのです。

つまり、年とともに、水晶体の核中央の屈折率が上がるのです。簡単にいうと、年とともに少し近視化することになります。つまり、近くがやや見えやすくなるのです。もちろん、調節力が上がるのではありません。核の変化によって近視化して、近くが見えやすくなるだけです。

水晶体周辺部の変化が少なければ、核中央部分の屈折力と周辺部の屈折力がやや異なり、二重焦点レンズのようになります。でも通常は、全体的に濁りが強くなりますので、全体的に近視化が起こります。

この現象を、理屈を知らない方は、「近くが見えるようになった、老眼がよくなった」と思うのです。もちろん近視化で遠くが見えにくくなりますし、全体的に濁るので、矯正視力は落ちます。白内障ですからね。

核白内障と色彩感覚の変化

水晶体線維細胞が次々と押されて密度を増やし、圧迫されて核になるといいました。これにより細胞密度が高まり、またクリスタリンなどの水晶体タンパク質も密度を増して、水晶体が色味を帯びてきます。この白内障の核は、全体が黄褐色や琥珀《こはく》色に色味が変わります。

この水晶体の色の変化による見え方の変化は、すでに序章のモネの絵画の話題で述べました。白内障によってこのように色彩感覚が変わってくるのですね。つまり、青や紫などの短い波長が吸収されるので、青や紫が黒っぽく見えます。

実際にあったことですが、奥さんが旦那さんに靴下を用意した時のことです。片方が黒で他方が濃い紺色を間違って出して履いていました。しかし、お二人とも、両方とも黒の靴下を履いていると思っていました（口絵6）。

さらに、ある大学の先生ですが、黒っぽいズボンを愛用していると思っていたら、生徒からはいつも派手な紫のズボンをはいていると指摘されたのです。白内障のために、紫の色彩光波長が吸収されて、紫の色味が分からずに、ご本人は黒いズボンをはいていると思っていたのです。

この先生は、白内障手術後に、色味もよく見えるようになりました。すると自分でも、黒だと思っていたのが鮮やかな紫色のズボンをはいていたことや、雨の日の学生の傘が華やかな色であったことにも、初めて気づいたのです。それ以前は白内障によって、どの傘も、もっと黒ずんで感じていたそうです。

日常生活での白内障による色彩変化での問題

さらに、白内障があると、中間色の薄い赤色や薄い青色などが見えなくなります。じつはこれは、社会的にはかなり問題なのです。具体的な例で紹介します。

この薄い赤色は、銀行などでの振り込み用紙で、重要事項説明文の文字に使われています。つまり白内障の方々は、説明文をよく読めないままに契約しかねない問題があります。読めなかったからとあとで抗議しても、合意したとのサインがあれば、文句がいえないのですね。

まさか重要事項部分を、わざと白内障世代の方々が読みにくい薄い赤字で表記したのではないとは思います。しかし、色彩の社会的な重要性が分かっていないために起きていることであり、公的な要素もある銀行として配慮がないといわざるを得ません。

さらに、薄い青色も白内障になると見えなくなります。これは、もっと大きな問題があります。食事の調理時に、煮ものや焼きもので、ガスをよく使いますよね。このガスの火の色を見てください。薄い青色ですよね。じつは白内障患者の目では、この薄い青色がじつに見えにくいのです。

白内障にまだなっていない方でも、オレンジ色のフィルターを通してガスコンロの火の色を見てみてください。オレンジ色のフィルターで、短い波長の色、つまり青や紫は吸収されると述べました。ガスの炎の色である青い色味も、吸収されて全く見えなくなります。つまり、ガスの火をつけているのに、白内障にかかっている方は炎の色が見えないので、火がついていないと勘違いして、やけどをしたり、火事になりかねないのです。

これは深刻な問題ですよね。口絵7は、ガスコンロの火を濃いオレンジ色のフィルターを通して見ると、炎が見えなくなることを示しています。これで白内障患者の見え方の疑似体験ができるのです。

核白内障での手術適用とは？

ここまで、細胞の密度が高くなり見える色味も変わる、核白内障を中心に述べてきました。核が硬くなるので弾力を失って老眼にもなりますし、核の色が黄褐色化しますので、色の感覚がおかしくなります。さらに、白内障ですから視力も落ちます。

ただ、この核白内障は、比較的均一な混濁であり、視力低下がゆっくりであることと、比較的視力は保てるので、まだ十分に見えると思っている方も多いのです。

ただ視力は0・5ぐらいになってきますので、当然に手術適用です。

ただし、前にも述べましたように、研修病院などでの白内障手術では、カプセルに薄く残った残渣皮質を十分に取る技術が不足しているので、手術後視力がさほどよくなりません。そのため、この視力0・5程度での白内障手術を「まだ早い」といわれることが多いのでしょう。

ですが、手術適用時期は、白内障手術を行なう術者がどの程度の上級者の腕があるかによって違うのです。私は、25万件の手術経験があるだけでなく、網膜などの他の疾患がなければ、ほぼ全ての症例で1・0以上の手術後視力を出すという、よい視力結果が当たり前ですので、患者の視力が0・5であれば当然に手術を行ないます。

ですから手術適用を、単純に術前の視力だけで判断するのはおかしな話なのです。「患者が不自由を感じているか」「手術後に今以上の視力を出せる技術力が執刀医の眼科外科医にあるかどうか」、この両方の大きな要素があるのです。

この核白内障では、まだ本人がわりとよく見えると思っていることがあるのは確かです。無理をしているわけではありませんが、患者本人も徐々に視力を失ってきているので、「よく見える世界を知らない」方も多いのです。これについては、外来で患者を診た時に、それぞれの方に応じて個々にお話しするしかありません。

外傷や炎症などによって起こる核白内障

核白内障は、老化による変化以外の原因でも進行します。外的要因としての代表は、治療に使う眼内ガスや、外傷や炎症、代謝異常や投薬などがあります。

たとえば、網膜剥離の治療では、硝子体手術で治しますが、その際に、復位した網膜を押さえるために、水より軽いＳＦ６（六フッ化硫黄）やＣ３Ｆ８（八フッ化プロパン）などのガスを注入して、上方へ浮き上がる力で網膜を押し上げるように、うつ伏せ体位にします。

うつ伏せが一日中24時間、完全に行なわれれば問題はないのですが、このガスはある程度、

資料15 網膜剥離と硝子体手術

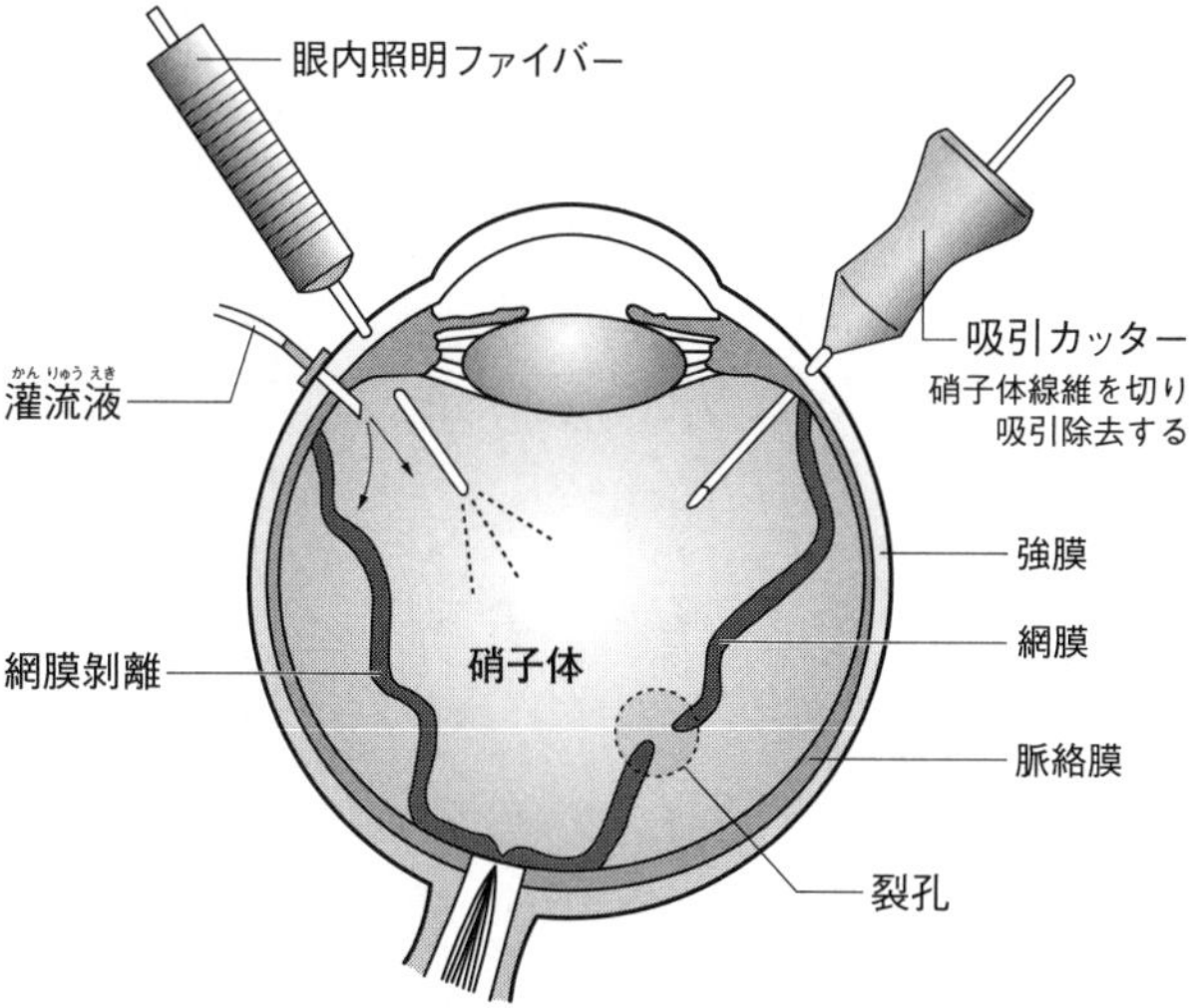

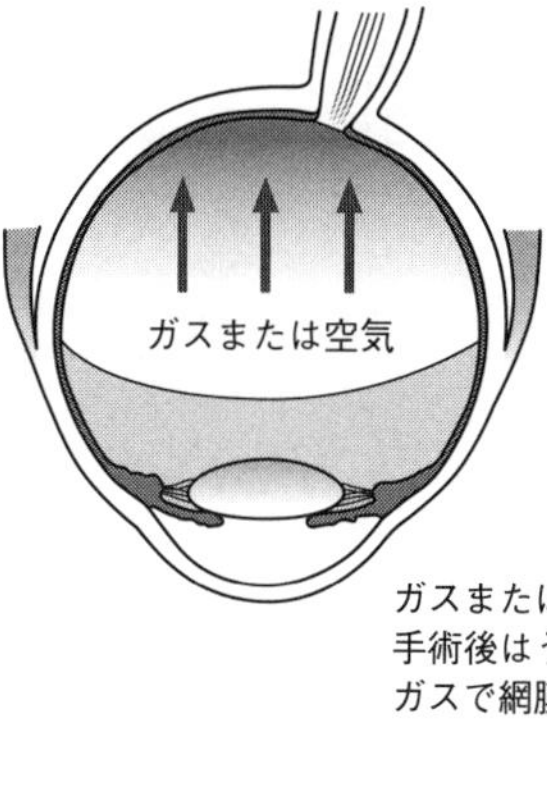

ガスまたは空気を入れ、
手術後はうつ伏せで安静にして
ガスで網膜を押さえる

水晶体への接触があり、ガスによる刺激と代謝異常とを起こし、白内障を引き起こすのです。これは、ガス白内障と呼ばれます。

このガス白内障は、30代以下の若い患者であれば、水晶体は透明に戻ります。代謝がよいからなのです。しかし、40代以上の代謝が落ちる世代ですと、そのまま白内障、特に核白内障となってきます。

この世代は白内障手術適用の世代なので、網膜剥離が治ったあとで、白内障手術と多焦点眼内レンズ移植術をすることにより、裸眼で全ての距離が見えるようになりますから、患者の不満はほぼありません。

また、外傷による白内障の代表例では、ボクシングなどの格闘技で目に衝撃が加わった場合などがあります。

さらに、もっと軽い衝撃の、アトピー性皮膚炎などで、しょっちゅう目をこすっている方も白内障になります。ボクシングなどの強烈な衝撃ではないのですが、アトピーによるかゆみで目をこすったり叩いたりするのは、数千回と数が多いために、ボクサーなどの強い刺激を受ける患者と同等の目への障害が起こるのです。

外傷後の白内障の形態は、核白内障も、皮質下の皮質白内障（後述）も起こりうるので、硝子体手術後とは少々異なりますが、外傷そのものの刺激と、外傷による代謝異常などが原因で、白内障を引き起こすのです。

目の炎症も核白内障の原因となります。目の免疫的な異常であるブドウ膜炎で、最も多く見られます。

代謝異常で多いのは、糖尿病の方です。糖尿病は血管病でもあり、血流が悪くなったり詰まったりするのですが、代謝異常を起こすことで、白内障も若くから起きます。

投薬で多いのは、ステロイドの長期使用による白内障です。ステロイド薬を長期間使用するのは、何らかの理由で炎症が起きている方なので、純粋なステロイドだけの副作用ではありませんが、長期間ステロイドを内服使用していると、子どもでも白内障となってきます。

また紫外線も、白内障の大きな原因となり得ます。

とはいえ、子どものうちは、紫外線を浴びることも必要です。太陽光の紫外線を十分に浴びると、眼球の膠原《こうげん》線維が太くなって互いにくっつく作用があり、これによって眼球が硬くなることで、眼球が伸びて起こる近視化を防ぐことにつながります。しかも子どものうちは代謝がよいので、紫外線による水晶体の障害は気にしなくてよいのです。

問題は、代謝が悪くなる成人です。成長後は、紫外線を必要以上に浴びないことです。ゴルフや釣り、長時間の運転などをする方は、紫外線防御のサングラスが必要です。白内障や黄斑部網膜症《おうはん》の予防になるからです。紫外線でなくても、医療に使うレントゲン線や放射線なども白内障を起こしますので防御が必要です。

これらの白内障の原因と予防法と治療法は、またあとにでも詳しく述べます。

皮質白内障について

さて、核白内障とは原因がやや異なり、濁る場所もやや異なるもう1つの大きなタイプの白内障に、皮質白内障（cortical cataract）があります。これについて考えてみます。

核白内障では、水晶体線維細胞がどんどん重なってきて、細胞間腔や細胞膜が分からないほどに圧縮されて、水晶体中央部分が核となり、線維タンパク質の微小変化により核白内障となっていました。また、外傷や長期間のステロイド投与や代謝異常でも核白内障はしばしば起きます。

一方で、それ以外の、周辺部分のもっと柔らかい部分を、皮の部分という意味を込めて皮質といいます。この皮質の濁りは、水晶体嚢カプセル下の水晶体線維組成の変化が原因となっています。これを、皮質白内障と呼んでいます（資料16）。

資料16 白内障とは何か

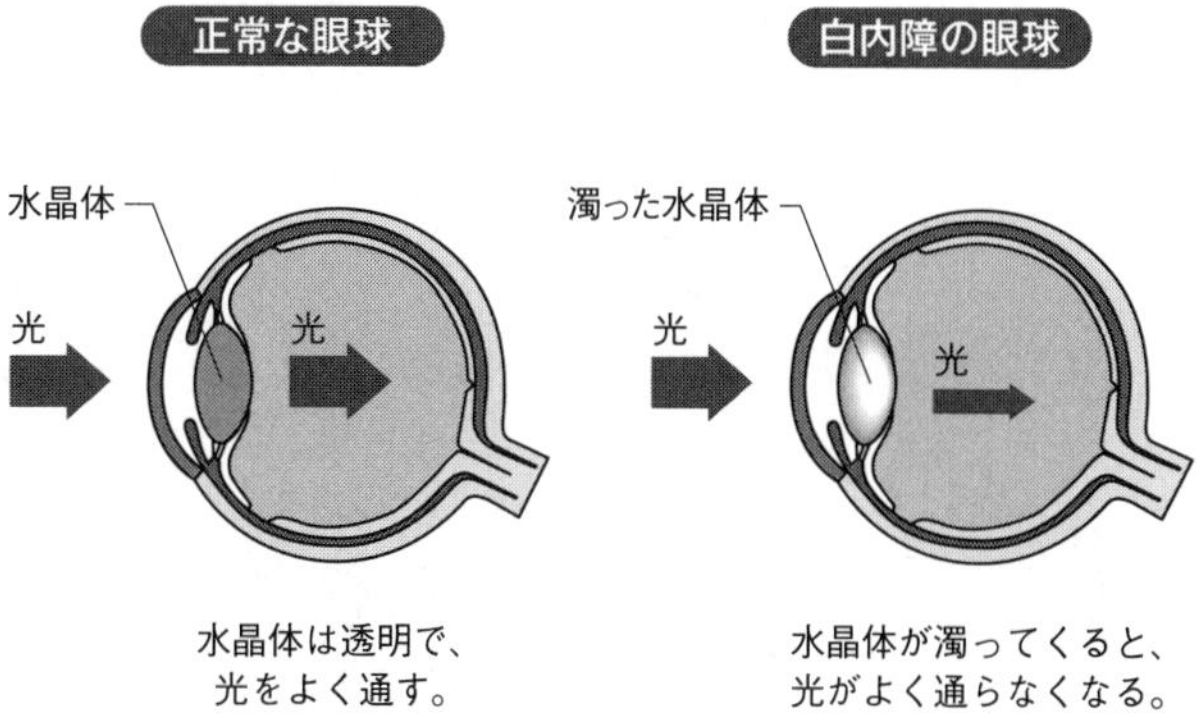

水晶体は透明で、
光をよく通す。

水晶体が濁ってくると、
光がよく通らなくなる。

《水晶体の濁り方のタイプ》

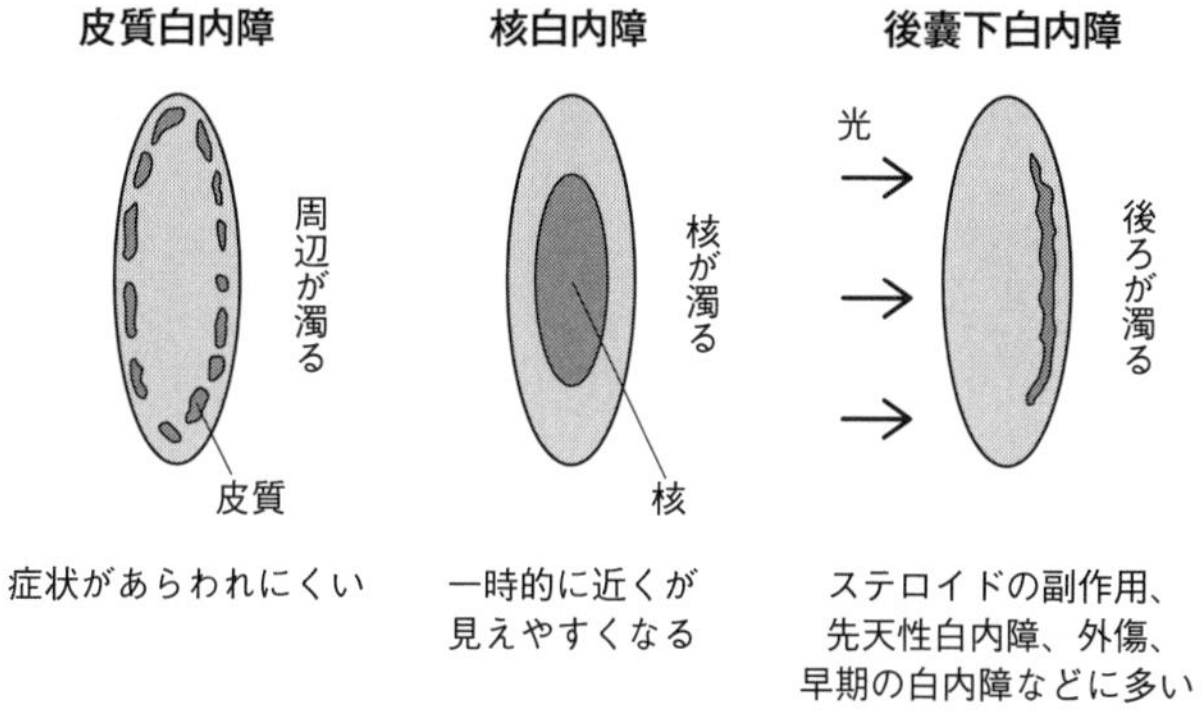

症状があらわれにくい

一時的に近くが
見えやすくなる

ステロイドの副作用、
先天性白内障、外傷、
早期の白内障などに多い

水晶体のカプセル下の空胞や、水晶体線維細胞の膨化や空胞形成、空胞変性が見られ、くさび状や放射状の、やや幅広の不整形の混濁が見られます。これらを皮質白内障と呼ぶのです（口絵8）。

この皮質下白内障は、光が乱反射してものがいくつにも見えたり、にじんで見えたりします。視力もかなり落ちます。ただし濁りが一部分で、透明な箇所が多いと、光の条件しだいでは視力がかなり出ることもあります。ですが実際には、光の条件は一定ではないので、見え方は悪くなるのです。

皮質白内障の原因

そもそも、成長分化した水晶体線維細胞は、核や細胞器官のない細胞の規則正しい配置構造と、ほぼクリスタリンなどのタンパク質を含有していて、断面が六角形の、均質で規則正しい走行をした線維細胞により、水晶体は透明性を保っているのです。

このうち、比較的柔らかな周辺の水晶体線維細胞に変化が生じるのが皮質白内障です。細胞の加齢などによる変化は、最初は主にタンパク質の組織に見られます。水晶体線維細胞のタンパク質は、「糖化」と「架橋」によって徐々に変化を受けて、高分子で不溶性のタンパク質集合体を形成するのです。この結果、細胞の形質に不均一性が現れて、光が散乱されて、ものがいくつにも見えたり、光がにじんだりして、見えにくくなってくるのです。

この過程では、紫外線などによって細胞障害が起きて、これに対して反応性の活性酸素が出る修復反応があるのですが、この活性酸素は、逆に細胞毒性もあるのです。若いうちは、抗酸化物質が体内にあり、抗酸化性の酵素活性が高いのですが、高齢化してくると、酵素分子による抗酸化反応が不十分になります。

この活性酸素そのものによる障害や、抗酸化性への酵素分子活性の低下による障害性などが、細胞障害をきたす限界である臨界点を超えてくることで、白内障は発症してくるのです。

この紫外線などの光毒性を防ぐ方法や、抗酸化作用物質を食べものやサプリメントで積極的に取り入れる予防的摂取に取り組めば、皮質白内障はかなり予防できます。

逆の言い方をすれば、予防方法を知らずに予防を実行しない方は、比較的若い年齢で白内障になるともいえるのです。

この予防法は治療法としても特に重要なので、このあとで順次取り上げて説明します。

（3）白内障の原因と予防

白内障の原因

核白内障も皮質白内障も、発生原因として、一般論では、加齢性（高齢者）、人種、紫外線照射、栄養状況、アルコール摂取、糖尿病、薬剤、家族歴などがいわれてきました。これも参考にはなりますが、もっと具体的に原因を追究して、予防にはどうすべきかという答えを出してみましょう。

もっとも、白内障手術は、超上級者が手術を施行して、全領域が見えるようになる最先端の多焦点眼内レンズ移植術を行なえば、近視も遠視も乱視も老眼も矯正できます。メガネによる矯正なしの裸眼で、ほぼ全ての距離のものがきれいに見えるようになるので、白内障になったからといって、必ずしもがっかりする必要はないのです。のちほど手術治療については、より詳しく述べます。

その前の、早めの備えとして、比較的若いうちから、どうすることで白内障発症を予防していけるかを、原因と予防法ということで解説します。

短波長の光による細胞障害は白内障や網膜症を引き起こす

白内障の原因をおさらいします。水晶体物質への外傷などの物理的原因や、炎症などの科学的な代謝異常があり、構造的に多くの因子が関与しています。

白内障を引き起こす初期の原因として最も重要なのは、光の害です。自然光の紫外線も、長く浴び続ける方には大きな害です。さらに困ったことに、現在は老若男女、多くの方々が長い間スマートフォンを使用しています。中高生が1日6時間も画面を見ているという恐ろしさです。さらに、同様に手元で見続けるタブレット端末を、学校の授業でも使っているのです。

これらの光源はLEDです。今やLEDは、部屋の明かりや車のライトなど、ほとんどの光源として使われています。LEDは短い波長を光源としています。目で見える可視光線であっても、目に見えない紫外線と同じように、短波長である青や紫の光毒性は強いのです。

短波長の光ほどエネルギーが強く、細胞障害も強い

一般的に光電磁波は、波長が短いほどエネルギーが強いのです。

たとえば、赤のような長波長の光を金属に当てても、エネルギーが低いので、金属から電子が飛び出ることはありません。しかし、短い波長の紫外線や、可視光線の紫や青のような光を金属に当てると、金属から電子が飛び出るのです。これを光電効果といいます。短い波長の光は、いわば鉄球のようなもので、衝撃が強いのです。

短波長の光は、細胞に鉄球を当てるような高いエネルギーをぶつけることになり、細胞障害を起こします。さらに、このような短波長の光は、網膜の奥にまで入り込みます。特にスマホは近くで見るので、網膜や水晶体へ届くスマホ光源のエネルギー量はかなり多く、刺激も強くなります。

距離を2分の1（半分）に近づけると、障害するエネルギー量は反比例するため、2乗となり、2×2で4倍となります。ですから近くで見続けるスマホの光毒性は、網膜にとって問題が大きく、障害の原因となるのです。

短波長光が細胞に届くと、この光の害は起きます。つまり、LEDでの短波長光が届くことで、網膜でも水晶体でも光障害は起き得ます。細胞障害としては同じことなのです。

網膜障害がより大きな問題ですが、この項目では、まずは水晶体においての光障害について述べます。

ＬＥＤ光は細胞障害を起こして、活性酸素を発生させます。紫外線そのものや活性酸素が、水晶体では水晶体線維細胞膜と水晶体タンパク質へと吸収されます。すると反応性の酵素分子が出てきます。これが水晶体線維細胞中のクリスタリンというタンパク質の形状変化を引き起こすのです。そして、細胞膜の障害や、細胞の間の開腔障害や水が入るなど、細胞の線維構造が崩壊して、細胞が透明性を失い白濁してくるのです。これが皮質白内障です。

皮質白内障の予防法

白内障の原因はいくつもありますので、１つずつ、可能な予防法を整理していきましょう。

まずは、光毒性が関与しているとお伝えしました。特に成人してからの紫外線は、不可逆的な細胞障害を起こすので、問題なのです。

ただ、念のために繰り返しますが、小学生ぐらいの子どもは自然光の下で、毎日十分に太陽光の紫外線を浴びるべきなのです。紫外線は眼球の膠原線維を太くし、膠原線維同士をくっつけて硬くします。これが、前にも述べたように、近視化予防に役立つのです。

近視というのは、眼球が長く伸びることによって起きます（資料17）。最近の子どもたちは外で遊ばなくなり、太陽光の紫外線を浴びなくなったために、膠原線維が太くならず、癒着もしないので、眼球が柔らかいままでいます。眼球の圧力である眼圧で、柔らかいままの目が伸ばされて、どんどんと縦軸方向に伸びるので、近視化するのです。

ですから、太陽光で十分な紫外線を浴びて、眼球が硬くなれば、眼圧によって眼球が伸びることも少なくなり、近視化することも減るのです。ちなみに子どもの代謝はよく、体内に抗酸化物質があるので、太陽光の紫外線を浴びることによるマイナス面は、大人と異なってほとんどありません。

私の眼科本が海外で多く翻訳されています。台湾でもすでに2冊出ていて、この中で、太陽光の紫外線を浴びることで近視化を予防できると説明しました。台湾は小回りのきくよい国で、私の説明を受け入れて、6歳以上の子どもたちには、毎日2時間は外で過ごして、太陽光を浴びることで目を硬くして、近視化を予防することを推奨し始めました。

成人の白内障を起こす紫外線

大人の紫外線障害の話に戻りましょう。

資料17 眼軸と近視・遠視

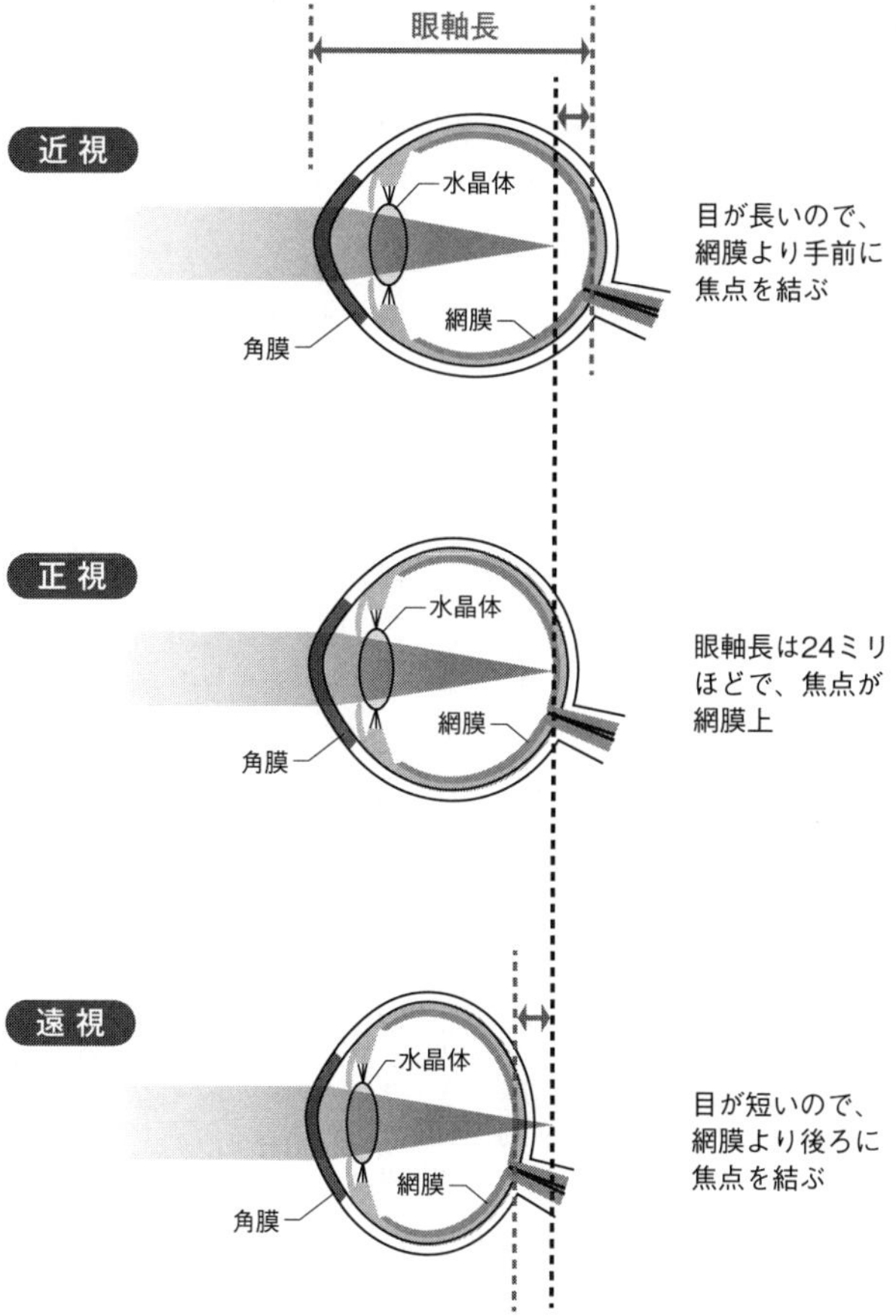

水晶体線維細胞膜と水晶体タンパク質への光障害は、白内障の発症原因として大きなものです。まずは、水晶体タンパク質のトリプトファンへの紫外線吸収が、活性酸素を生み出します。これが、ガンマ・クリスタリン（水晶体中に存在する3種類のクリスタリンのうちの1種）を主としたタンパク質の変化を起こすのです。

これは高分子のタンパク質集合体を作ります。そしてこれが、細胞の透明性をおかし、光が散乱する原因となります。これが白内障の最初の発生なのです。

さらに、酸化によって、細胞膜が障害されて、細胞膜のイオンポンプ障害や細胞膜の浸透圧障害をきたします。このために、房水と水晶体嚢の間で水分が水晶体内へと入ってきます。こうして、水晶体線維細胞に水が入り、膨化して、ますます水晶体は混濁して白内障となっていくのです。

もっといえば、水晶体上皮細胞の遺伝子（DNA）も障害を受けて、水晶体線維細胞への分化も障害されます。

紫外線やLEDブルーライトからの防御

それでは、光障害を避けるにはどうしたらよいのでしょうか。

特に、外で光を浴びる方は気を付けるべきです。たとえば、ゴルフが大好きで週に何回もゴルフをする方や、海釣りやサーフィンなどで海の強い太陽光を浴び続ける方などです。

これらの方々は、障害性の強い紫外線や青や紫の短波長の可視光線害から目を守ることのできるサングラスが必要なのです。

また、強い太陽光線ではなくても、長く車を運転する方も注意が必要です。現代は以前と違って、車のブレーキライトやフロント・ヘッドライトの光源がＬＥＤとなっています。車を運転していて、前のブレーキライトやヘッドライトの光が目に入り、以前より目が痛いような感じがしませんか？

以前のハロゲンライト時代に比べて、ＬＥＤの波長は短波長であり、同じ光量であれば、目の細胞の奥まで影響を与えます。長時間のうちに強い網膜障害をきたすのです。

先進国での失明原因の１位である加齢黄斑変性も、原因は光障害が主ですので、光障害には気を付けるべきなのです。ですから、運転する時は、短波長の光を吸収することができる、やや黄色や茶色の、いわゆる「ブルーライトカット」メガネをかけることをお勧めします。

スマホやコンピューターのモニターを長時間見続ける方でも、ブルーライトの影響がありますので、同様の障害があり得ます。皆さんが思っている以上に、ＬＥＤ光による目の障害は大きいはずです。長期間かけて徐々に目が障害されていくので、気づきにくいだけなのです。予防に気を付けてください。

加齢による抗酸化物質の減少による白内障

加齢とともに、体内にある抗酸化物質が減少します。これが白内障形成にもかなりの影響を与えます。

加齢による細胞内の生化学的な変化を見てみましょう。水晶体線維細胞のタンパク質は「糖化」と「架橋」によって形を変えることは、前にも述べました。タンパク質が高分子化して、さらにそれが不溶性のタンパク質集合体を形作るのです。

このために、水晶体線維細胞内の形質が不均一になり、光がそのまま透過せずに、散乱・乱反射することになります。すでに述べたように、水晶体が透明性を保っていられるのは、断面が六角形の、クリスタリンなどのタンパク質でできた均一な細胞形質である水晶体線維細胞が、規則正しく密に放射状に並んでいるためです。ですから、この均一性が崩れた時には、水晶体は透明性を失うのです。これが皮質白内障の原因です。

核白内障の発生は、加齢によって外胚葉由来の水晶体線維細胞が継続的に成長して、中央に向かって細胞が押し付けられて細胞同士の圧縮が続くために、中央部の核が硬くなり、核白内障となるのが大きな原因です。加齢は誰にでも起こりますので、水晶体の永続的な成長による核白内障は誰にでも起こるのです。

ただし、この核白内障においても、糖化や酸化による細胞膜の障害は影響します。つまり、糖化や酸化による白内障の加速については、予防できるともいえるのです。

白内障進行への保存的な予防や治療――筆者は白内障の発現を抑えられている

白内障のおもな原因は「加齢」「糖化」「酸化」「光障害」「外傷」「炎症」「代謝障害」などだと述べました。

「加齢」については別の項目に任せましょう。加齢は誰にでも起きるので、保存的な予防や治療というには少々趣《おもむき》が異なるのです。

なお、保存的と申しましたのは、こういうことです。白内障の根本的な治療方法は手術なのです（手術についてはのちほど、世界最先端の治療を詳しく述べます）。保存的というのは、手術に至る前から、白内障がなぜ起きるかということと、保存的な予防方法を知っておけば、白内障の進行を抑えることができて、手術に至る時期をずっと遅らせることができるという意味です。

私自身は、今でも矯正視力で両眼とも1・5あります。これまでに多くの高校時代や医学部時代の同級生を手術してきました。彼らの多くが白内障世代に突入しているのです。私と彼らとの差は、私自身が、白内障がどのような過程で、どのような原因で起きるか、を熟知しているので、日常生活で白内障発症への「予防」を実践していることです。

ですから、いまだに白内障の発現を抑えられており、今でも1・5から2・0の矯正視力があるのです。しかし、年齢とともに角膜の膠原線維は緩んできて、乱視が出てきており、乱視矯正のメガネが必要ではあります。

もっといえば、これらの老化した細胞を、新しい細胞に入れ替えて治していく方法も試してきています、これは究極の若返りですが、この経過は将来には報告できるでしょう。

しかし、正直いって、私は私が手術した患者がうらやましくなることがあります。なぜなら、彼らにしたような白内障手術を私が私に行なえば、近視や遠視や乱視や老眼を完全に治して、裸眼で近くから中間、遠方まで全てがよく見えるようになるからなのです。私が考え出した多焦点眼内レンズ理論を使い、私が実践する世界最高レベルの技術精度の白内障手術を受ければ、メガネなど必要なくて、しかも最もよい視力が裸眼で得られるからなのです。

そんな目はうらやましいですよね。

いくら私が世界で最も多くの手術を施行していても、自分自身の目は自分では手術できません。同じレベルの手術を求めるならば、一緒に手術法を開発したドイツかアメリカの仲間のところに行かねばならないのですね。

近代的な多くの白内障手術の技術は、ほぼ私がアメリカ時代に開発しました。具体的には無縫合白内障手術、点眼麻酔法、ＣＣＣ前嚢切開法、核垂直分割法など多岐にわたります。さらに、多焦点眼内レンズの開発にも最初から関わっており、多焦点レンズ手術開発や手術技術では、つねに世界のトップを走っています。このレベルの手術は、日本ではもちろん私が行なっています。

でも自分で自分の目の手術をすることはできないのです。ですから、繰り返しますが、私の手術を、最高の材料を使って、最高の技術で、しかも日本で受けられる患者さんが、心底うらやましいのが本音なのです。

さて、白内障の予防に戻りましょう。「加齢」は仕方がないのです。そして「光障害」についても先ほど述べました。「外傷」についても、目は外傷に弱いので、目に刺激や衝撃を受けないように、ケガをしないように気を付けるしかありません。

ここからはその他の、「糖化」と「酸化」、それによる「炎症」「代謝障害」についてお話ししていきましょう。

（4）「糖化」が白内障を加速する

白内障と糖化

「糖化」という言葉を聞いたことがあるでしょうか。身体の中のタンパク質に糖がこびりついて、体温などで温められて焦げ目のようにべたべたつくことを「糖化」といいます。さらに、このタンパク質が「糖化」を受けてできる物質を、「終末糖化産物（AGE：Advanced Glycation End Products）」と呼びます。

タンパク質に過剰な「糖」がこびりつき、糖化され、AGEという劣化したタンパク質になると、これが多くの老化現象の原因となります。

このAGEが皮膚に蓄積すれば、シミやたるみになりますし、血管であれば動脈硬化、脳梗塞、心筋梗塞などの原因にもなります。またこれが脳にたまればアルツハイマー病の原因ともなるのです。

さらに、これが目の水晶体にたまると、白濁を起こす原因となり、白内障を引き起こすのです。

この糖化は、糖尿病患者でよく起きます。糖尿病患者では高血糖が続いているので、糖化はつねに起こっていて、ＡＧＥが大量に蓄積されます。そもそも、糖尿病の診断基準の１つの「ＨｂＡ１ｃ（ヘモグロビンエーワンシー）」は、赤血球のタンパク質であるヘモグロビンが糖化してＡＧＥに変わる前の中間物質でもあるのです。ですから糖尿病患者は、ＡＧＥの発生により、糖尿病でない人よりずっと早く白内障になります。

これまでにも述べたように、水晶体は主にクリスタリンというタンパク質でできていますが、このクリスタリンが「糖化」してＡＧＥになると、あとでも述べる紫外線などでの「酸化」との相互作用で、タンパク質変性を引き起こし、白内障を発症するのです。

この水晶体のクリスタリンは、身体の他の部分のコラーゲンなどとは異なり、生涯にわたって新陳代謝をしないタンパク質です。ですから、ＡＧＥ対策をしないと、どんどんＡＧＥが蓄積して白内障になるのです。

AGE糖化予防による白内障予防

AGEは、タンパク質と糖が加熱されてできる物質、と述べました。そして、このAGEが白内障発症の大きな要因でもある、とも述べました。

それでは、このAGEの量はどんな要素で測ることができるでしょうか?

タンパク質の「糖化」という要素とともに、どれだけの間(「時間」)、「糖化」されているのか、というのが重要です。つまり、体内でのAGE産生量=「血糖値」×「持続時間」となります。

また、AGEはタンパク質の糖化したもの、といいましたが、たとえてみれば、ステーキを焼くとできる「焦げ」のようなものです。ですから、AGEはいろいろな「焦げ」のついた食べものから体内に吸収されるのです。揚げものや炒めものを無制限に食べていると、AGEが体内に蓄積してきます。

さらに、甘い飲みものでよく使われる、トウモロコシから作ったコーンシロップは、糖化を促進します。甘いジュースやソーダの成分表を見てみると、「果糖液糖」「果糖ブドウ糖液糖」「異性化糖」などと書かれていることが多いのですが、このうちの「果糖」は、飲みものや食事で摂取すると、消化酵素で分解されずに、すぐに腸から吸収されて、細胞に入っていきます。つまり、ブドウ糖のようにインシュリンのコントロールを受けないので、果糖はブドウ糖の10倍以上の速さで「糖化」を進めてしまいます。

また、「異性化糖」は、芋やトウモロコシのでんぷんからブドウ糖を作り、それをさらに果糖に変化させます。ですから、「異性化糖」と呼ぶのです。つまり、「異性化糖」もしくは「果糖ブドウ糖液糖」は、大量生産で作った（遺伝子組み換えの）トウモロコシを原料に作った「工業製品」なのです。この甘味料は、じつに多くの飲みものや食べものに使われています。この「異性化糖」も急激に血糖を上げて、多くの「糖化」をもたらすのです。

皆さんがあまり考えもせずによくお飲みになるジュースやソーダ類、また甘いお菓子や食品の成分表を調べてみてください。「異性化糖」とか「果糖ブドウ糖液糖」などと成分表に書かれていれば、これを口の中に入れるのを制限すべきなのです。これは白内障予防だけではなく、身体中の細胞の老化をきたす「糖化」を防ぐのに、重要なことなのです。

ＡＧＥは分解されにくいので、体内にたまります。また、長時間高血糖にさらされるほど、体内で糖とタンパク質とが結びついて、多くのＡＧＥを作るのです。

白内障などの目の病気の話題は、じつは全身の問題とも結びついていることがご理解いただけますでしょうか。目の病気は全身の状態の表れなのです。前にも述べましたように、糖尿病の方が早期に白内障になることはわりと知られています。糖尿病が内分泌代謝の異常であり、糖尿病の人の身体はこの「糖化」の問題も起こしやすい身体であることからも理解できるでしょう。

ＡＧＥとさまざまな疾患――糖尿病患者に白内障や血管閉塞・出血が起きやすい理由

ＡＧＥが水晶体のクリスタリンというタンパク質に結びついて白内障を起こすことは述べました。その他にも多くの疾患にＡＧＥは影響します。

身体の血管のコラーゲン（繊維状のタンパク質）が糖化しＡＧＥ化すると、全身の血管で動脈硬化を起こします。動脈硬化を起こすと、目においても血管が詰まって出血が起こります。目で起きたあとは、次はもっと太い血管である脳動脈や心筋環動脈が詰まり、脳梗塞や心筋梗塞が起きる可能性も高くなります。

特に、糖尿病の患者は、糖化で白内障になりやすいだけでなく、血管系の閉塞や出血が起きやすくなります。つまり「糖尿病性網膜症」（資料18）が起きるのです。糖尿病で、尿に糖が出る現象は大した問題ではありません。**「糖尿病とは血管病」**なのです。血管が詰まり

資料18 糖尿病性網膜症

新生血管は網膜から立ち上がり、増殖膜に沿って、もしくは増殖膜中を、硝子体中へと伸びる。

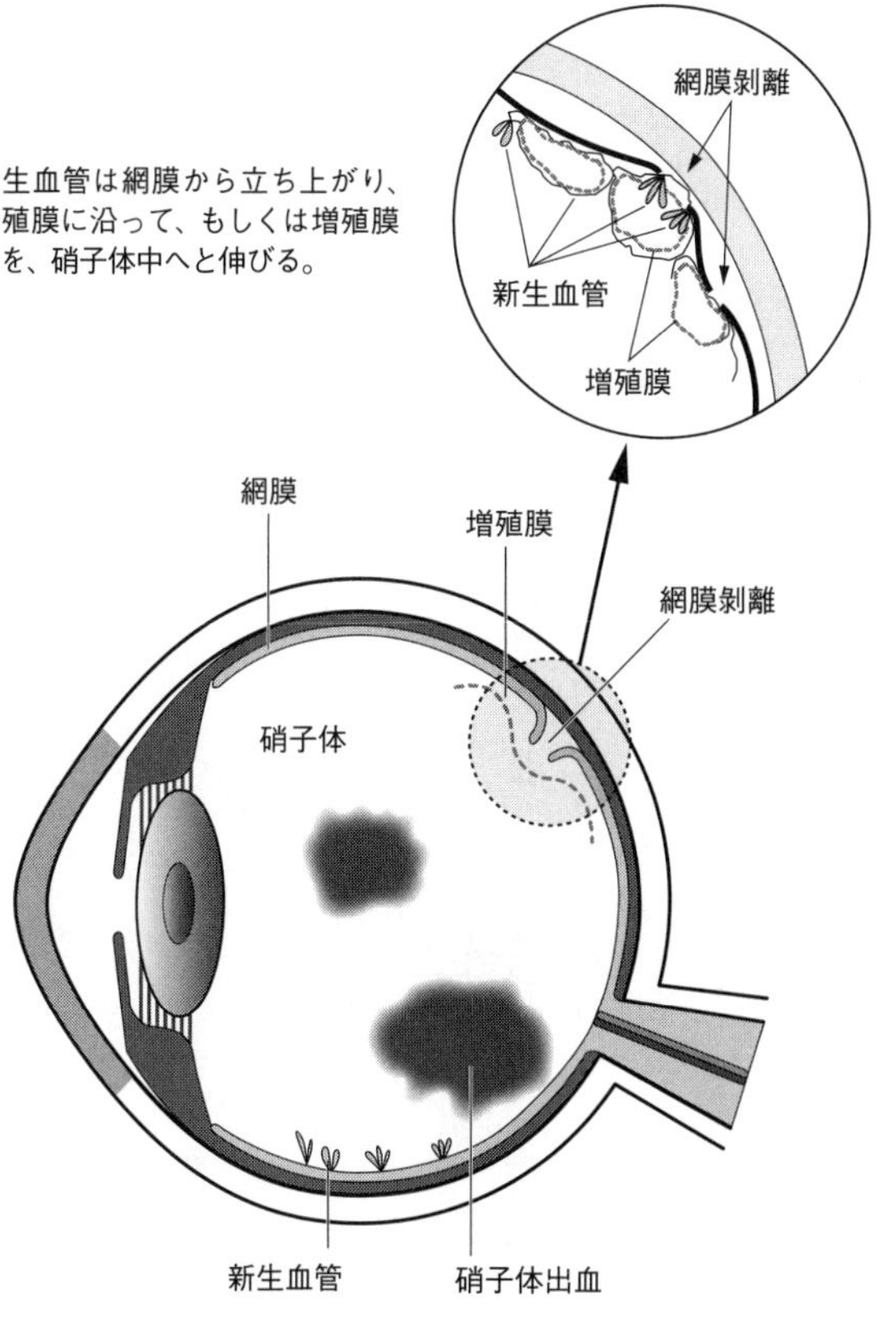

《糖尿病性網膜症の進行》

① 糖尿病により網膜の微小血管が詰まり、眼底出血する。
② もろくて破れやすい新生血管が作られる。
③ 眼底出血や硝子体出血をくり返す。
④ 増殖膜ができ、網膜がひっぱられて破けたり剝がれたりする。
⑤ 網膜剝離となり失明する。

出血することで、炎症反応が起きて、新生血管の周りに増殖膜が張り、それが網膜を引っ張って網膜剥離が起きて失明するのです。

私はこの糖尿病性網膜症の増殖膜や網膜剥離の硝子体手術を開発し、近代的な硝子体手術をすでに数万件実施して、目の病気を治してきました。さらに、外来での網膜観察や網膜手術時に、顕微鏡手術下で拡大した網膜像を日常的に観察しており、網膜血管を毎日診ているのです。糖尿病が血管病である本質からして、内科医よりも、私のような網膜手術を多く行なう眼科外科医の方が、網膜については直接観察して所見を得ているので、血管病変をよく知っているのです。

そして、この網膜血管の動脈硬化が、いかに大きな問題であるかを実感として感じているのです。糖尿病による血管閉塞と出血だけでなく、網膜静脈閉塞も網膜動脈によって押されて発症し、破れて出血します。これらの日常的な観察から分かる、「糖化」による血管の数々の変化は、眼科網膜の分野でじつに重要な問題なのです。

アルツハイマー病も「糖化」による現代病

脳内のタンパク質が糖化（ＡＧＥ化）すると、その中に、βアミロイドとかタウタンパク質というタンパク質に変質するものが多く出てきます。立体構造に変質したβアミロイドやタウタンパク質は、脳組織に沈着しやすく、老人斑と呼ばれるごみの塊のような斑点を作ります。

このごみの塊のようなタンパク質が、脳神経の変性を引き起こします。特に、記憶に関わる海馬から脳萎縮《いしゅく》が始まり、アルツハイマー型認知症を引き起こしていくのです。さらに徐々に脳全体の神経細胞が死滅して、委縮が広がっていきます。この際に神経細胞の中ではカルシウムの異常増加が起きてもいます。

糖化は血管や内臓にも疾患をきたす

さらに、「糖化」が血管や内臓に影響を与えることも多いのです。糖化により、血管の組織がもろくなり、血管壁の炎症が起こります。この炎症は動脈硬化を引き起こし、これが心筋梗塞や脳梗塞などの疾患に連なるのです。

また腎臓は、体内を巡り老廃物を含んだ血液をろ過して尿を作ります。身体の中の腎臓は血液をろ過して老廃物を除去して尿として排出します。この際のろ過膜はタンパク質でできています。

このタンパク質が糖化すると、ろ過膜の機能が失われるのです。つまり、老廃物をろ過する機能もなくなり、血液中のタンパク質が尿内に漏れ出てしまいます。タンパク尿が起きるのです。

そのほか、糖化は骨にも作用して、骨粗鬆症《こつそしょうしょう》を起こすこともあります。

繰り返しますが、眼科の症状としては、糖化により白内障が起きやすくなります。さらに眼疾患では他に、血管閉塞などによる出血や網膜症、さらにはマイボーム腺（瞼《まぶた》のまつげの生え際よりやや内側にある、油分を分泌する器官。涙の成分に油を加えることで、涙の蒸発を防ぐ働きがある）の機能不全を起こし、ドライアイにもつながるのです。

また、コラーゲンに糖化が起きると、関節の可動域が制限されて柔軟性が失われます。皮膚も弾力を失い、たるみやしわの原因になりますし、シミの原因にもなるのです。

糖化は歯の周辺でも、炎症を起こす歯周病を起こしやすくなります。糖化は筋力も落としますし、免疫系の機能障害をきたし風邪なども引きやすくなります。糖化というのは本当に怖いのです。

糖化が起きやすいのはいつか？

内科的な血液検査では、空腹時血糖値とＨｂＡ１ｃ（ヘモグロビンエーワンシー）を測定するのが普通です。空腹時血糖が１００㎎／dℓほどで、ＨｂＡ１ｃが６％以下であれば「問題はありません」とされがちです。しかし、この2つがこの検査時点で正常値であっても、食後の血糖値が高い場合には糖化が進むことが分かってきました。

特に体内にＡＧＥができやすいのは、食後1時間といわれています。食後30分から1時間の間に、血糖値が急激に上がるために、糖化が起こっているのです。つまり、血液検査での空腹時血糖検査とＨｂＡ１ｃの検査だけでは、糖尿病などで起こる糖化や、その結果できるＡＧＥは測定できていないことが分かります。

ＡＧＥの検査はどうでしょうか。ＡＧＥが炎症を起こすことから、血液検査の炎症の指標であるＣＲＰ（C Reactive Protein）値が高く出ます。さらに、最近の検査機械では、ＡＧＥが蛍光を発することを利用して、ＡＧＥリーダーで簡単に非侵襲《しんしゅう》的に、皮膚に沈着している蛍光量を12秒ほどの短時間で測定できます。

空腹時血糖値とＨｂＡ１ｃが正常値であっても、食後の血糖値が２００を超えている場合には、糖化が進んでしまいます。つまり糖化を防ぐには、食後の血糖値が問題なのです。

食後の血糖値を知るには、あとで紹介するリブレという血糖測定装置が役に立ちます。これはセンサーを上腕に付けて、測定装置を近づけるだけで、血糖値を測ることができます。ですから、空腹時、食後30分、食後1時間、食後2時間の血糖値を簡単に測定して、糖尿病や糖化の本質的な検査ができるのです。

どんな食習慣が糖尿病や糖化を起こすのか

私も他人事ではないので、食事が血糖コントロールにいかに重要かを再確認したいと思います。

私は学生時代にボート部に所属していて、激しいスポーツを行なっていました。当時は運動量も多く、年も若かったので代謝も高かったのです。ですから、お腹いっぱいの大量の食事をとっても問題ありませんでした。ボート部なので、体格はボディービルダーのように骨格筋が発達して、医学部の解剖授業で、私の身体で筋肉の状態を示したことがあるほどの筋肉質体形でした。でも、服を着ると今よりも細く見えました。体脂肪率が10％もなかったのです。

しかし、私のように学生時代にスポーツをしていた方が、社会人になってからも、選手時代に習慣となった大食を続けているとすれば、要注意です。まさにメタボへの入り口です。身体は糖化の影響を受けてきます。

皆さんの中で、食後２時間程度で空腹感を覚えている方はいませんか？　さらにその後も空腹感が収まらないなら、もっと問題です。

通常は、食後30分から１時間までに血糖値が急速に上がるので、膵臓《すいぞう》からインシュリンが分泌されます。このインシュリンにより血糖値が下がり、低血糖になるために、空腹感を覚えるのです。このインシュリンは肥満ホルモンともいわれますが、この時の血糖がインシュリンによって脂肪に変えられて、皮下脂肪や肝臓などの内臓脂肪としてたまります。インシュリンが多く分泌される状況では、身体に脂肪がたまって、太ってしまうのですね。

私も含めて、ホテルの美味しいビュッフェスタイルの食べ放題が好きな方は多いですよね。私の自宅近くのホテルのビュッフェは関東一美味しいと評判で、困るのです。１００種類ほどの豪華料理を食べ放題ですから。しかも90分の時間制限があります。誘惑に駆られて短時間にどんどんとお腹に食品を詰め込んでしまいます。このような美味しいビュッフェ食を続けていると、血糖値が上がり肥満も起きます。グルメ食で不健康になる、よくある話です。

一方で、少量の食べものをゆっくりとよく噛んで食べれば、満腹感も得られ、過剰な糖質を取り入れることもなくなり、糖化も防ぐことができるともいえます。特に大食の男性を引き付ける「食べ放題」や「大盛り無料」などの、魅力的に映る宣伝文句には注意が必要です。脳からは期待値ホルモンのドーパミンがどんどん出て、短時間でたくさん食べかねないのです。ですが、将来の糖質過多による弊害がいかに怖いかを、再度思い起こしてください。

とにかく、食事直後の血糖値測定が需要なことが分かってきました。これを確認するためには、あとで述べる、血糖値測定装置の「リブレ」で、空腹時、食後30分、食後1時間、食後2時間の血糖値を測定し、その数値と食事の内容とを比較して、何を食べると血糖が上がるのかを検討すべきなのです。

このようにして、糖質制限食を実行し、糖化の発生を防御しましょう。

糖化を防ぎ治療するには、糖質制限食とAGEの少ない食事

活性酸素による酸化が「身体のサビ」といわれるのに対して、糖化は「身体の焦げ」とも呼ばれています。すでに述べたように、糖化は、食事などからとった余分な糖質が体内のタンパク質などと結びついて、体温で温められて焦げ目のようにタンパク質にべたべたについて、それが細胞などを劣化させる現象なのです。

この糖化によって作られるＡＧＥという劣化したタンパク質は、内臓をはじめとする体内組織に作用して、多くの病気の原因となることはすでに述べました。シミやたるみなどの皮膚の劣化や、動脈硬化や白内障、アルツハイマー病との関連も指摘されていることもお伝えしました。

ＡＧＥは全身の健康に影響を及ぼしているのです。目に限らず、全身でも深刻な病気を引き起こす原因となるＡＧＥを、体内にためずに減らす生活を送ることが需要なのです。

このために最も重要なことは、食事です。ＡＧＥは体内で作られるものと、体外から食で取り入れられるものの２つがあります。

体内で作られるＡＧＥはどのようにできるのでしょうか。

過剰な糖質の摂取により血中のブドウ糖があふれ出し、身体の細胞組織のタンパク質に糖が結びつき、体温で熱せられタンパク質に糖がこびりつく糖化が起きます。これが、タンパク質と糖が加熱されてできた物質＝ＡＧＥなのです。つまり大きな原因の１つは「過剰な糖質摂取」にあります。この過剰糖質摂取を抑える方法が糖質制限食です。これについてお話ししましょう。

なお、ここは重要なことですが、体内のタンパク質が糖化しても、初期の段階で糖の濃度が下がれば、元の正常なタンパク質に戻ることができます。しかしながら、ある程度の期間、高濃度の糖にさらされると、毒性の強い物質に変わってしまい、元には戻れなくなります。なにごとも、早期発見・早期治療というわけですね。

焦げもＡＧＥを増やす

また、調理法によってもＡＧＥが増加します。特に、焼いたり揚げたりといった調理をすると、こんがりとした焦げ目がつきますよね。この焦げ目は文字通り、「糖化」という焦げなのです。

たとえば鶏ムネ生肉を調理していくと、生の状態の時のＡＧＥに比べて、「煮る」と1・5倍、「電子レンジ加熱」で2・0、「焼く」で7・6倍、「揚げる」と9・6倍と、どんどんとＡＧＥ量が増えます。

ＡＧＥは、加熱してこんがり焼け目のついたキツネ色の部分に発生し、その部分に多くなるのです。ですから、トンカツ、唐揚げ、ステーキ、焼き鳥など、揚げたり、焼いたり、炒めたりした動物性脂肪食品には、ＡＧＥが多いのです。

また、ポテトチップスやフライドポテトもＡＧＥが非常に多いため、摂取を控えましょう。

ＡＧＥは、タンパク質と糖が加熱されてできた物質ですので、生野菜や刺身などの生の食品であれば、ＡＧＥは少ないといえるでしょう。

また、ＡＧＥは、「加熱する温度が高いほど多く発生」します。揚げものや炒めものは油の温度が高く、またオーブン焼きなどでは熱が２００℃程度と高いため、ＡＧＥが多く発生します。他方で、ゆでる、蒸す、煮るといった水による調理法は、沸点１００℃までの加熱ですので、発生するＡＧＥも比較的少ないのです。

鶏肉料理で比較すると、焼き鳥では水炊きの5倍、唐揚げでは7倍ものＡＧＥが発生します。揚げものや炒めものばかりを好んで食べる方は、ＡＧＥが体内にたまりやすくなります。調理法を工夫し、低温調理の機械を使うなども有効でしょう。

さらに、すでに述べましたが、多くの食品に使われている甘味料である「果糖液糖」「果糖ブドウ糖液糖」「異性化糖」などは、トウモロコシから人工的に作った果糖ですので、糖質を急激に上げやすく、ＡＧＥも急激に増えます。できるだけこれらの甘味料の入っていないものを使いましょう。特に甘いお菓子やジュースやソーダ類のほとんどで、この甘味料の「果糖液糖」を使っていますので、できるだけ避けてください。

特に身体の劣化については、タンパク質の糖化及びＡＧＥが大きな要因です。細胞は長期間かかって徐々に劣化するので、長期間の食事対策が重要なのです。

タバコはAGEを増やす最悪の人工物

タバコは人間のあらゆる血管を障害します。ニコチンは最悪の血管収縮剤であるだけでなく、発がん性もあり、あらゆる害悪のもとになります。

さらに、タバコの煙がAGEを増やすことも判明しています。またタバコを自分で吸うだけでなく、隣にいる人の副流煙を吸うだけでも、約30分でAGEを増やしてしまうと報告されています。むしろ非喫煙者の方が、喫煙者の出す副流煙でより強い被害を受けるのです。

私がアメリカの眼科学会理事会に出席していた時に、「なぜ日本のドクターはタバコなど吸うのか?」と吐き捨てるように質問されたことがあります。もちろん学会場は禁煙ですが、会場の外でタバコを吸っている日本人医師がいたのです。アメリカでは医師でタバコを吸う人など見たことがありません。アメリカのインテリが習慣的に運動をするのも、もし肥満体であれば、自己コントロールできない人と見られ、恥ずかしい思いをするからです。喫煙も知性がないと見られます。まして、医師でタバコを吸うなど論外なのです。

人間が作った2大悪はタバコと原子爆弾だといわれるほどです。タバコがAGEを増やす元凶であることに、十分注意する必要があります。また、喫煙者が副流煙で非喫煙者の健康を害していることも認識すべきでしょう。

今まで述べてきたように、糖化は「老化」と「病気」の大きな要因です。しかし、自分の努力で糖化を抑制することができるのです。若さと健康のためにも、糖化を防ぐ努力をしていただきたいものです。

糖質制限食はなぜ必要か？

食品の３大栄養素は、タンパク質と炭水化物と脂質といわれます。この炭水化物はさらに分かれて糖質と食物繊維となります。今回はこのうちの糖質について考えてみます。

糖化に関係する病気である糖尿病は、血液中の血糖値がうまくコントロールされていない状態です。この「血糖値を上げる栄養素」が糖質なのです。タンパク質や脂質は血糖値を上げません。つまり「血糖値をコントロール」するためには、「糖質摂取をコントロール」する必要があるのです。

そして糖尿病患者だけでなく、全ての人にとって、糖化を防ぐためには血糖コントロールが必要であることは理解できるでしょう。本来は、糖尿病の治療方法として発展してきた糖質制限食ですが、白内障などの多くの病気の原因である糖化を防ぐための糖質制限でもあるのです。それについて、述べてみます。

最近の日本では、全人口1億2000万人中、2000万人もの糖尿病患者と糖尿病予備軍がいます。子どもも含めて6人に1人という多さです。これはかつての人間の歴史にはなかった多さです。

そこで、まずは、糖尿病の患者にとっての糖質の意味について見てみましょう。

糖尿病の患者さんは、インシュリン作用不足により血糖値を下げる作用が不足しているため、糖質を摂取すると急激に血糖値が上がります。この1つの目安としては、体重64キロの2型糖尿病の方が、1グラムの糖質をとると、血糖値を約3㎎上昇させるのです。

たとえば、ご飯1杯150グラム中には、糖質が55グラム含まれます。つまり、ご飯を1杯食べると、糖質を55グラム摂取することになります。2型糖尿病の患者さんの場合には、55×3＝165㎎ほどの血糖値上昇があるのです。もともと空腹時の血糖値が100㎎だったとすると、ごはん1杯の食事後に100＋165＝265㎎という高血糖値を示すことになります。

通常は血糖値が180㎎を超えると血管障害をきたしますので、このような高血糖になると、小血管が破けて出血しやすくなります。１型糖尿病の場合には、もっと強く、１グラムの糖質摂取で血糖が５㎎上昇するといわれます。

つまり、糖尿病患者は、糖質摂取で血糖値が急激に上がり、血中の糖が急激に増え、タンパク質と結びつく糖化が起きます。この糖化によって、水晶体のタンパク質も変成を起こして、白内障となるのです。ですから、糖尿病の方は若くから白内障になりやすいのです。

このような理由で、糖尿病患者は糖質コントロールを厳密にしないと、早くから白内障になるのです。そしてこの予防には、繰り返しますが、糖化を防ぐために糖質をとらないようにする「糖質制限」が重要となるのです。

ちなみに、糖尿病は一種の遺伝病です。糖尿病になりやすいＤＮＡ遺伝子がある、といった方が正確です。糖尿病患者を家族や親族に持つ方は、糖尿病になりやすい要素があるのです。しかし、この方々も、食事での「糖質制限」を行なうことで、糖尿病発症をある程度防ぐことができます。

さらに、すでに見てきましたように、糖尿病患者でなくても、糖質の過剰摂取はさまざまな病気を引き起こします。しかしそもそも、このような過食の問題は、近年になり引き起こされたばかりのものです。長い人間の歴史では、他の動物同様に、つねに飢餓との戦いにあったのです。ですから、貴重な糖質を得られれば、それを効率よく脂肪にするなどして身体に蓄えられる人間が生き延びられたのです。

現代ではたやすく糖質が得られるので、必要以上に脂質として蓄えられてしまい、これが肥満やメタボの問題を起こしています。糖化が関係する白内障の若年化も、この飽食の時代の傾向の中にあります。

今回のテーマである白内障予防には、人類の長い歴史の中では異例である、近代の食べものの過剰摂取＝「食べ過ぎ」という課題と関係していることも知ってください。今現在、糖尿病でない方にとっても、糖尿病予防だけでなく、白内障予防においても「糖質制限」は有効なのです。

血糖値のコントロール状況を知り、過剰糖質から守る

血糖値をコントロールするには、現在の身体の血液中の血糖値の変動を細かく知る必要があります。このための最近の方法が、前にも少し触れましたが血糖値の測定装置を付けることです。「リブレ」という装置です。

まずは上腕に血糖値測定用のセンサーを付けます。真ん中に細い針があり、腕に押し付け

資料19 **FreeStyleリブレ**

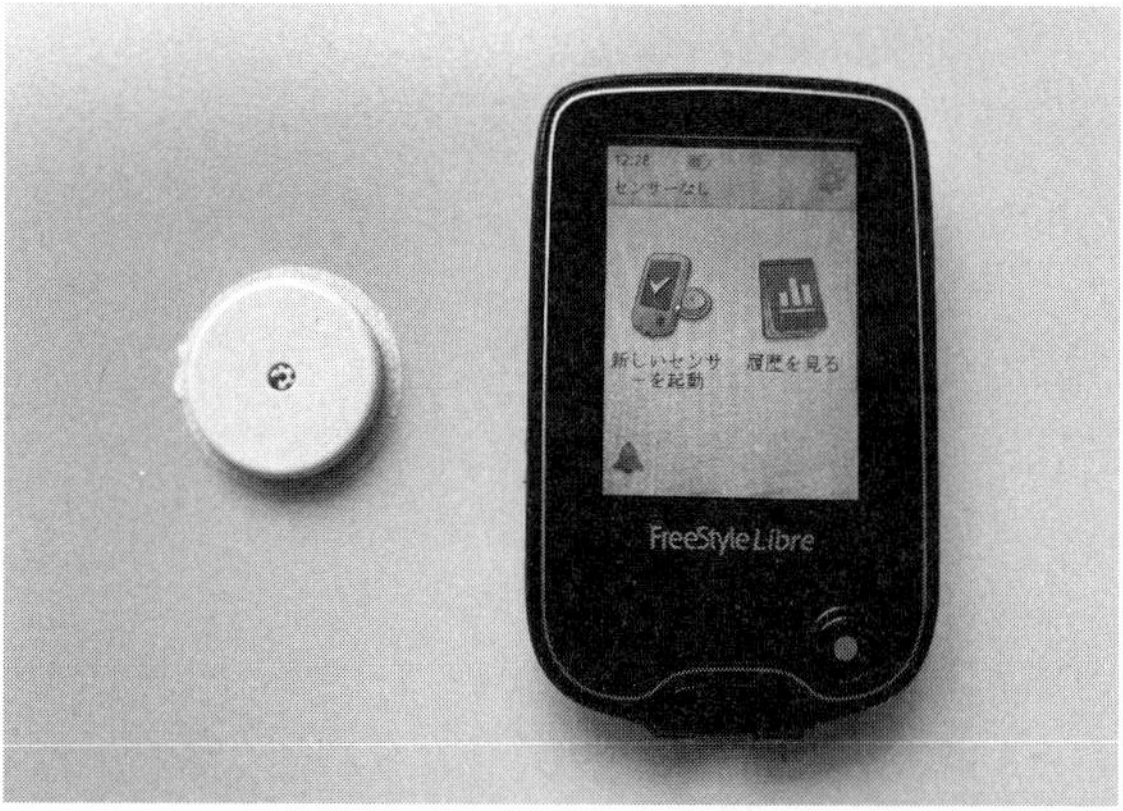

測定用のセンサー（左）と、測定用のReader（リーダー）

ると、バネの力で簡単に針が上腕筋に入ります。別に痛くはありません。

私も患者の気持ちを知るためにも、自分で測定装置を付けて、しばらく血糖値測定をしていました。このリブレ装置を付ければ、専用の測定用リーダーを使うか、スマホにアプリを入れたものをセンサーに近づけるだけで、血糖値を測ることができます。

「リブレ」を使った血糖値測定の方法をお話しします。重要なのは、食事を作る方が、毎日の食事を記録するノートを作ることです。記録するのはご家族でもご自身でもかまいません。ノートには食事ごとの材料を細かく書いて、調理法とその食事を摂取した時間も書きます。そしてそれぞれの食事の前の空腹時、食事の30分後、1時間後、2時間後に、リブレに測定装置を近づけて血糖値を測定します。

この血糖値の変化もノートに記載します。食事をとった時間と血糖値を測定した時間を必ず細かく記載することが大切です。すると、何時何分に何を食べて、その結果、どんな食材によって、いつから血糖値が上がったかが分かります。

これを続けることで、いったい何を食べたらいつ血糖値が上がるのかが細かに分かるようになるのです。

この方法は、本来は、どんな食事で血糖値が上がるのかを、患者自身が自覚するための方法です。また逆に、血糖値を上げずに一定に保つための食事の材料や方法を知ることもできる、というわけです。

もしもアドバイスが必要であれば、1カ月分のデータの表をパソコンで出すことができますので、プリントアウトをして医師のもとに持参すれば、食事の指導をしてもらうことができます。

糖質制限食を勧めると、その際、患者は「糖質制限食、実行しています」というのですが、実際にはできていないことが多いものです。

たとえば、「ご飯は食べていません」といいつつも、好きな芋けんぴ（さつまいもを切って油で揚げて砂糖をまぶしたもの）をよく食べていたり、食後のデザートに必ずフルーツを食べていたりします。毎晩、晩酌にビールを飲んでいることもあります。

芋けんぴは私自身も経験しましたが、血糖値が急激に上がります。フルーツはいかにも身体によさそうですが、果糖が多く含まれていて、砂糖よりも血糖値の上昇が早いのです。ビールはいうまでもなく麦の絞り汁です。血糖値が急激に上がります。

自分で気づかなくても、毎食の食材を細かく書いて、食事の直後にリブレで血糖値を測定することにより、糖質制限では何を食べてはいけないかが分かるわけです。

私は糖尿病ではありませんし、親戚にも糖尿病患者がいないので、糖尿病遺伝子はないようです。しかし、このリブレ装置を付けてみて、多くのことが分かりました。

糖質制限をしない通常の私の食事では、血糖値が２００㎎を超えることはなかったのです。ただしある時、日本橋のショッピングセンターで作り立ての芋けんぴを売るお店を発見しました。そのお店では、揚げたての高知県産の芋を、上質の砂糖液に絡めて出していたのです。私が子どものころは、この芋けんぴをよく食べていて好きだったので、懐かしく思いました。私はこれを購入して、その場で食べました。そしてリブレで血糖測定してみたところ、今までで経験したことのないような血糖値の上昇の仕方をして、２８０㎎まで一気に上がったので、驚いたものです。

私はもともと甘い飲料は飲みませんし、大手チェーン店のハンバーガーも、20年前に食べて気持ちが悪くなって以来、近づいたこともありません。ごはんも玄米食を学生時代から続けていました。結果的にずっと、いわゆる健康食だったような気がします。それでも、美味しいと感じた作り立ての芋けんぴでの血糖値上昇には、驚いた次第です。

血糖値を上げる糖質を「美味しい」と感じる感覚は、誰にでもあるものです。これは、飢餓時代の人類の歴史の中で、人間のＤＮＡに刷り込まれた「糖質を欲する記憶」があるからなのでしょう。でも今は飽食の時代で、美味しい糖質がめったにお目にかかれない貴重なものだった時代とは違います。ですから現在では、この糖質の過剰摂取が、多くの人を苦しめている現代病を引き起こしているのです。

現代の人々は、身体に悪いジャンクフードの誘惑に囲まれています。多くの甘い飲みものやお菓子の類には、トウモロコシなどから作った「果糖液糖」「果糖ブドウ糖液糖」「異性化糖」と記載された、砂糖よりもはるかに毒である甘い物質が含まれていて、これを幼少期から味わって、美味しいものだとの感覚が刷り込まれています。大手チェーン店のハンバーガーショップで出るハンバーガーなども問題の多い食材です。

そして、世界展開する会社の甘いソーダ類や食べものを、いかにも「美味しくさわやかなもの」のようにイメージさせる宣伝広告が、ちまたにはあふれているのです。この宣伝広告に共通しているのは、人間の期待値を高めて、脳から期待ホルモンのドーパミンをこれでもかと分泌させる手法です。

昔、映画の中で俳優にタバコを吸わせることで、判断力のない子どもたちにタバコをかっこいいものと思わせて、喫煙を仕向けてニコチン中毒にして、売り上げを伸ばした手法と似ています。分別ある大人は、子どもたちがこの「果糖液糖」などの毒に慣れないように、また、ジャンクフードで過剰な糖質まみれにならないようにして、子どもたちを守ってやらねばならないと思うのです。

糖質制限で血糖値の乱高下をなくす

というわけで、ここで「糖質制限」のやり方をお伝えします。

多くの糖尿病患者は、必然的に糖尿病となるような食事習慣にあります。たとえば、若くても太っていて、お米が大好きな患者などが典型例です。このような患者には、「血糖値を上げるのは『糖質』だけであり、糖質をとらなければ、血糖値が急激に上がることはなく、したがってインシュリンや膵臓刺激の内服薬などの薬もやめられる可能性がある」ことを伝えます。

そして患者には、主食に相当する「米、パン、麺類」などを基本的にやめてもらいます。

さらに、筋肉を刺激するための運動を勧めます。

運動といっても、スクワットや腕立て伏せや歩くことぐらいです。その結果、糖尿病の薬をやめても血糖値の変動が少なくなり、高血糖も改善されます。

繰り返しますが、糖質をとると、血糖値が上がります。特に糖尿病の患者では急激に血糖値が上がります。そして、この高血糖を下げるために、インシュリン注射やインシュリンが出るように刺激する薬を飲みます。そうすると、今度は急激に血糖が下がります。

この急激な血糖値上昇と血糖値下降を、医学用語ではグルコーススパイクといいますが、この急激な血糖値の上下動が、血管を破綻させて出血させたり詰まらせたりして、多くの問題を起こすのです。これが「血糖値のジェットコースター現象」です。つまり、糖質摂取で血糖値を上げるだけでなく、薬で急速に血糖値を下げることも問題なのです。

この血糖値の上下動によって、目では糖尿病性網膜症を発症し、黄斑浮腫（網膜の中央にある黄斑部に液状の成分がたまり、むくみが生じる病気）による視力低下や眼底出血や、増殖膜による網膜剥離が起きて失明に至るのです。

また、網膜と同様に細い腎臓の血管に障害が起きて、腎臓の機能低下を起こし、腎不全での人工透析が必要となるのです。さらには、下肢の末梢血管での血流障害が原因で、下肢の壊疽《えそ》による下肢切断なども起きます。多くの代謝障害をも引き起こし、目の病気では、すでに述べた糖化が進んで白内障なども起こすのです。

ですから、血糖値の乱高下が最も問題であり、血糖値の変化を少なくして、できるだけ平坦化するために、「糖質制限」が有効なのです。このための食事内容をチェックするために、リブレで頻回に血糖値測定をして、血糖値を上げる食材を熟知して、自らの力で正しい食材と食生活を学ぶ必要があるのです。

糖質摂取制限で血糖値が上がらなければ、薬をやめることができ、血糖値の低下もなくなります。あくまでも、血糖値の変動を少なくすることが重要です。目標は80㎜Hgから１４０㎜Hgです。しかし最初は、上限は網膜症が出る境界値でもある１８０㎜Hg以下としてもよいと思います。

筋トレ時は、糖質をとるタイミングが重要

ただし追加しますが、運動がある程度できるのであれば、運動量に応じた糖質摂取は必要です。糖質制限は、糖尿病患者での血糖値コントロールには重要です。しかし、極端な糖質制限だけでは、筋力も減って、全体にやせ細ってしまいます。

ですから、代謝の上昇にも重要である筋力をつけるために、つまりタンパク質を摂取して筋線維にアミノ酸を取り込み、筋線維を太くするためには、糖質を摂取してアミノ酸取り込みのチャンネルを開く必要があるのです。

私は筋トレをしていますが、筋肉を太らせるには、筋トレ直後などに糖質の摂取が有効なことを実感しています。糖質もエネルギーとしては非常に重要なものであり、運動と絡めた、つまり必要エネルギー量としての糖質摂取であれば血糖値は上がりません。

これを知るためにも、上腕に付けたリブレで血糖値を頻回に測定して、糖質をとるタイミングや量、内容を学んでください。

必要な糖分を摂取する時の注意と、グリセミック指数（GI）値

筋トレ時などは特にそうですが、糖分は、人間が生きていくための重要な栄養素であるの

は確かです。そのため、糖分の摂取はある程度は必要です。

そこで大切なのは、急激に血糖値を上げない食事を選ぶことです。食後血糖値の上昇を示す指標があり、ＧＩ（Glycemic Index：グリセミック・インデックス）値といいます。食品の糖質の吸収度合いを示し、ブドウ糖50グラムと、糖質50グラムを含む食品摂取との比較で、２時間までの血液中の糖濃度変化の差を測ったものです。簡単にいうと、食品ごとの血糖値の上昇度合いを間接的に表現する数値なのです。

つまり、ＧＩ値が高い食事をしていると、血糖値が短時間で上昇しやすくなるのです。ＧＩ値の数字が低い食品ほど、血糖値が上がりにくいのです。ですから、できるだけ低ＧＩ値の食品を選ぶことが、糖化の抑制につながるのです。

糖質をとる際は、カロリーが高いか低いかよりも、ＧＩ値の低い食品を選ぶことが重要です。ＧＩ値が高い食品は、軟らかく、消化吸収のよいものが多い傾向があります。硬い食品の場合は、よく噛んで時間をかけて食べるため、食後の血糖値が上がりにくいという副次的効果もあります。

つまり、お米でいえば、精製穀物の白米ならＧＩ値は高く88であり、血糖値は高くなりやすいのです。それに対して、全粒穀物の玄米では、ＧＩ値は55と低くなり、血糖値の上昇は緩やかになります。

目的は、糖化の抑制です。糖尿病患者には、糖質制限食をお勧めしますが、糖尿病ではない方でも、糖化予防の観点から、ＧＩ値の低い食品を選ぶことで、目だけではなく全身の老化を防ぐことはできます。

糖質制限の歴史は古い

さて、この糖質制限自体は、アメリカの医師リチャード・Ｋ・バーンスタインが始めた、かなり古い方法です。バーンスタイン氏は１９３４年生まれで、自身が12歳の時に、１型糖尿病を発症しました。

当時の医学の常識に従い、低脂肪・高炭水化物食による食事療法と、インシュリン注射が中心の治療を続けていたのですが、血糖値のコントロールは全く改善しませんでした。20歳を過ぎたころには、腎結石や肩関節の拘縮、感覚鈍麻を伴う進行性の足の変形、そして高タンパク尿症など、さまざまな合併症も出現しました。

１９６９年に、たまたま目にした検査機器メーカーの広報誌により、開発されたばかりの血糖自己測定器を知ります。当時医師ではなかった同氏は、医師であった妻にその機器を購入してもらいました。そして自分自身で血糖自己測定を繰り返し、血糖値と食事内容やインシュリン注射量との関連について検討を重ねました。

この観察の結果、血糖値のコントロール状態を悪化させている元凶が、低脂肪・高糖質食であることに気づきました。そして、最も効果的で安全に血糖コントロールが得られる方法として考え出したのが、独自の「糖質制限食」でした。

１９７９年にはバーンスタイン氏は意を決し、アルバート・アインシュタイン医科大学に入学しました。アメリカでは社会人を経験してから大学院である医学部に入る方がけっこう多くいます。彼は医科大学卒業後に、今度は医師の立場から、より専門的に患者を治療し、自ら編み出した「糖質制限食」の啓蒙をしてきたのです。

ちなみに、氏は、89歳の現在も、まだ現役で糖質制限を啓蒙しています。私はフェイスブックで友だちになっていますので、バーンスタイン医師の情報を得ることができます。

バーンスタイン先生（Dr. Bernstein）は、著書『糖尿病の解決』（原著はDiabetes Solutionです。可能であれば原著で読んでください。訳本には間違いが散見されます）の中で、「私は、糖質の摂取量を朝食で6グラム、昼食で12グラム、夕食で12グラム、計１日30グラムを糖質制限食の指針として提示しています。この指針は研究としてではなく、１型糖尿病患者としての私自身の経験から導き出したものです。私は1970年代から血糖自己測定を繰り返し、血糖値とインシュリン注射量の相関を詳細に記録しつつ、どうしたら最も効果的かつ安全に血糖値を正常範囲まで下げられるかを模索していました。そして、たどり着いた結論が、上記の糖質摂取量だったのです」と、経験値から求めた「糖質制限」治療であることを述べています。

さらに、現在の食生活がむしろおかしいとして、「人類が農耕生活を開始したのは人類史的には比較的最近の、わずか1万年ほど前です。それ以前は、肉や魚や鳥、爬虫類《はちゅうるい》、昆虫などを食べていて、その他は木の根や葉といったものだったのです。つまり、人類の食事は、タンパク質や脂肪が主であり、炭水化物は非常に少なかったのです。野菜や穀物や果物もあったでしょうが、栽培はまだ始まっていませんから、大量に摂取することはなく、糖質摂取は最小限でした。では、この時代の人たちに何か健康被害があったでしょうか。もちろん、当時は飢餓の時代ですから、栄養不足で死ぬ人たちはたくさんいたのでしょう。しかし、それはタンパク質不足のせいであって、糖質不足のせいではありません。この時代の人たちが恐れていたのは、必須アミノ酸を含むタンパク質が摂取できなくなることであり、糖質ではなかったのです」と人類の食事の歴史も述べています。

しかし、彼の「糖質制限食」は、医学的な証拠であるエビデンスがないということで、長い間、民間療法的な扱いでありました。しかし、糖尿病治療に劇的に効くことから、ついに、２０１３年10月には米国糖尿病学会（ＡＤＡ）が「糖質制限食」を正式に認めています。

当院ではなぜ、糖質制限で糖尿病治療までするのか

こうして、糖尿病患者の３大合併症のうちの１つ、糖尿病性網膜症などの目の病気の治療にも、今や我々は糖質制限を応用しています。糖質制限で血糖値の変動を少なくして、目の状態を安定させているのです。しかし、糖尿病患者は多くの目の疾患にかかり、私の外来にやってきます。

繰り返しますが、糖尿病の方は、眼科の病気にも多くかかります。特に、白内障になりやすく、糖尿病を長く放置していると、重症の血管新生緑内障や糖尿病性網膜症による網膜剥離にもなりやすいのです。

ここで皮肉な問題が生じます。糖尿病だと眼科で判明した患者を内科に紹介すると、内科の糖尿病専門医などが、血糖値が高くてコントロールが悪いので手術はできない、と勝手に患者に告げるのです。困ったことです。さらにいえば、インシュリンなどを使って高い血糖

値を急激に下げる治療をすることで、「血糖値のジェットコースター現象」であるグルコーススパイクが起きて、糖尿病性網膜症が急激に悪化して、目の中が出血して全く見えなくなってしまう例もあります。

内科医にしてみれば、血糖値を下げることが治療だと単純に思うのでしょうが、それが問題なのです。内科のコントロール指標が、その時点での血糖値だけなのが問題なのです。血液を採って測る方法では、血糖値の変動は正確には分かりません。ですから、リブレでの頻回血糖測定が重要なのです。

さらに、糖尿病はあくまでも血管病ですので、私のように網膜の手術を毎日多く行なう眼科外科医は、全ての患者の網膜の血管を直接よく見て観察しています。一方で、内科の糖尿病担当医師は、血管自体を見ていないのです。たとえてみれば、アフリカゾウの実態を知るのに、鼻の一部分を触っているだけのようなものです。

私たち眼科外科医は、アフリカゾウを目の前に見ています。その一部だけを見て触って、どうやら大きな動物のようだなどと不完全な認識でいるのとは違うのです。実際に私は南アフリカの学会で何度も講演した時に、アフリカゾウの背中にも乗ったことがあります。想像以上に大きくて、見ると聞くとは大違いなのです。

話を戻しますと、糖尿病の治療で重要なのは、あくまでも血糖値の変動を少なくすることなのです。糖尿病内科では、たまに血液を採って血糖値の検査だけして、血糖値を下げたことで治療がうまくいったとする傾向がありますが、これでは糖尿病は治らないのです。そのせいで、近年は糖尿病性腎不全で人工透析に至る患者の増加スピードが非常に速くなり、最近では１年で４万数千人も増えているそうです。少し前までは、年間２万数千人の増加でしたから、激増です。

つまり、糖尿病患者が増えていること、そしてその治療がうまくいっていないために、糖尿病性の腎不全が増えているのです。

腎臓で起こっているのは、細い血管の集まりである「糸球体」の血管異常ですが、同じ細い血管である網膜でも、血管異常が起こるのです。つまり糖尿病性網膜症と糖尿病性腎症とは同じ病根であり、糖尿病によって起こる細い血管の異常なのです。

残念ながら、糖尿病専門内科医の治療が、昔ながらの「薬で血糖値を下げる」というものであり、また治療の評価も「時々の血液検査で血糖値が下がっていることがよい結果である」という単純な評価であるために、実際の高血糖による血管異常の変化を抑える成果が得られず、目や腎臓の疾患の悪化がやまないのです。

このために、やむを得ず、当院眼科でリブレを使った「糖質制限」を指導して、血糖値の変化を極力抑えて、徐々に血糖値を正常化する方法をとっているのです。

とはいえ、そうはいっても、糖質制限を完全に行なうのは困難です。日常の食生活の制限を毎日続けるのであり、制限された食事が美味しくなければ続けるのは難しいからです。

ですから、薬での治療も、血糖値の安定化を図るためのものであれば、採用してもよいと思っています。

たとえば、商品名がオゼンピックという、2型糖尿病治療目的のGLP-1受容体作動薬「セマグルチド」の注射をお勧めしています。この薬は、血糖値が高くなった時にだけ血糖値を下げる効果を発揮し、高くなければ血糖値を下げないので、低血糖の恐れが少ないという利点があります。

このため、糖質制限が不十分でも、血糖値の変化の安定化には効果があります。しかも、週1回の注射で済み、方法も簡単で、自分自身で皮下注射を行なえるので、患者自身も治療が楽です。しかも注射も痛くありません。

糖質制限の最初は、あまり難しく考えずにできるように、簡略化した方法もあります。それは、主食である米とパンと麺類を食べずに、他の肉・卵・野菜などは特にカロリー制限もなく食べてよいとするものです。脂質やタンパク質は血糖を上げないことが分かっているからです。この簡略化した方法に慣れてから、リブレを使った食材の選択を徐々に厳密にできるようになれば、糖質制限は完成します。

　そして、筋トレなどで筋肉を肥大させる時は、必要なエネルギー量に合わせて糖質を摂ることです。このように、栄養素への管理を完璧に行なえば、血糖値の変化は最小となって、糖尿病であっても血管は安定化して、薬は必要なくなります。

（5）目の老化を防ぐ物質

「若返りの薬」として世界で注目のＮＭＮ

　ここまで、糖質制限の大切さについて述べてきましたが、もっと根本的に目の老化を防ぐ方法がないかと考えてみます。最近の研究で話題となっていることにも触れてみます。

　ここ数年ですが、アメリカでは『ＬＩＦＥ　ＳＰＡＮ——老いなき世界』（デビッド・Ａ・

シンクレア著）などの本でも知られるように、老化の仕組みと長寿遺伝子であるサーチュイン遺伝子の働きなどの研究が進んでいます。

そこで、ＮＭＮ《エヌエムエヌ》（Nicotinamide MonoNcleotide：ニコチンアミドモノヌクレオチド）という物質に注目が集まっています。このＮＭＮは、水溶性ビタミンB群の一種であるビタミンＢ３（ナイアシン）から合成される物質です。

ＮＭＮは、体内でさらにＮＡＤ＋（Nicotinamide Adenine Dinucleotide：ニコチンアミドアデニンジヌクレオチド）という物質に変換されます。ＮＡＤ＋は、身体の機能を保つために必要な成分で、若さや健康に影響を与えます。

アメリカでのマウスの実験ですが、生後22カ月のマウスにＮＭＮを１週間投与したところ、生後６カ月相当の筋肉に変わり、活動的になったとのことです。人間でいうと60歳から20歳に若返ったというのです。数年前にテレビの特集でも紹介されたので、近年は日本でも注目を浴びています。

人間での研究も進んでいます。このＮＭＮは年齢とともに人体内でも生産量が減り、それによりＮＡＤ＋も急速に低下し、50～60歳までには20～30歳の時と比べ、少なくとも50％低下するといわれています。

つまり、体内でのNAD＋の生産能力が低下してしまうことにより、若々しさが失われて、老化やさまざまな健康被害を引き起こすのだろうと推測されるのです。

このNAD＋は、直接摂取しても吸収が悪く、NAD＋の前の段階のNMNで摂取して、体内でNAD＋に変換される方が、効率がよいのです。現在は、このNMNをサプリメントで簡単に摂取できるようになってきています。

特に、アメリカのサプリメント販売会社のiHerb社では、何種類ものNMNを出しています。中でも「NMN Pro Complete」という商品では、NMN1000㎎だけでなくポリフェノールも摂取できるのが特徴です。

こうしてNMNを補うことで、NAD＋が増え、細胞の活動に必要なエネルギーを作り出すミトコンドリアを活性化し、老化に伴う身体機能を改善させるという報告がされているのです。

さらにまた、NMNは、老化を抑える役割を持つ「サーチュイン遺伝子（長寿遺伝子）」を活性化することも報告されています。

このサーチュイン遺伝子ですが、哺乳類では7種類見つかっています。この遺伝子と酵素が活性化することで、老化に伴う代謝や脳が活性化されて、この本の目的である「目の機能

資料20 **NMN（β-Nicotinamide Mononucleotide）の構造式**

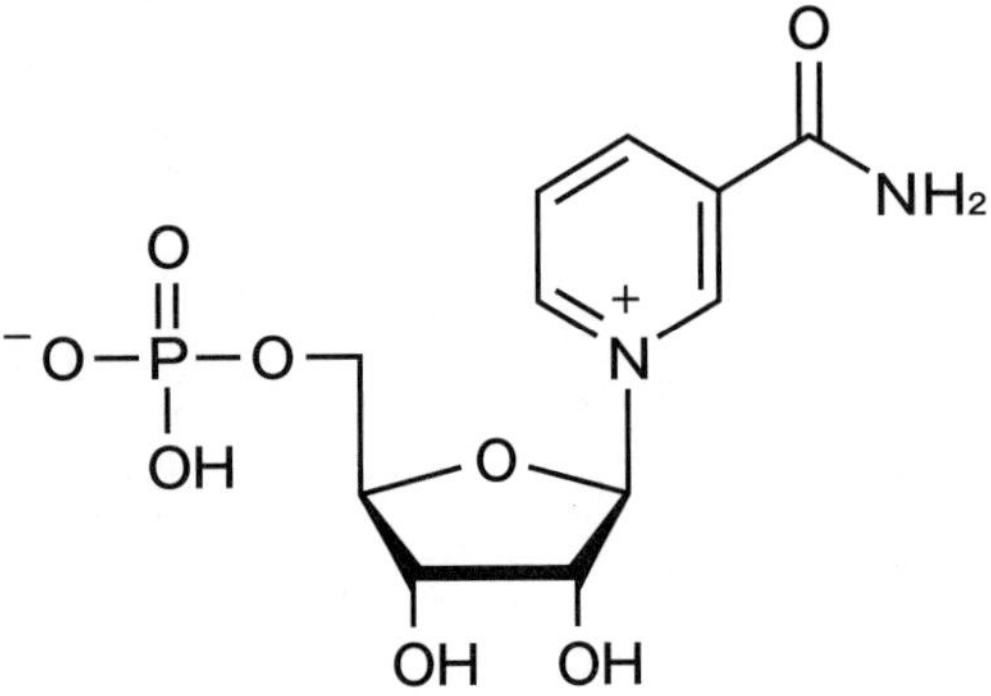

右上はナイアシンと同じ構造式。

の低下が改善」されることも分かってきました。そこで、NMNは「若返りの薬」として、世界中で注目され始めたのです。

先ほども述べましたように、NMNが体内に吸収されると、NAD+（ビタミンB3の一種）という重要な補酵素に変わります。じつはこのNAD+が最も重要な役割を果たします。

NAD+は、全ての生きものの細胞に存在し、細胞が生きるための重要な働きをする電子の伝達体ともいえます。NAD+は少量ですが、私たちの生体内においてトリプトファン（アミノ酸）やビタミンB3（ナイアシン）を元にも作られています。図（資料20）に示しましたが、NMNの右上についているのがナイアシンの構造式です。ですからこのNAD+もビタミンB3の一種の酵素なのです。NMNを摂取することで速やかに作られたNAD+は、生体内で糖からエネルギーを生み出すのに重要なのです。

ところで、NAD+の「+」の意味は、単に正の電荷を帯びているということを表しています。NAD分子は、電子を受け取る（還元）または、電子を失う（酸化）という酸化還元の反応を繰り返すため、電荷を帯びている状態のNADを、NAD+と表現しています。

NADが増えるとサーチュイン遺伝子（長寿遺伝子）が活性化する

最も重要な働きは、NADの増加に伴って、脳に存在する「サーチュイン遺伝子」という老化をコントロールする遺伝子（酵素）が活性化することなのです。このサーチュイン遺伝子は、脳の視床下部に多く存在しており、普段はあまり活躍していないのですが、人間が飢餓状態になると活動を始める若返りの遺伝子なのです。

ですから、断食治療は、このサーチュイン遺伝子を活動させるという意味では合理性があります。かつて私自身も、伊豆にある石原結實《ゆうみ》先生の断食道場に行ったことがありますが、ファスティング（fasting：断食）でもサーチュイン遺伝子は活性化するのです。

今回ご紹介しているＮＡＤは、７種類ある全てのサーチュイン遺伝子を活性化させるといわれています。この７種類あるサーチュイン遺伝子の１つには、「糖や脂肪の代謝を司《つかさど》る」機能があります。抗老化効果が現れるのは、この機能が活性化するためです。

サーチュイン遺伝子の働きを簡単に述べます。

サーチュイン遺伝子から生まれるタンパク質は、脱アセチル化酵素とも呼ばれます。ＤＮＡ遺伝子は、ヒストンと呼ばれる丸い球状のタンパク質に巻き付いています。この巻き付きですが、きつく巻かれた場所と緩い場所とがあります。緩い場所にはアセチル基が付いているのです。このアセチル基を外すことを、脱アセチル化といいます。

アセチル基を外すと、ＤＮＡがきつく巻かれるようになります。そしてきつい巻き付きのＤＮＡは情報が読めなくなるのです。

整理すると、アセチル基のついた、ヒストン球へのＤＮＡ巻き付きが緩い場所の遺伝情報は読み取ることができて、アセチル基がないか、脱アセチル化した、きつく巻かれたＤＮＡは遺伝情報を読み取れません。これは、不必要な情報を読まないようにして、細胞が正しい働きをするように調節しているのです。一方で、アセチル化してアセチル基のついたヒストン球からは不必要なＤＮＡ遺伝情報が読まれて、細胞の老化が始まるのです。

さらにいえば、全DNAの遺伝子情報全体を「ゲノム」といいますが、これに対して、その個体特有の個性として遺伝子の使い方を決めるのものを「エピゲノム」といいます。このエピゲノムの異常が、代謝異常やがんなども起こしているのです。またエピゲノムの状態が老化を決めてもいるのです。

すでに述べたサーチュイン遺伝子は、この個々のエピゲノム情報を保存するとされます。老化に関わる遺伝子のスイッチであるエピゲノム編集により、寿命が大幅に延ばせて、筋肉なども若返ると期待されているのです。

老化について簡単にまとめれば、DNAを巻き付けて遺伝子のオンとオフスイッチの役割を担うヒストンタンパク質やアセチル基が老化の鍵を握っているということです。この鍵を適切に使うことで、老化を逆行させて若返らせることは可能だと思われてきています。

これは目についての話だけではありませんが、現代の長寿社会では、命より短い目の寿命が大きな問題となっています（寿命が短かったころは、目の老化の前に命が尽きていたので、目の老化による疾患は問題にはなりませんでした）。ですから、老化で必ず起こる白内障や緑内障や、他にも糖尿病性網膜症、加齢黄斑変性、網膜剥離などに対する治療として、目でも老化を逆行させて若返らせるという発想は、眼科にとって最も重要な課題ともなっているのです。

NADが必要なのになぜNMNで摂取するのか

ここで、NMNではなく、最初からNADをサプリメントとして摂取した方が早いのではないかとも考えがちです。

しかし、NADは、左頁の図（資料21）でも分かるように、分子量がかなり大きくて、そのままでは体内に吸収されにくいのです。このため、NADを増やすには、NMNを摂取して、これを元に体内でNADを生産した方が、スピードも早く効率的なのです。

NMN以外に、NADを生み出す方法として、NR（ニコチンアミドリボシド、ナイアシン）というビタミンB3を摂取する方法もありますが、現在のところ、NMN摂取と比べると、その効率性ははるかに及ばないのです。

しかしながら、私は患者に、緑内障治療のために視神経への血流をよくする方法として、ナイアシン（ビタミンB3）の大量摂取を推奨しています。量を多くとることで、最終的なNADも増えると見込まれています。そして老化への治療効果も、長い間には出てくると考えています。

資料21 NDA(Nicotinamide Adenine Dinucleotide)の構造式

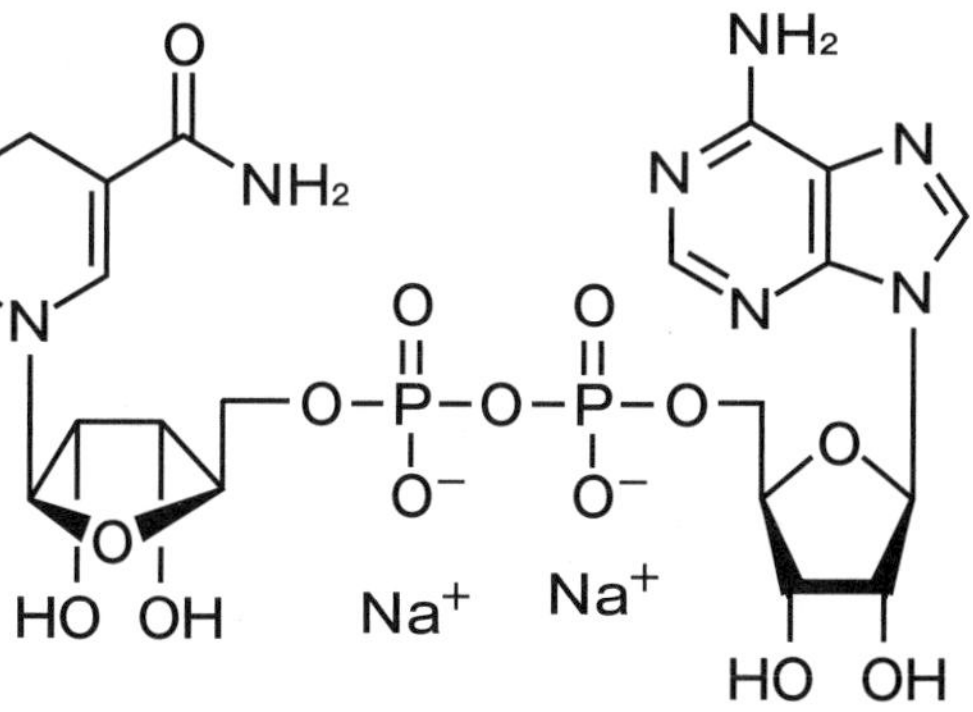

NMNより2倍以上の分子量で大きい。

現在、深作眼科でも目の老化の治療と長寿のために、NMNのサプリ摂取を紹介して説明しています。私自身も自らの身体でNMN摂取を試しています。

効果は、個人的な印象ですが、細胞が非常に若返った感じが強くあります。今後の長い追跡が必要かと思います。

現代では目の寿命が命より短いという宿命から、他のいかなる科よりも、眼科外科医こそが、この「老化を防ぎ、若返る」という理想を追求すべきだとも思っているのです。

糖尿病薬メトホルミンによる老化予防効果

メトホルミンは糖尿病治療薬としてよく使われる薬です。メトホルミンはフランスの植物のガレガソウの成分であるグアニジン誘導体を使ったものです。

この薬理作用としては、消化管からの糖の吸収を抑制、肝臓による糖新生の抑制、インシュリンへの感受性の向上などがあります。糖尿病は網膜症や網膜剥離、白内障や緑内障の原因となりますので、糖尿病治療は目の病気への治療ともいえます。特に近年、このメトホルミンが注目されているのです。

2型の糖尿病についていえば、膵臓のインシュリン分泌は比較的十分にできるのに、身体のインシュリン感受性が低下することで発症するのです。

これに対して、メトホルミンを投与すると、消化管での糖吸収の抑制もありますが、血中を流れる糖を細胞が取り込みやすくもなります。この結果、酷使されている膵臓が休むことができます。また、血糖値の急激な上昇による「タンパク質の糖化」が繰り返されるのを、予防することができるのです。

この「タンパク質の糖化」は、すでに述べたような、AGE（終末糖化産物）という劣化したタンパク質となることであり、このAGEが内臓をはじめとする体内組織に作用して、多くの病気の原因となることが知られています。

また、血糖値が高いと、遺伝子の使い方を決めるスイッチであるエピゲノムの、老化の速度を決める「老化時計」が早く進むと考えられています。前にも触れましたが、エピゲノムとは、どの遺伝子を使いどの遺伝子を使わないかを決めるスイッチなわけです。

まずは、メトホルミンがこの血糖値コントロールに有用なことを述べました。

しかし、ここでさらに追加したいのは、メトホルミンが持つ別の側面です。今回着目しているのは、メトホルミンを服用している患者の健康状態改善が著しいことについてです。さらにいえば、メトホルミンによって寿命が延びる効果についてです。

メトホルミンは7つ発見されているサーチュイン長寿遺伝子（酵素）の中のＳＩＲＴ１の活性を高めることが分かってきました。海外の研究では、メトホルミン服用者の４万人超で検査したところ、認知症や心血管症やがんや虚弱体質などが劇的に改善したのです。

メトホルミンは、多くの病気を改善させるだけでなく、ＮＡＤの濃度を上げて、長寿遺伝子サーチュインの老化防止機構全体を働かせて、あらゆる器官を若く健康でいるようにしていると考えられてきています。つまり、白内障などの老化による目の病気予防にも有用なわけです。

ポリフェノールの一種「レスベラトロール」の老化防止効果

ここまで、ＮＭＮやメトホルミンの老化防止や若返り効果について述べました。その他にもいくつか有用なものがあります。昔からよくいわれる、赤ワインなどに多く含まれるポリフェノールです。

生物が飢餓などの生命の危機に陥った時に、それまで寝ていたサーチュイン長寿遺伝子が働き始めることは紹介しました。断食などの刺激による長寿遺伝子の活性化ですね。

これらと同じ効果を発揮するのは、生物が大きなストレスをかけられた時です。植物でも、通常の時と異なるストレスをかけた時に、寿命を延ばすための物質ができるのです。ブドウにストレスをかける時、つまり赤ワイン製造時ですが、ブドウからはポリフェノールの一種のレスベラトロールができます。

これは他の植物でもあります。たとえば、柳の樹皮からはアスピリンができますし、すでに述べましたが、ガレガソウからはメトホルミンができ、緑茶からはカテキンができて、野菜からはケルチンなど、ニンニクからはアリシンができます。

どれも、過酷な環境になった時に生き残れるような物質を出しており、これが人間にとっても有用な長寿のための物質となるのです。

第2章　白内障の治療

（1）白内障の治療とは――「視力とは何か」から考える

白内障の治療の基本は何か

白内障にならないために、もしくは進行させないために考えた予防法について、前章で述べてきました。ここからは、白内障が進んでしまい、視力異常があって生活に不便が生じている方に向けた、治療の考え方を解説します。

白内障の治療は、現在の科学では手術しかありません。現実には、白内障に効くとされるいくつかの薬もあります。しかし私の自験例（実際の治療で経験した症例）では、残念ながらほとんどの白内障治療薬は、効果がありませんでした。

このうち特に、白内障治療用として出ている点眼薬は、効果がありませんでした。あえていえば、通院するきっかけになるという意味では役立つとは思いますが、それで治るとか、進行を抑えるなどと考えると、手遅れになる可能性があり、緑内障などを併発したりする危険性の方が大きいと思います。

ただし、漢方薬の八味地黄丸《はちみじおうがん》に関しては、白内障の濁りが減ったようには見えないのですが、患者はかすみ目が取れたように感じたり、さらに、視力がやや改善する患者もいます。

私は欧米でも活躍してきた西洋医学中心の眼科外科医ではありますが、日本の医学部の１年生の時から東洋医学会に入っていて、漢方専門医でもありますので、必要に応じて漢方薬を使います。

ただし、今まで述べたように、白内障を引き起こす光障害、糖尿病などの代謝障害、そして外傷への予防などを十分にすることで、白内障の発症はもっとずっと遅らせられます。

さらに、これもご紹介しましたが、老化を防ぎ細胞の若返りを促進するであろう「ＮＭＮ」「メトホルミン」「レスベラトロール」などを、サプリメントや薬として摂取することで、白内障などの目の病気を防げる可能性はあります。

ですから、将来の薬療法を否定しているわけではないのです。現実的には、現時点では白内障は手術によって治るということです。しかも最新の白内障手術は、もちろん術者の腕がよいという前提ですが、白内障を治すだけでなく、近視や遠視や乱視や老眼でさえ治せます。最新の多焦点レンズ移植術を行なうことで、全ての距離が裸眼でよく見えるようになるのです。

これは屈折も治すので、「屈折矯正白内障手術」という名称の、私が提唱した世界最先端の白内障手術法です。この手術方法については、あとでまた詳しく述べます。

ここから、まずは、白内障手術に至る決定には何があるのかを考えてみましょう。

白内障手術決定への視機能の評価

いったんかかった白内障への治療は、残念ながら薬では治らないと思ってよいのです。つまり白内障の治療は手術しかないのです。

そこで、多くの方が「白内障手術はいったいいつすべきなんだろう?」と考えます。

白内障手術のきっかけは、「見えにくい」ということですので、その指標はまずは視力でしょう。でもそれ以外にも、多くの見え方の問題があるのです。一人一人の見え方への問題は異なります。まずは、この白内障の手術基準について考えてみましょう。

視機能の評価は、人によって異なります。最も重要なのは「視力」ですが、同じ視力でも、見やすいと思う方と見えにくいと思う方がいます。

たとえば視力が0・6あるとします。現役で仕事をしている若い方ですと、視力が0・6

では不自由だと感じる方が大半です。実際に、運転免許の視力の最低ラインは0・7以上ですので、社会設計学的にも0・6以下は視力障害者なのです。

しかし一方で、お年寄りでは、視力が0・6あると「よく見える」という方もけっこういます。いろいろな要素によって、特に仕事をしているかどうかによって、要求される視力は異なります。

こう考えると、まずは手術をした方がよい方とは、「見え方で不自由感を感じる」方なのです。さらにまたあとでも強調しますが、手術をしても今よりもよい視力が出なければ不満が出ますよね。つまりもう1つの基準は「手術によって視力の向上が見込めるか」もしくは「維持できるか」といった、手術の技術や効果などの要素が大きいのです。

視力とは何か？

ここで、白内障の手術基準を考える上で最も一般的な「視力」について、考えていきましょう。

まずは眼科検査の基本である「視力検査」です。眼科の検査では必ず行なうものですね。感覚的にも、「視力が落ちた」ということは、患者自身が変化を感じて理解しやすいのです。

でも視力は、単なる1・0とか0・6といった数字だけで見ると、誤解する場合がありま す。見やすさと、視力検査とは一致していないのです。この意味を掘り下げてみましょう。視力は文字通り「視る（見る）力」ですが、多くの誤解があります。その誤解を解くためには、どのように見る力を測っているか、つまり測定方法から知る必要があります。

視力表の定義

まずは、視力表の定義を見てみましょう。見え方は、遠くを見る「遠方視力」と、近くを見る「近方視力」では意味が違います。通常の視力検査では、遠方視力の検査しか行なわないでしょう。

近くを見るには、目の中の水晶体のカーブを変える調節力が必要です。つまり、年齢とともに調節力が落ちる老眼では、近くの見え方が悪くなります。ですから年齢による調節力の影響を排除する必要があります。このため、調節力の影響を排除した形での安定した視機能を見るには、調節力があまり働かない遠方の視力を使います。

この遠方の視力を測るために、調節の必要がない、視標から5メートル離れたところで検査を行ないます。アメリカなど海外では少し異なり、20フィート（6・096メートル）や、イギリスでは６メートルなどを基準とします。これらは日本よりはやや遠いのですが、調節力をかけない遠方視力を測るという意味では同じなのです。

視力の表し方は、同じ視力でも、たとえば日本では１・０と表現する視力は、アメリカでは20／20（twenty twenty）といいますし、イギリスでは６／６（six six）となるのです。

さらに、視標については、日本ではＣの文字のような形で１カ所が開いている「ランドルト環」を使い、アメリカなどではアルファベットの文字を使っています。「ランドルト環」は、開いている方向を判別させ、アルファベットでは文字を読ませます。方法は違いますが、視力への基本的な考えは、「２点を見てそこと目を結ぶ直線の開きである角度の「視角」（目に投影される物体がなす角度）を確認」するという意味では世界共通です。

ここでは、日本の視力検査で話を進めます。

先ほども触れましたように、視力の検査は５メートル離れたところから見ます。次ページの図（資料22）のようなランドルト環視力表を使って視力を測ります。Ｃのような図形である「ランドルト環」を使い、開いている場所が「上」か「下」か「左」か「右」か「右斜め上」か「左斜め下か」……などを答えます。この図形は、視力表の中で上から下へいくにつれてだんだんと小さくなります。当然に、開いている部分の間隔は小さくなります。

資料22 ランドルト環

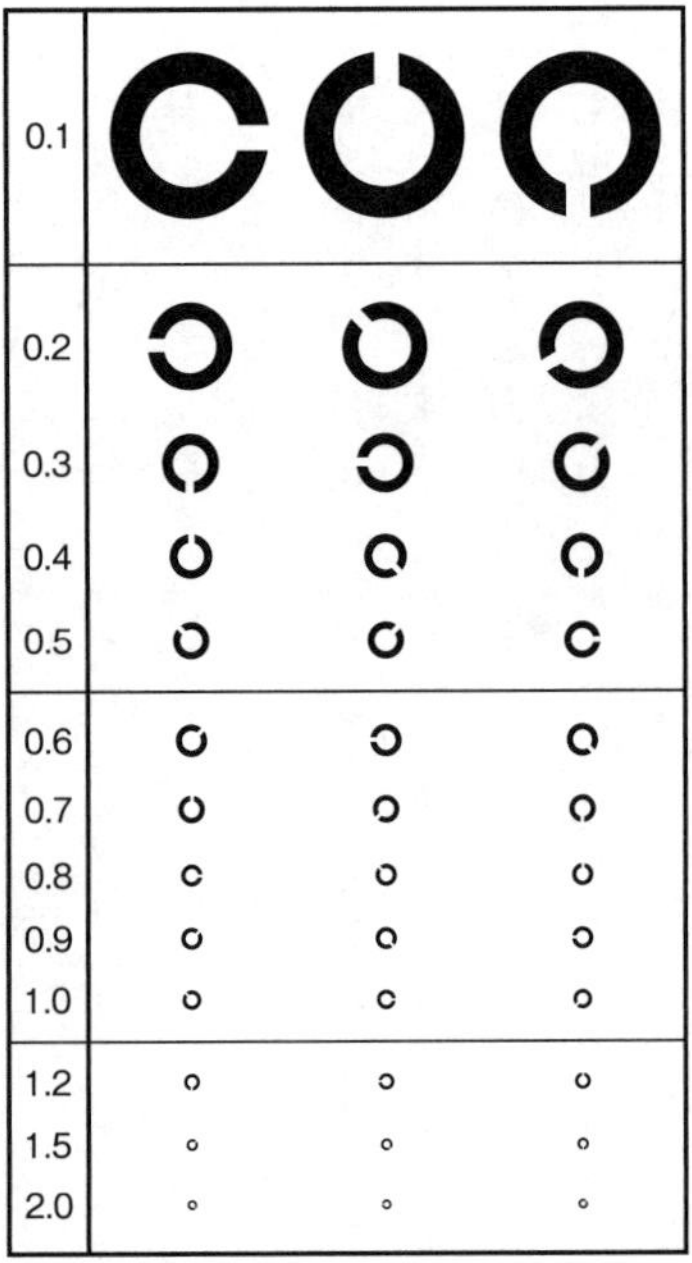

Cのような形の図を見て、どちらが開いているかを答えて視力を測る。

資料23 視角と「視力の定義」

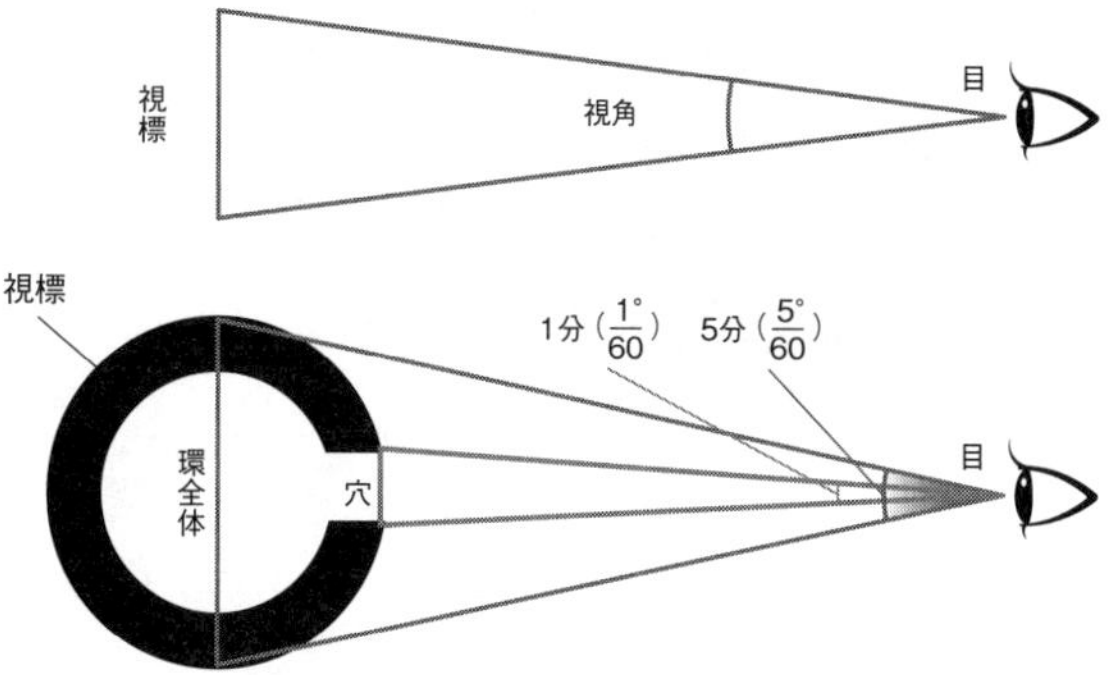

視標の太さと、開いている空間(穴)を視角１分とし、ランドルト環全体を5分とした時に、開いた部分を見分けることができる能力を視力とする。

この小さく開いている間隔が見えなくなったところの１つ上のところに書かれている数字が、視力となります。

視力の国際定義

もっと詳しく見てみましょう。このランドルト環という視標ですが、エドムンド・ランドルトというフランスの眼科医が１８８８年に発表した方法なので、ランドルト環と呼びます。そしてこれは１９０９年のイタリア・ナポリで開催された国際眼科学会で国際基準となりました。

この際の視力の定義ですが、視力単位を「ランドルト環の視標では、視標の太さと開いている間隔を視角1分とし、ランドルト環

資料24 視力0.1の定義

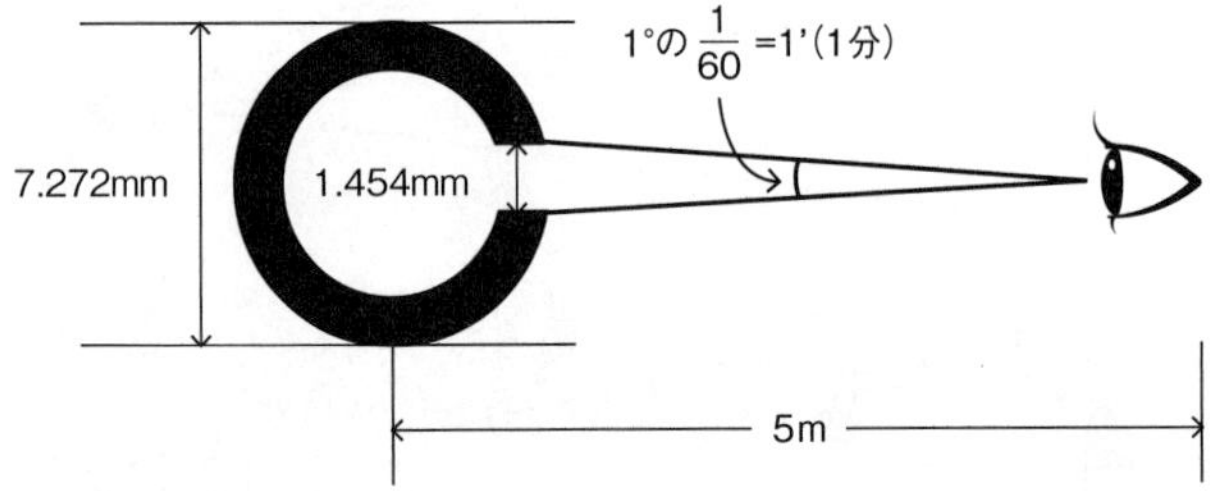

5メートル離れたところから、1.454ミリ（1.5ミリ）の間隔のランドルト環が開いた部分が分かる視力を1.0とする。

全体の大きさを5分とした時に、開いた間隔を見分けることができるものを視力とする」としたのです（資料23）。

日本では視標から5メートル離れているところで測りますので、これを使って説明しましょう。

まず、1分とは角度のことで、1度の60分の1です。視標を5メートル離すなら、ランドルト環の開いたすき間が1・454ミリであれば、60分の1度の角度、つまり1分となります。

視標との距離の5メートルを高さとした三角形を想像してください。底辺が1・454ミリの細長い三角形です。尖った角度が1分（1／60度）であり、尖った先は目の位置で

資料25　視力1.0と視力0.5の違い

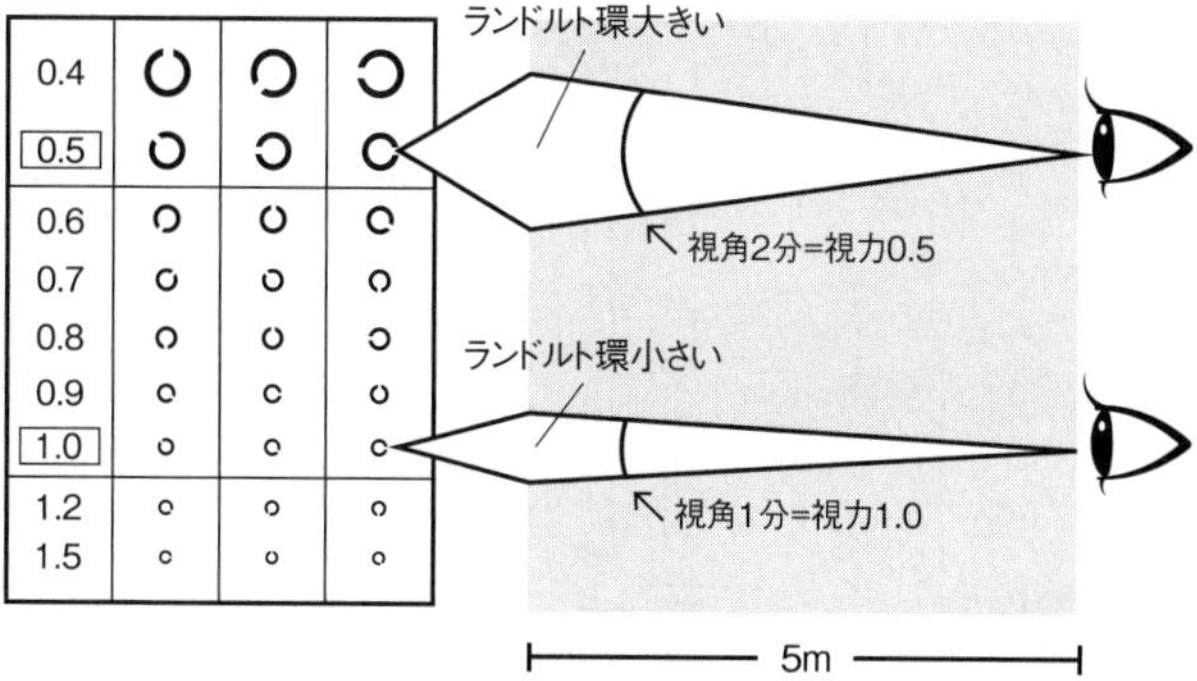

視力0.5のランドルト環は、視標の大きさ・開いた部分の大きさともに視力1.0の2倍となっている。

す（資料24）。

この視標の間隔が分かる視力を1・0としたのです。これが定義です。

これが定義ではありますが、現実にはランドルト環の間隔は、1・454ミリを1・5ミリと簡便化しています。視力は1／視角（分）です。具体的に説明しましょう。

5メートル離れたところから視標を見ますが、文字の幅（直径）は7・5ミリで、文字の太さと文字の切れ目が1・5ミリのランドルト環を見せて方向が分かれば、視力は1・0となるのです。

同じ5メートルの位置から、ランドルト環の大きさを2倍の15ミリの幅として、文字の切れ目が3ミリで、方向が初めてよく見えれば、視力は０・５となるのです（資料25）。さらに、視力０・２なら視標の大きさが５倍であり、視力０・１なら視標の大きさが10倍となります。

視力が０・１未満であれば、０・１用の視標を近づけて見せます。４メートルの距離で見えれば、視力は０・08です。３メートルの視標距離で見えれば、視力は０・06となるのです。

もし視力がさらに弱く０・01未満なら、目の前の何センチのところで指の数が分かるかを見ます（指数弁《しすうべん》といいます）。30センチで指の数が分かれば、30センチ指数弁といいます。もっと悪い場合には、目の前で手のひらを動かして、やっと分かるのであれば手動弁《しゅどうべん》であり、手のひらも分からずやっと明暗だけ分かる場合には光覚弁《こうかくべん》といい、光も分からなければ盲《もう》となります。

緑内障では、進行している場合にも、１・０などの視力が出ることもあります。視野の障害が進んでも、中央だけは視機能が残ることが多いからなのです。ただ、最後は、ろうそくの火が消えるように一気に視力低下がきます。ですから、これから説明する、視野との関係を理解した視力検査の意味も知っておくとよいのです。

人間の見え方の限界――「アフリカ人は目がいい」という話から考える

視力でよくある誤解があります。「アフリカ先住民の視力はとてもよくて４・０ほどもあり、遠くにいる野生の動物もよく見える」などとテレビなどで面白おかしく伝えられていることがありますね。これを検証してみることで、「見える」ということについてさらに理解が進みますので、ここでご紹介しましょう。

先日も、視力がよいと冗談で伝えられたアフリカ出身のタレントと話しましたが、彼の視力は日本人よりかなり悪いものでした。深作眼科六本木院は、周辺に多くの大使館があったりして海外の患者がとても多いのです。アフリカからの患者も多くいます。これらの経験からも、アフリカ人が日本人の目と何ら変わりがないのを知っているのです。むしろ色素が多いので緑内障が非常に多いのが特徴です（色素細胞によって、目の中の水の流れ出る線維《せんい》柱帯《ちゅうたい》の網目が詰まってしまうために、眼圧が高くなり緑内障になります）。

人間の見え方、つまり視力の原点である「視角」の計測は、先ほどご説明しましたように、遠くに見える離れた２点を、実際に２点の別の点である、つまり離れたものとして認識できるかどうかを測ります。これはつまり、離れた２点を２点として認識できる距離だともいえます。

これは、一般的には「分解能」と呼ばれます。分解能の定義は「見分けられる2点間の最小距離または視角」です。

人間の網膜で、主に見るのに関係しているのが、視細胞である錐体細胞です。この錐体細胞の大きさは、1・5から2・0ミクロンほどです。すでに示したように「視力1・0は、5メートルの距離での視角1分の切れ目を判別できる」との定義でした。このランドルト環の切れ目1・5ミリを網膜上に投影すると、約5ミクロンとなります。

さらに視力2・0で計算すると、約2・5ミクロンの切れ目の投影像となります。そしてこの切れ目を見るのに、2つの錐体細胞で、ランドルト環の切れ目を見るのが、最も小さな最小単位なのです。これが最高視力となるのです。

一方で、見える本体である錐体細胞の隣り合う細胞間隔の最小単位は、3から4ミクロン程度です。この隣り合う2点を、5メートルの視力表と三角形を結びますと、その視角は25から50秒となります。これを視力でいうと1・2から1・6となります。

目は眼振《がんしん》によってレーザー装置のように横に小刻みに振れてスキャンしており、何回もスキャンするような動きがあります。さらに、脳は見えているものに補正をかけることもあります。このスキャンと脳補正の結果、視力の限界は1・2から1・6よりはややよくなり、最大で２・０といった視力はあり得ます。しかし、これが人間の網膜としては限界です。

ですから、「アフリカの先住民が４・０の視力がある」などという話は、現実には人間の網膜の構造上、あり得ないことだと分かります。

先ほども申しましたように、私のクリニックである深作眼科六本木院は、近くに多くの大使館があり、アフリカ系の大使館員を多く患者で診ています。また、私は２年に１度は南アフリカに講演に行き、多くのアフリカ人を診察しますが、日本人の目の網膜とアフリカ人の網膜は全く同じであり、アフリカ人の視力は日本人と全く変わりはありません。

むしろ、繰り返しますが、アフリカ人は色素が多いので、色素性緑内障という緑内障の患者が非常に多いのです。色素細胞によって目の水の流れ出る線維柱帯の網目が詰まってしまうために発症しやすくなります。ですから、同じ年齢構成であれば、日本人よりもむしろ視力が悪いといえます。

視力を測る意味——目の異常や変化を知る

少し難しかったでしょうか。簡単にいえば、外から入った光の情報から、２点を２点として見ることができるかどうかは、目の細胞や構造が正しく保たれているかによります。目の細胞や構造に異常があれば、その異常に応じて、見え方や視力が落ちていきます。ですから見え方や視力の悪化は、目の細胞や構造などが異常を起こしているかを判定するためのよい指標になるのです。

そして、視力が悪い方はなおのことですが、視力に加えて、視野も図るべきなのです。視力を測っているだけでは、多くの大切なことを見落とす可能性があります。

特に大きな問題は、緑内障です。

これは、内科で血管系の異常を見るために、血圧を測って1つの指標にしていることと同じです。血圧は、それ自体だけでは意味はなく、血管などの循環器の異常を見つけるための指標だということです。

眼科を受診すると、視力を必ず測りますが、これは視力を知るという意味だけではなくて、目に異常があるかどうか、もしくは目が変化してきていないかの重要な指標になるためだということです。

運転に必要な視力と視野――日本では基準は厳しく、適用は緩い

視力に加えて、視野も重要です。ここでは皆さんの関心が高いと思われる、車の免許と視

力・視野との関係についても触れておきます。

日本の道路交通法では、普通免許で求められている視力は、両眼で０・７以上であり、片目では０・３以上となっています。もしも片方が見えないとか、片方が０・３未満の視力の場合には、見える方の目の視力が０・７以上、視野（見える範囲）が、左右１５０度以上が必要となっています。

ただし、免許センターでは、視野を測る機械も技術もなく、視野検査は通常は行なわれません。

ちなみに、片目での視野の正常範囲は、上方60度、下方75度、耳側１００度、鼻側60度ほどです。両眼視では、正常で水平方向２００度ですので、普通免許基準が１５０度以上というのはけっこう厳しい値です。片目では、水平で１５０度以上は見えないのではないかとも思います。

このように、日本では法律上の視機能要件は厳しいということは、知っておいた方がよいでしょう。交通裁判などでは、私ども医療側に、視機能について問い合わせがあることもあります。医療と行政では視力に関する考え方が違うので、免許を取る時点や免許更新の際に、もっと厳密な検査をしてもらいたいところではあります。

視力が悪くて免許が取れないということで、困って診察に訪れる患者もよくいます。運転には視野も重要であるため、緑内障の末期の患者から相談されることも多くあります。医療者は警察ではないので、患者のために何とかしてあげたいのはやまやまなのですが、法律上は日本の基準は国際基準よりかなり厳しいので、返答に困ります。

とはいえ、現実社会での法律の適用は、かなりいい加減なことも事実です。このために、私たちのような専門家は苦慮することになります。視野が狭い患者に対して、取り締まるわけではありませんが、「法律上では免許を更新できません」と答えるしかないのです。

中型免許や大型免許、二種免許ではもっと厳しくなります。両眼では0・8以上、片目では0・5以上の視力が必要です。

さらに、両眼視での遠近感を測る三桿《さんかん》法という深視力検査を3回行ないます。3本の棒のうち、真ん中の1本が前後に動くのですが、3本がちょうど並んだ瞬間にボタンを押すというテストです。この際の誤差の平均値が2センチ以内でなければなりません。

こうした日本の視機能基準は、国際的に見ても厳しいものです。ただ、実際には日本ではこれら視野などを運転免許センターで厳密に測定していないので、実際に運転はしていても、法律に定められた視機能でいえば運転してはいけない運転者が多いと推測されます。これは、日本の高速道路では法定速度を守らない運転者がほとんどだというのに似ています。ただし、取り締まる側が、時にどのような理由があってか、厳格なスピード違反を言い渡すことがあります。

自分自身の経験でも、覆面パトカーだと認識していた車の横を追い越して通行車線に戻るのがやや遅れたら、首都高速のスピード制限の60キロを超えていたと停められたことがあります。「横を抜いたでしょう」と警官は停めてからいうのです。どうやら抜かれたことが気に入らなかったのでしょう。他の車と同じスピードで走っていたのにです。

法律が厳しくて、取り締まりや法律の適用が担当者によって左右されるのは問題があると思うのですよね。でもこれが現実ですので、皆さんも気を付けてください。

これは、日本のよくも悪くも古い文化、「本音と建て前」の文化が表れているのだと思っています。これならば、法律の方を、国際基準の運転免許者に必要とされる、もっと現実的なスピード基準に合わせておいて、適用についてはもっと厳密な適用を考える方がよいのではないかとも思います。

たとえば、アメリカのロサンゼルスの高速道路の最高速度は65マイル（約105キロ）ですが、速度違反はけっこう厳しく取り締まられます。でも日本では、首都高速の最高速度が

60キロであり、ほとんどが80キロほどで走っているのですからね。取締官の気分しだいで、いつスピード違反になってもおかしくないのです。

ちょっと脱線しました。視力に戻りましょう。日本の普通車の運転に必要な視力基準は0・7以上でしたね（現実には、それ以下の視力しかない方々が多く運転をしているのですが）。ですから、順法精神にのっとれば、視力が0・7以下では基本的に手術が必要であるといってよいのです。

ただし、のちほど述べますが、つねに手術後視力を1・0以上出せるかは、眼科外科医の腕しだいだと知っておいてください。手術の腕しだいでは、運転できる視力が戻らないこともあるということです。この話題はあとで述べます。

ここで、国際的な基準を見てみましょう。多くの国が運転者に視力として求めているのが、0・5以上です。

さらに視野については、かなりうるさく求めています。ヨーロッパでは、両眼視野は水平（左右）方向で120度以上が必要であり、それ以下では免許を失います。垂直方向では40度以上が必要です。アメリカでは水平視野は140度以上が必要です。

さらに、必要に応じて、コントラスト感度テストやグレアテスト（白内障によるぼやけの程度を測定するテスト）や夜間視力を調べられることもあります。

スピード違反と同じで基準は緩やかですが、かなり厳しく取り締まられます。つまり厳密に法律を適応しようとするのです。

この厳密な取り締まりを、日本の（法律上は）厳しい視力と視野基準に対してされたならば、多くの運転不適合者が続出すると思われます。多くの患者で、白内障だけでなく緑内障を併発していて、視野が狭い方はかなりいるのです。

改めて強調したいのは、車の運転には、視力とともに、視野が重要であることです。通常の運転免許試験では、視力こそ係員が測っていますが、視野などは測りません。法律で決められているのに測らないのです。つまり、緑内障の運転者は、知らないうちに法律違反者とされているかもしれないのです。怖いですね。もっと皆さんも、緑内障の早期発見・早期治療について真剣に考えてください。

私の近著の『緑内障の真実』（光文社新書）は、この緑内障に関して、どんな専門書よりも詳しい内容を平易に一般向けに解説した本です。ぜひ読んでみてください。

さて、視野が狭くなる病気は、緑内障以外にもいくつもあります。特に、網膜色素変性症は、失明の上位原因であるにもかかわらず、多くの日本の本には「治療法がない」などと書かれているのです。こんな間違いは困ります。網膜色素変性症も、早期発見・早期治療が最も重要です。

なお、緑内障は、白内障を長く放っておくとかかる病気でもあります。これについても、のちほどまた触れます。

白内障があるが、手術はまだ早いといわれた?

視機能基準について、まずは車の運転免許基準で考えてみました。すでに述べたように、日本の車の免許での視力基準は、普通免許で両眼視力が0・7以上であり、大型や2種免許では両眼で0・8以上の視力が必要です。

でも実際に、患者が見えにくさを感じて、町のお医者さんに診てもらうと、多くの方が、かかりつけの医師から「もう少し様子を見ましょう」といわれているのです。

私の病院にやってきた白内障の患者さんに、「手術をしましょう」というと、「他院では、まだ早いといわれたのですが」ととまどう方も多くいます。そんな方々は大体が、視力が0・5かそれ以下しかないのですよ。しかも0・5の視力でも運転などしているというのです。明らかに法律違反なのです。というより、法律のことよりも、そんなによく見えない目で運転して、交通事故で他人に被害を与えたら、取り返しがつきません。でもこれが現実なのです。

白内障手術後の視力は、術者の腕しだい

なぜこんなに明らかな白内障であるのに、まだ早いというのでしょうか？　いくつか理由が想像できます。

日本の大学などの研修病院での経験しかない町のお医者さんは、手術後に非常によい視力が出ることをご存じない可能性が高いのです。多くの研修病院では、白内障手術時に水晶体カプセルに残った薄い皮のような皮質を完全に取り、薄い細胞の残渣までもクリーニングすることはできません。この完全なクリーニングは、かなり上級者の方法なのです。

カプセルの後嚢は薄いので、初心者が下手に皮質吸引しようとカプセルを器具で吸うと、後嚢を破ってしまうことがあります。前にもご紹介しましたね。この「後嚢破嚢」は、超上級者ならリカバリーはたやすいのですが、研修病院レベルでは、水晶体核を眼内に落としてしまう可能性もあり、怖い合併症だともいえます。

超上級者は、後嚢破嚢など起こしませんが、仮に起きても治せますし、核が眼内に落ちても、

硝子体手術に慣れていれば、安全に落下核を取り出せて、何の問題もなく視力を出せます。

ですが、破嚢後の手術は、研修病院では難しすぎて、逆に、カプセルの皮質をピカピカに磨くなどの方法は取れないのです。ですから、手術後の視力もよくありません。つまり、手術後にそれほどよい視力が出ないと分かっているために、「まだ白内障手術には早い」というのでしょうね。

白内障の手術をするにはむしろ遅すぎるくらいの時期でも、「まだ早い」といわれることさえよくあります。それは、近代的な白内障手術でよい結果を出せない医師の場合です。最新の方法であれば、視力は1・2以上出るのは当たり前です。しかし、研修病院では、手術手技の問題と、眼内レンズの精度の問題で、視力が0・5ぐらいしか出ないことがざらです。このようとなると、下手をすれば、手術前よりも視力を悪くしてしまうかもしれません。このような腕や経験や知識しかない医師であれば、「まだ早い」といいたくなるのでしょう。

さらに別の推測もできます。手術を多数行なわない眼科医には、真の意味での手術時期は分からないのです。そうすると、外来で経過観察を続けられるだけ続けようとなってしまいます。でもそれでは、外来に通わせる動機が希薄になるので、効果がないのですが、白内障の進行を抑えるということで点眼薬を出すのでしょう。ですが、すでにお伝えしましたが、白内障の薬は効果がないのです。

白内障を放置していると緑内障を併発する

それよりも、もっと困ったことがあります。これもすでに触れましたが、白内障を放置していると、緑内障を起こすということです。

はっきりいいますが、白内障手術を遅らせても、よいことなどありません。逆に、遅らせることでどのような弊害が出てくるかを知るべきです。

中でも最も困ったことが、白内障の治療を遅らせることで緑内障になるということです。水晶体は生涯にわたって成長し、大きくなります。20代では7・5ミリぐらいですが、90代では9ミリにもなるほどです。

さらに白内障になると水晶体に水が入り込み、水晶体はより膨らんできます。これによって、虹彩《こうさい》は下から水晶体によって持ち上げられて、目の中の虹彩と角膜の間の隅角という、水の流れ出るところが狭くなっていきます。つまり、水の流出の抵抗が増えるのです。すると眼圧が高まり、今度は緑内障の始まりとなります（資料26）。

また、中には水晶体が溶けて、偽落屑《ぎらくせつ》症候群となり、緑内障を起こすことも多くあります。

資料26 **緑内障とは何か**

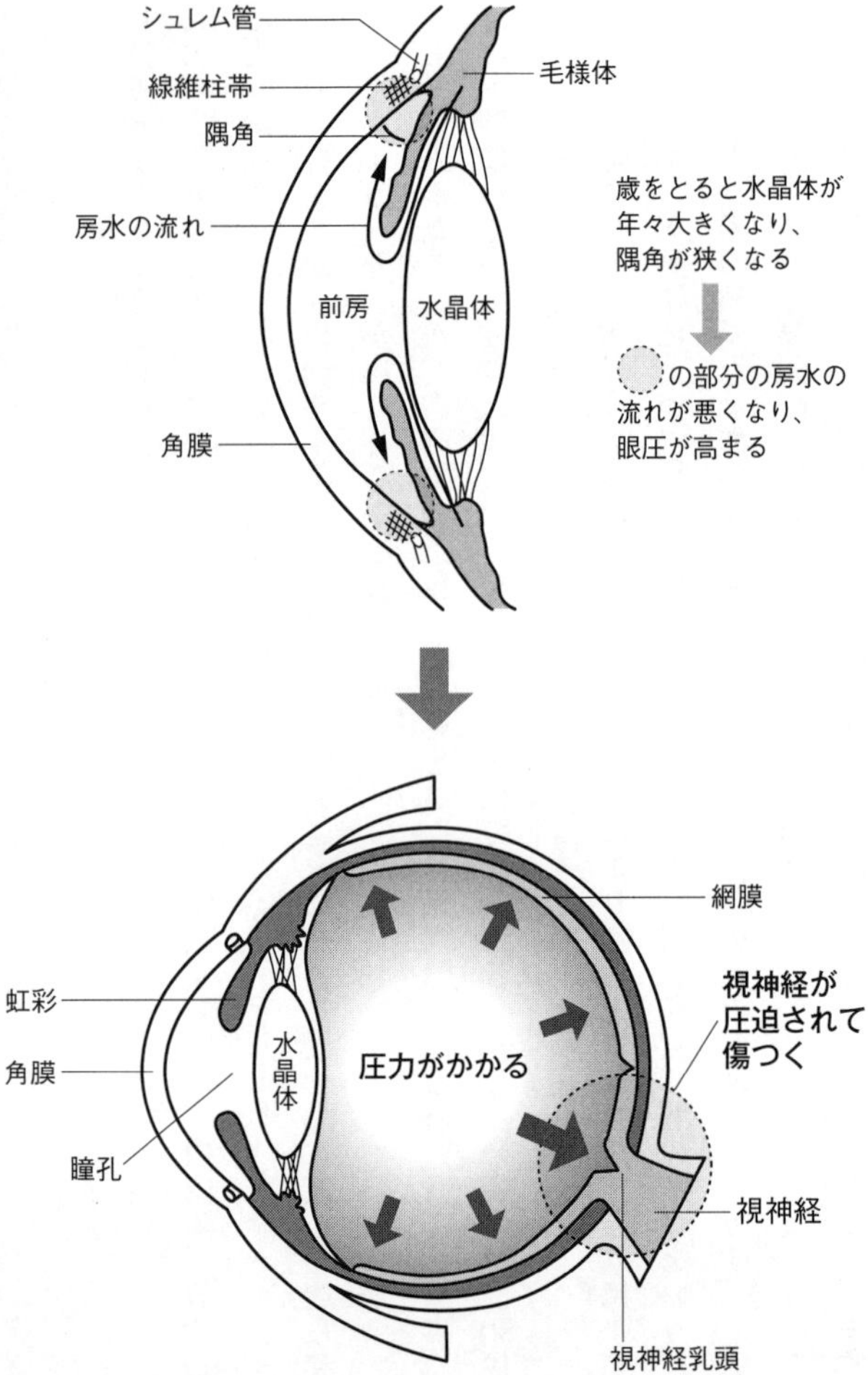
シュレム管
線維柱帯
隅角
房水の流れ
前房
水晶体
角膜
毛様体
歳をとると水晶体が
年々大きくなり、
隅角が狭くなる
の部分の房水の
流れが悪くなり、
眼圧が高まる
網膜
虹彩
角膜
瞳孔
水晶体
圧力がかかる
視神経が
圧迫されて
傷つく
視神経
視神経乳頭

白内障だけであれば、時間が経っても手術ができますが、緑内障になると、視神経がダメージを受けてしまいます。視神経は再生しないために、取り返しのつかない状況になることが多いのです。

（2）白内障の手術——その歴史と発展

白内障手術の方法

白内障の手術方法について、ここからお話ししていきます。

白内障は、目の中の、レンズに相当する水晶体が濁って、見え方が不自由になる病気です。この疾患に対しては、いろいろな治療方法の進歩の歴史があります。

今や、日本は世界最長寿国となってきています。でも１９５０年代での平均寿命は、まだ50〜60歳代だったのです。戦後の医療の発達によるところが大きいのですが、栄養状況の改善などもあり、今や平均寿命は90歳に迫るほどです。さらに、もうすでに述べたような、老化を防ぎ、若返りを実現させる多くの要素が分かってきたことで、寿命そのものは、100歳から120歳程度までに延びることでしょう。

ただし、やはり目の寿命は、命そのものよりも短いので、眼科手術による視力維持と回復が、ますます重要となるのです。


さて、白内障の手術治療についてです。

長生きすれば、誰でも白内障にかかります。ところが現状では、薬などによる保存的な治療方法はないのです。だからこそ、白内障手術について詳しく知っておくことが、あなたが生涯にわたりよい視力を保つために、大切な情報なのです。


白内障は、目のレンズである水晶体が混濁することにより、目のかすみ、色の変化、光のハレーションなどの視力変化を引き起こし、最悪の場合、失明する病的な状態です。

WHOの統計では、世界の失明の最大原因は白内障なのです。先進国はともかく、世界全体では、白内障にかかっても治せずに、見えなくなっている人々が非常に多くいるということです。

白内障の原因や危険因子はさまざまですが、最も多いのは、加齢によって水晶体が濁る老人性白内障です。後発国でも長生きする方が増えてきているので、白内障の発症率は増加しており、失明する方も増えているのです。

１７００年代以前は、白内障は、不透明な液体が水晶体を通過することで起こると考えられていました。古くローマ・ギリシャ文明時代には、白内障は、脳から濁った水が滝のように落ちてきて目にたまった、とされていたのです。このため、白内障の語源は、滝を意味するラテン語の「cataracta」であるとされています（口絵９）。これが現代の医学英語では「Cataract（白内障）」となっています。

たしかに、進んだ白内障を見ると、滝つぼに舞う水の白煙のように霞んでいます。昔の医師がラテン語での「Cataracta」とした感覚が分かります。

しかし、これは現実にはほったらかしの場合ですね。放置した過熟白内障であり、水を吸い込んで丸く膨化しています。こうなってしまうと、手術時にカプセルの前の窓を作るのが難しくなります。窓は切開を裂きながら広げますが、丸く膨化していると、裂開線が周辺へと流れて、きちんとした窓ができなかったり、裂け目が後嚢まで破きかねないのです。

さらに、隅角も狭くなっているので、このように長く待って真っ白になった白内障では、閉塞隅角による緑内障発作なども起こしかねません。いうまでもなく、もっと早く手術をするべきです。

白内障が視覚障害を引き起こしている場合、現在のところ外科的手術が唯一の治療法であることは述べました。この手術治療の歴史的な変遷を、ざっと見てみましょう。

これまでの歴史的な白内障手術方法——最も古いカウチング法

白内障に対する最も古い外科手術の1つが、カウチング法です。2800年ほど前の紀元前8世紀ごろ、インドのベンガル地方では、眼球に針を刺して水晶体を脱臼させ、眼内に落とす方法が医学書に記録されています。これは2500年ほど前（紀元前5世紀ごろ）には世界各地で行なわれており、「カウチング」と呼ばれています。

カウチング（couching）は、フランス語で「ベッドに寝かせる」を意味する"coucher"に由来した言葉です。この方法では、鋭利な針を眼球の辺縁部付近に刺し、白内障となった水晶体を視軸から外れるまでずらし、通常は眼球の奥の硝子体腔内に落とすのです。

しかし、無菌操作もしていませんし、荒っぽい手技であり、目の中に落とした水晶体が炎症を起こしたりして、手術後の治療成績はよくはありませんでした。一般的な合併症として、二次的緑内障、黄斑変性症、眼内炎などがあり、失明に至ることも少なくありませんでした。

ちなみに、キリスト教などの聖書に、目の見えなかった人の目を見えるようにした、という奇跡が出てきます。これはおそらく古代において、キリストかそれに準じる聖職者が、実際にカウチング法で施術して、目を見えるようにした奇跡なのでしょう。

ただし、あとになって、落とした水晶体が悪さをして、炎症がひどくなって、多くは失明したのではないかと想像します。キリストの時代でのカウチング法は、針ではなく石で、目のやや外の骨を強打して、振動を与えて水晶体を落とすという方法もありました。宗教には奇跡が必要なのですね。

また日本の近隣国の話ですが、かなり昔に中国に手術を教えに行った時に聞いたのですが、建国の父である毛沢東も、このカウチング法での手術を受けたようです。手術後の視力は当然出なかったでしょうが、その後、すぐに亡くなったので、問題とはならなかったようです。

日本でも、室町時代にインドや中国から伝わり、江戸時代ぐらいまでは、目に針を刺して水晶体を奥に落とすこのカウチング法が行なわれていました。〇〇流の秘術、などという仰々しい名前で行なわれていたのです。

このカウチング法は、伝統的な術式であり、現代でも行なっている地域があります。ナイジェリア北部や西アフリカなどの地域では、近代的な眼科外科医がいなかったり、近代的な術式に慣れていないことによる手術に対する恐怖心、伝統的な術式にならい頼りたいという古い慣習の中にある、などといった理由から、現在でもこのカウチング法が行なわれています。

原始的な嚢外白内障摘出術（水晶体嚢外摘出術）

古代の多くの人がカウチング法を用いていましたが、紀元前600年ごろの文献には、インドの外科医スシュルタが、原始的な嚢外白内障摘出術（ECCE：Extra Capsular Cataract Extraction）を用いたことが記されています（レンズを摘出して水晶体のカプセルはそのままにしておくという意味です）。

サンスクリット語の原文を翻訳すると、次のような手術方法が紹介されています。鋭利な針で眼球を穿刺し、水晶体のカプセルに到達したら切開します。その後、切開した部分から水晶体が出てくるまで、口を閉じ、鼻の穴もつまんで閉じて、バルサルバ（上気道を閉じた状態で、強く息を吹き出そうとすること）をするよう指示されます。その後、患者の視力が改善されたといいます。いきんで硝子体圧を高くしたのでしょうね。

術後は、土着の根や葉を包帯で巻き、咳やくしゃみなどの激しい運動を避け、横になっているように患者は指示されました。

近代的な嚢外白内障摘出術

１７４７年、近代白内障手術の父と呼ばれるフランスの外科医ジャック・ダヴィエルがＥＣＣＥを行なうまで、原始的なＥＣＣＥの記録はあるものの、何世紀にもわたってカウチング法が白内障の主な手術法でした。

ダヴィエルは、角膜ナイフで10ミリ以上の角膜切開を行ない、次に鈍い針で水晶体嚢を穿《せん》刺《し》し、ヘラとキュレット（先端に鋭《えい》匙《ひ》型の小さなブレードが付いた器具。歯科では歯石を取り除く際に使用する）を使って水晶体を摘出しました。

術後のケアとしては、ワインを染み込ませたコットンドレッシング（湿潤環境形成を目的として創傷を被《ひ》覆《ふく》材《ざい》で覆うこと）で眼球を覆い、数日間、暗い部屋で横になっています。

この方法は、カウチングからは大きく進歩しましたが、残念ながら、手術後に後嚢混濁、白内障の残存、感染症などの、重大な合併症が多発していたのです。

嚢内白内障摘出術（水晶体嚢内摘出術）

ＥＣＣＥを最初に行なったのはダヴィエルですが、嚢内白内障摘出術（ＩＣＣＥ：Intra

Capsular Cataract Extraction）については、１７５３年にロンドンのサミュエル・シャープという外科医が行なったという手術が、最も古い記録です。これは、不透明化した水晶体と周囲の嚢を一度に摘出する方法です。

この方法にはさまざまなバリエーションがありますが、基本的には、水晶体カプセルを支えているチン小帯線維を溶かして、その後、大きな眼球角膜輪部辺縁切開で水晶体とバッグ（水晶体嚢：水晶体を包む薄い膜）を一緒に取り除く必要があります。

しかし、水晶体嚢は、前房（角膜と虹彩の間の空所）と後房（虹彩、水晶体、毛様体の間の空所）の間のバリアとして機能するため、水晶体嚢を除去すると、しばしば硝子体脱出や網膜剥離などの合併症を引き起こします。さらに、水晶体とカプセルを一度に取り出すには、大きな切開が必要で、その結果、乱視も強くなり、治癒にも時間がかかり、感染率も高くなります。

じつはほんの三十数年前の、私がアメリカから帰って来たころには、当時（１９８０年代）の日本では、この全摘手術を行なっていたのです。私はといえば、すでに超音波乳化吸引術と眼内レンズ移植術を開発者から直々に習っており、全ての白内障手術をこの方法で行なっていました。日本に帰ってくると、じつに１００年ほど前の方法で手術を行なっていたので驚いたものです。

私が行なう超音波乳化吸引術と眼内レンズ移植術は、現代と同じ方法であり、手術経験も豊富でしたので、私が行なう手術での手術後の視力は、当時でも裸眼で1・0も出ていたのです。

ところが、当時の大学病院での白内障手術は、水晶体を全部取る全摘出術であり、手術後は画家のモネのような分厚い凸レンズをかけていたのです。そして手術後の視力が0・1出たならば、うまくいったと評価していたのです。これでは、白内障の手術適用時期は、「見えなくなってからやりましょう」でもしょうがないのですよね。

こうした手術法や技術の差が、手術時期の判断に影響します。患者が0・5の視力で不自由を感じているのに、手術後にさらに下がる方法でしか手術を行なっていなければ、「手術はまだ早い」というでしょうし、私のように手術後に1・0以上出す術者にとっては、「もちろん手術適用ですので、0・5になるまで待つ必要はない」と返答することになるのです。

前提が違うのに、同じ前提のように誤解させて、違う土俵の者が、高い次元の者の判断にケチをつけるのは、全く間違っているのです（そのようにケチをつけられたことがありました）。

すでに述べたように、この嚢内白内障摘出術のころは、手術後に分厚い凸レンズを付けて矯正していました。さらには当時、ようやくつけっぱなしのブレスオー・コンタクトレンズができました。すると、眼内レンズ移植術など行なったことのない医師が、「眼内レンズなどあんな危ないものは必要ない」だとか、「超音波乳化吸引術など、頭のおかしな者のやる手術方法だ」ぐらいの言い方で陰口をいったものでした。

日本ではそのような状況でしたが、世界では違います。

世界の最先端を走っていると、欧米各国の医師は、尊敬と羨望のまなざしをもって、私に「教えてください」と頼みにきますし、ロックスターか神に接するような尊敬のまなざしを私に向けてくれます。私は当時でも、手術後の視力は1・0以上出せましたので、大変な評判を呼んでいました。患者も、やはり自分自身の目のことですので、世界最高の手術を受けたいと希望したのでしょう、当時はまだ深作眼科の規模が小さかったのと、私が海外と日本を行ったり来たりでしたので、手術待ちが2年以上にもなってしまったことがあります。

今では当たり前の眼内レンズですが、開発者は大変な苦労をしました。私はまだ若造の時に、世界で眼内レンズを開発した1番手から5番手までの先達医師のもとに赴き、教えを乞うたのです。ですから眼内レンズの歴史は、まさに私の眼科での歴史でもあるのです。

資料27 ECCE（嚢外白内障摘出術）とICCE（嚢内白内障摘出術）

ECCE（嚢外白内障摘出術）

切開層イメージ

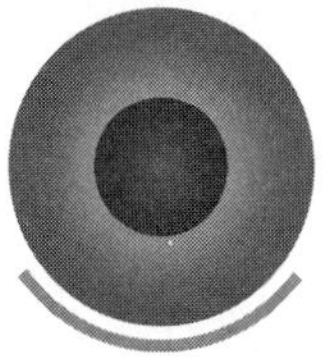

約120°～140°

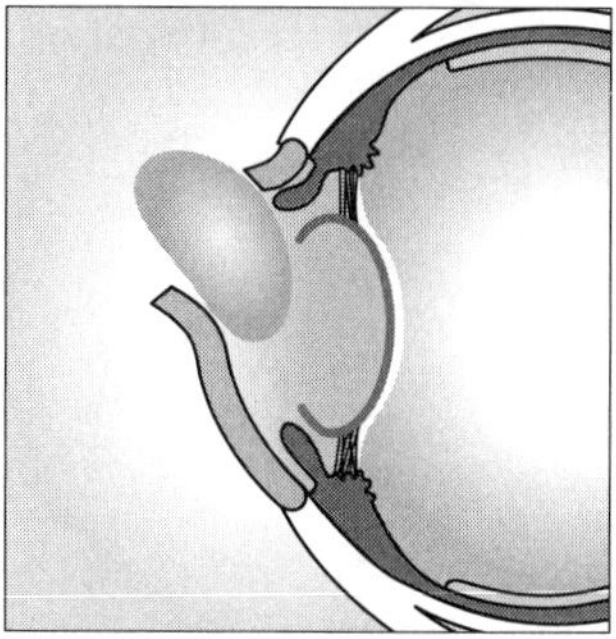

ICCE（嚢内白内障摘出術）

切開層イメージ

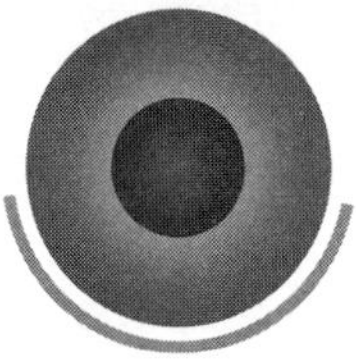

約160°～180°

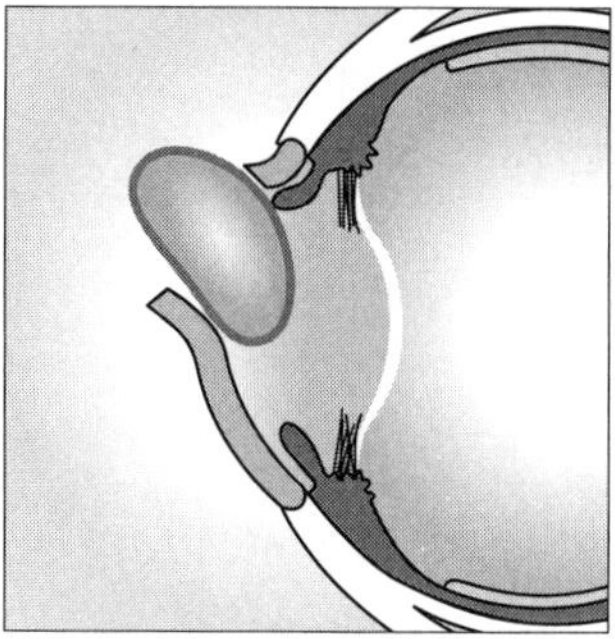

眼内レンズを入れるという発想――リドレー医師の苦労と貢献

水晶体の重要な機能は、光の波を屈折させて網膜に焦点を合わせ、鮮明な画像を提供することです。すでに述べた嚢内白内障手術後の患者では、カプセルも含めて全部除去してしまい、水晶体がなくなっているので、無水晶体症と呼ばれます。眼内レンズ（ＩＯＬ）が登場する以前は、高倍率でかさばる凸レンズのメガネが必要で、視界が狭く、像が拡大して、色味も変わり、視力も大して出ないので、モネが「もはや画家の目は失われた」といったように、見え方は悪かったのです。

実際に私が若造のころにお会いした世界最初の眼内レンズ開発者であった、ハロルド・リドレー先生は、「白内障の治療は、摘出だけでは半分にすぎない」と述べています。

リドレー医師が医学部生を教育していた時のことです。医学生から「白内障手術で取ったレンズの代わりはどうするのですか？」と聞かれたのです。まだ素人ですが、やはり医学的興味を持つ医学生ですので、素直な質問ですよね。これが、リドレー先生が、摘出したレンズの代わりに人工レンズを移植しよう、という発想を得た時です。

じつは、第２次世界大戦中、イギリス空軍のパイロットの１人が、飛行機の墜落時に風防キャノピー（コックピット上部を覆う大きな窓）が破れて、材料のプラスチック破片が目の中に入る眼外傷を受けました。その後に、この異物が目の中にあるにもかかわらず、何年もほとんど無症状のままであったことが報告されています。

この事実と、摘出したレンズの代わりに人工的なレンズを入れるという命題から、リドレー医師は、目に入れるレンズをキャノピーと同じ材料で作れないかと思ったのです。

これをきっかけに、イギリス帝国化学工業のプラスチック部門と共同で、当時、主に航空機風防キャノピーに使用されていたポリメチルメタアクリレート（ＰＭＭＡ）を用いた、世界最初の眼内レンズを開発しました。

そして１９４９年、リドレー先生は、ロンドンのセント・トーマス病院で、最初の眼内レンズ移植手術を行なったのです。しかし、眼球内に異物を入れるという画期的なアイデアは、当時の水晶体全摘手術後に分厚い凸レンズのメガネをかける手術法が一般的であった時代には、多くの標準的医師に理解されませんでした。

日本でも１９８０年代に同じことがありました。当時は欧米では眼内レンズが多くの支持を受けていて、私自身も当然のように眼内レンズを移植していたのですが、日本では「あんな危ないもの」と理解されない反応でした。そこからさらにさかのぼった１９４９年のことですので、リドレー博士の眼内レンズ開発という多くの人々にとって福音であるはずの最先端の仕事は、最先端を理解できない心ない一般医師たちから、ひどい誹謗中傷をされたのでした。

さらに開発当初は、白内障手術自体が、私が始めた時のような超音波乳化吸引術ではなくて、古典的な嚢外白内障手術法しかなかったために、手術後に緑内障や炎症などの合併症が多かったのです。さらにまた、眼球の精密な長さや角膜カーブを測定する方法がなかったために、眼内レンズの屈折力を正確に測定できませんでした。

また、最初に移植した眼内レンズは、水晶体と同じくらいの大きさのプラスチックレンズであり、眼内レンズが大きすぎ、かつ重すぎて、頻繁に外れたりしたのです。これらの悪条件も重なって、多くの批判の対象となったのです。

リドレー博士は、多くの合併症に対処するために、さらなる研究が必要であったことを認めていますが、この批判にくじけることなく研究を続け、眼内レンズをよりコンパクトで軽い形にしました。

こうして、１９５１年には、改良型の眼内レンズ移植で、手術後に安定したよい視力を出すことができ、成功したのでした。この時の女性患者は、目の中に当時の人工眼内レンズを入れたまま、長期間生存したのです。この患者の貴重な手術フィルムは私も見ています。患

資料28 リドレー先生と筆者

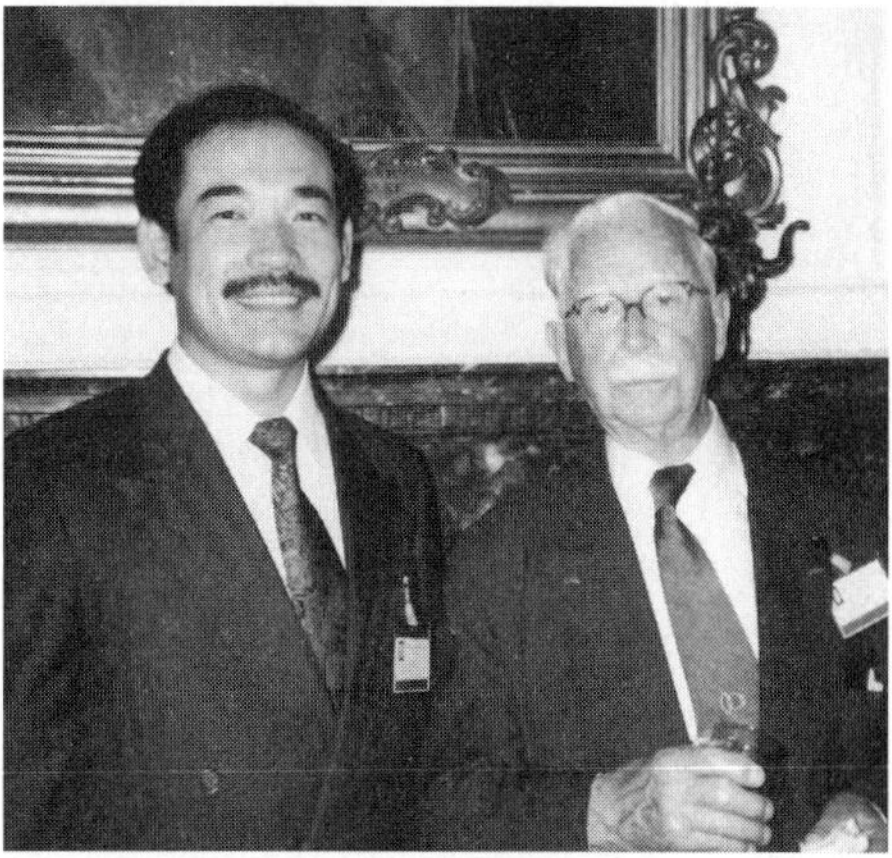
ダブリンでの学会での写真（1989年）。

者の経過も知っています。このよい手術結果が、その後の白内障手術を変えたのです。

後房型レンズと前房型レンズ

このように、リドレー先生のような先達の開発者は、理解されない保守的な医師たちの誹謗中傷により、つねに嫌な思いを強いられます。しかし、強い精神力で彼は革新的な研究を続け、白内障手術における現代の「人工眼内レンズ移植術」進歩の道を開いたといえます。

後日、私がアメリカ眼科学会の理事となり、眼科殿堂制度ができた時に、私も選考委員となりました。その際に、近代的な白内障手術にとって最も重要な、人工眼内レンズを開発したリドレー先生を、眼科殿堂入り第1号に選んだのです。少しは恩返しできたかなと思ったものです。

その後、世界第2番目に開発した南アフリカのエプシュタイン先生、3番目のイギリスのチョイス先生、4番目のオランダのヤン・ワースト先生などを訪ねたものです。彼らは虹彩の後ろの本来の水晶体の場所に人工レンズを入れる後房型だけでなく、虹彩支持型、前房型など、レンズを支える場所が異なった眼内レンズを開発したのです。

現実的には虹彩支持型や前房型は、角膜内皮細胞障害や続発性緑内障、虹彩炎などの合併症の問題が多くて、最終的にはリドレー先生が提唱した本来の水晶体の場所である、虹彩の後ろである後房型が残りました。私自身、20代から海外に積極的に飛んで、経験を積んできました。まだ若造でしたが、最初から世界の最先端の仲間に入って、多くの手術手技や器具の開発者となったのです。

この眼内レンズの発達は、白内障手術手技の発達とかなり関係しています。

リドレー先生のころは、嚢外白内障手術（ＥＣＣＥ）でした。この手術の時に残したカプセルに眼内レンズを入れたのです。当時は他にも、先ほども少し触れたように、エプシュタイン先生やワースト先生が開発した、虹彩に爪をかける虹彩支持型のレンズや、隅角に足を出す前房支持型のレンズがありました。これらは、嚢内白内障手術（ＩＣＣＥ）ではカプセルが残せないので、眼内レンズを支える方法として虹彩や隅角を使ったのです。

ですが、長期間使用すると、角膜内皮細胞が障害されることが分かり、虹彩支持型レンズと隅角支持型レンズは徐々に廃《すた》れていったのです。

後房型レンズは、すでに述べましたように、嚢外白内障手術後にカプセルが残るので、カプセル内に光を曲げるＰＭＭＡプラスチックの人工的な凸レンズを挿入したものです。

（3）白内障手術の進歩

眼内レンズの変遷

１９５０年代からヨーロッパを中心にして、ＰＭＭＡプラスチックの硬いレンズがいくつも開発されています。すでに述べたように、虹彩の後ろに移植する後房型レンズは、現代でもあります。このレンズには、光の屈折を行なう光学部分と、レンズを支える足の部分があ

資料29 角膜内皮細胞

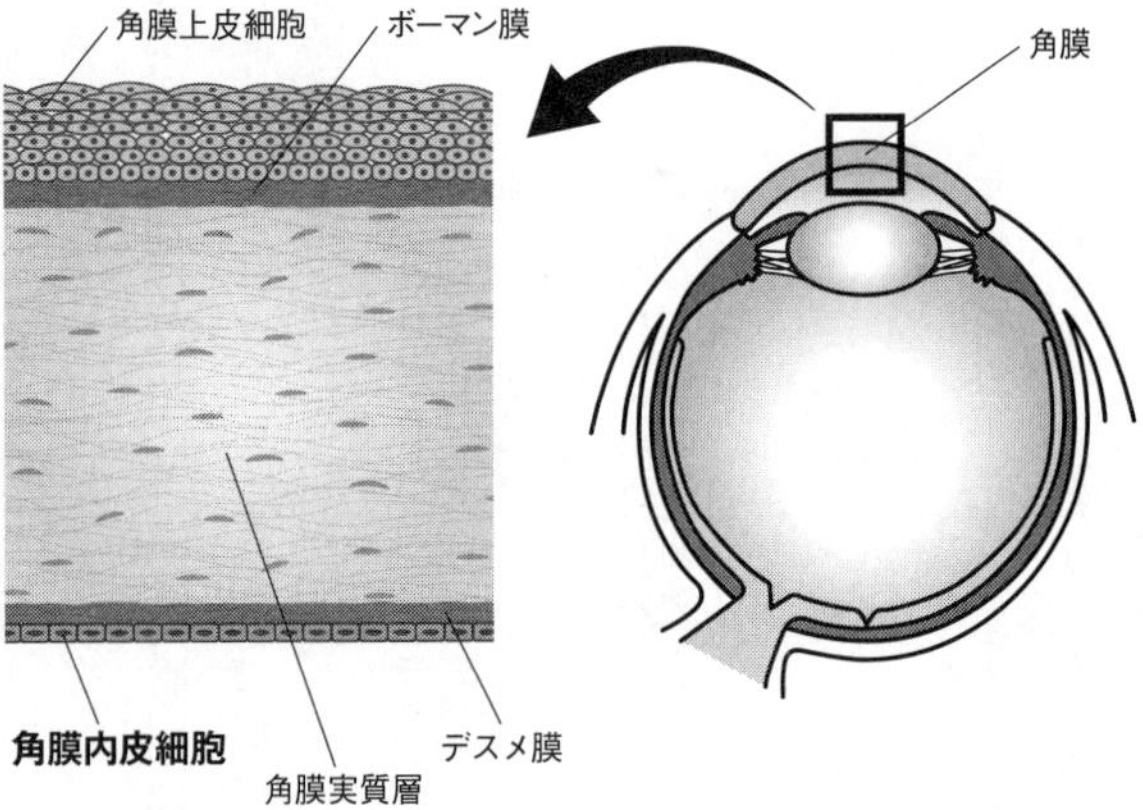

角膜の呼吸や代謝を担い、角膜を透明に保つためにとても大事な細胞である。

ります。全てがＰＭＭＡでできているタイプと、足の部分をＰＭＭＡより柔らかい材料で作り、よりカプセルに入れやすくしたものが出て、主流になってきました。

一方で、角膜と虹彩の間の隅角に足を突っ張る形の前房レンズも、一時期かなり使われていました。しかし、このタイプは、光学部分がやや角膜に近いのです。角膜の一番内側には、内皮細胞という細胞層があります。この内皮細胞は、角膜細胞の水分をポンプ作用で取り出して、角膜を透明に保つ重要な役目があります。そしてこの角膜内皮細胞は、いったん障害されると、二度と再生しません。

多くの患者が知らないのですが、角膜内皮細胞は、栄養や酸素障害、さらに目の中の水流の変化、そしてもちろんですが接触などで力が加わっても死にます（資料29）。

眼内レンズでの角膜内皮障害について

具体的には、コンタクトレンズのつけすぎで、一日中つけっぱなしにしたり、時にはつけたまま寝てしまうと、コンタクトレンズによる角膜内皮の酸素不足が起きて、長期間のうちに角膜内皮細胞は徐々に死んでいきます。

さらに多いのは、研修病院での白内障手術での角膜内皮細胞の障害です。私の経験ですが、かつて大学病院で教えていた時の、研修医の手術による角膜内皮障害は、全細胞の約50％の細胞減少（cell loss）でした。私自身の手術では2％の細胞減少でした。

角膜内皮細胞は、健康な方なら1平方ミリあたり２８００個以上はあります。ところが、慣れない手術で時間がかかったり、眼内での接触があったりして、角膜内皮障害で角膜内皮細胞が1平方ミリあたり１０００を切ると、今度は角膜の水分を外に出すポンプ作用が障害されて、角膜が白く濁ってきます。

前房レンズの話に戻しましょう。この前房レンズは、私自身も使用経験があります。しかし、すぐに分かったのは、角膜内皮細胞の障害が時間とともに強く出ることでした。

そこで、前房支持型レンズは見つけしだい摘出して、後房型レンズに入れ替えるようにしたものです。医学の進歩は、時に行ったり来たり、修正を加えながら、より理想と思われる方法に近づける必要があるのですね。

虹彩支持型レンズの問題

この角膜内皮障害は、虹彩にレンズを固定する虹彩固定型レンズでも、長期間の経過で起きてきます。私のような大量の白内障手術経験がある上級者でも、10年ほどの経過で角膜内皮細胞が少なくなっているのを経験しています。

そこで、このような前房支持型や虹彩支持型は、見つけしだい摘出するようにしています。虹彩支持型レンズでは、白内障手術後というよりも、近視矯正手術としての、アルチザンレンズやアルチフレックスレンズで問題となることがあります。

私は近視矯正手術についても、開発者として多くの手術法を考え出しています。このアルチフレックス虹彩支持型レンズは、オランダのヤン・ワースト医師の開発です。当時は画期的な近視矯正レンズと思われ、私自身もオランダに何度も足を運びました。このレンズの移植術後の患者の満足度は非常に高いものでした。強度近視の方が、裸眼で全て見えるようになるのですからね。

当時よく行なったレーシック法では、強度近視は治せないという近視矯正の限界があったのですが、このアルチフレックス法では、ゆがみもなく非常によく見えたのです。

ところが、10年以上経過した患者の手術経過を見て分かったのは、年齢の経過よりも、角膜内皮細胞の減り方が多いということでした。通常は１年に１〜２％程度の減り方です。しかし、手術後10年を過ぎて、急速に角膜内皮細胞が減ったのです。中には、15年間無症状だったのが、急激に角膜内皮細胞が減っていることが、私の外来に来て、角膜の透明性が悪くなっているために分かった方もいました。

その方には、新しく開発された角膜内皮細胞移植術を行ない、角膜の透明性を取り戻しました。これによって分かるのは、医学は不完全な科学であり、長期間経過した場合の影響では、まだ分かっていないことが多いということです。このためにも手術後の定期的経過観察が重要であることが分かります。

折りたたみレンズの登場

アメリカでは１９６７年ごろから、ケルマン医師による超音波乳化吸引術が開発されて、

3ミリという小切開での白内障手術が可能となっていました。

白内障手術では、針で刺して目の中に水晶体レンズを落とすカウチング法が、古代から比較的近代まで行なわれてきたことはすでに述べました。当然、術後もよくは見えずに、ぼんやりと何かが見える程度です。

さらには18世紀に入り、フランスのダヴィエル医師の嚢外法やイギリスのサミュエル医師の嚢内法などにより、水晶体を外に取り出す方法が開発されたのでした。

この水晶体を丸ごと摘出する方法は、水晶体の大きさが8ミリから9ミリほどの直径ですので、目の水晶体を摘出するための切開創も、とても大きい切開が必要なのです。眼球の角膜全周の3分の1ほどの10ミリほどの切開が必要なのです。

しかしこれでは、手術後にひどい乱視が起きます。切開後に縫うのですが、けっこう糸を締めるので、ゆがんで強い直乱視となります。そして、時間の経過とともに糸が徐々に緩んでくると、今度は倒乱視化がずっと続き、見えにくくなります。

これに対して、切開創を小さくしようとする試みが進みました。この方法が、超音波乳化吸引術による白内障手術です。小さな金属の筒を前後に振動させて、水晶体の硬い核を小さく砕き、金属チップの中の空洞から吸い込むという方法です（前掲、資料13）。

この方法を、私は20代でケルマン医師らからアメリカで習っています。このため、私の最初の白内障手術は超音波乳化吸引術と眼内レンズ移植術で、裸眼で１・０の視力が出たのです。一方、当時の日本では、嚢内白内障手術法で術後に分厚い凸レンズメガネをかけていたのです。ただし、当時の私は、超音波乳化吸引術でほとんどの白内障手術を行なってはいたのですが、眼内レンズは通常のＰＭＭＡレンズでした。つまり、白内障手術は３ミリで終了するのですが、眼内レンズ移植時には、３ミリを６ミリに広げなければならなかったのです。

この時、すでにアメリカでは、最初の小切開用の折りたたみができるレンズが１９７８年に開発されています。ただし、まだ一般的ではなかったのです。

しかし、１９８０年代後半になると、超音波乳化吸引術を行なう術者がアメリカでは増えてきます。このため、３ミリ切開で手術が終了できるようになり、切開と同じ３ミリ幅のままで眼内レンズを入れたいという需要が増えたのです。ここで、シリコン製の折りたためるレンズがかなり使われるようになりました。

ただ、このシリコンレンズは、あとで網膜剥離などの網膜の問題が起きた時に、硝子体手術で対応しようとした場合に問題がありました。シリコンレンズは、空気やガスが眼内に入ると、眼底がとても見えにくくなり、硝子体手術が難しくなることや、後嚢が破けた時に、シリコンレンズはカプセルとくっつかないので、眼内に落下する危険性があるのです。

さらには、シリコンの素材の光の透過性の問題もあり、視力がやや出にくく見えにくさが問題でもありました。これらの問題があり、シリコンは短期間使われただけで、今は姿を消したのです。

超音波乳化吸引術

現在は、さすがに遅れていた日本でも、超音波乳化吸引術が普通の方法となっています。私がケルマンらから習った時の機械は、８０００Ｖの機械でした。これは、術者が機械を自分で組み立てなくてはならなかったのです。また、音を聞くなどして、機械の調子にいつも気を配らねばなりませんでした。かなり暴れ馬的な機械であり、いつも名人芸が要求されたのです。私はこの機械に精通して、20代から30代初めは、この８０００Ｖを使って、つねに１・０以上の視力を出させたのです。

私は、当時も今でもですが、機械の音を聞いて機械の調子が分かります。これは、まさに匠の世界ですね。しかし、その後の機械は、９０００、１００００、２００００、コンステレーションとシリーズが上がって、誰でもできるように機械が簡単化されたのです。

とはいえ、白内障の手術後の視力は、術者の技術力がそのまま響くものです。私は日本と外国で多くの手術を手がけ、もう25万件という数を経験してきています。だからこそいうのですが、眼科外科医はやはり職人芸といいますか、手術の腕が手術後の視力に直結するのです。

ですから、眼科手術の基本中の基本の白内障手術も、腕のある術者に出会えるかどうかが結果を左右します。白内障手術の際に、白内障そのものだけでなく、他の眼科の病気の治療、屈折矯正や緑内障手術など、多岐にわたる知識と手術技術を持っているかどうかを、医師選択時の重要な判断材料としてください。

現代の眼内レンズ

現在は折りたたむレンズが主流です。折りたたまないと、レンズの光学部の直径より大きな切開が必要となります。つまり６・５ミリぐらいの切開となり、手術後の乱視が強く出てしまい、かつ傷が治るのにも時間がかかり、社会復帰が遅くなりますし、術後視力もよくはありません。

折りたたむレンズの素材ですが、シリコンも一部はありますが、先ほども述べましたように、硝子体手術時の空気還流により見え方が悪くなるなど問題も多く、もはやごく一部の施設だけが使っている状況です。

主流のレンズ素材は、ＰＭＭＡを柔らかい材料にしたアクリル系です。ただし、気を付ける点があります。この柔らかいアクリル系素材をどのように加工したかです。

かなり柔らかい素材を、型に流し込むモールディング法という製造方法があります。このモールディング法のレンズは、分子間結合が緩すぎて、時間が経つとアクリルの分子間に水の分子が入り込んで、眼内レンズが濁ってきます。グリスニングという現象です。このために、10年ほどするとかなり眼内レンズが濁ってきて、視力も出にくくなります。つまり寿命が10年ほどのレンズといってもよいと思います。

まるで白内障のように濁ったモールディングタイプのレンズを入れている患者が、当院にもよく来ます。そしてかなりの方が、このレンズを取り出して、新しいレンズに変えてほしいと希望するのです。

眼内レンズ摘出と、新しいレンズ移植術

世界で最初に、眼内レンズをカプセルの中で切断して小さくしてから、小切開から取り出す方法を開発・発表したのが私です。眼内レンズを取り出す手術は、かなり前から行なって

いました。多くは、レンズの度がずれていたことによる手術後のエラー矯正です。以前は超音波によって眼球の長さを測定していたので、誤差も多かったのです。今は、レーザースキャンでの眼軸《がんじく》（角膜から網膜までの長さ）測定と、眼球の角膜外面と内面のカーブのデータを入れるなどしており、これにより誤差も少なくなっています。

最近は、すでに述べたモールディング法によって、眼内レンズが白内障のように濁ってしまった症例を扱うことが多くなっています。

これらを取り出す方法です。まず、粘弾性物質を十分に入れ、カプセルの中でレンズを半分に切断します。そして、粘弾性物質により角膜内皮を保護しながら、半分に切断した眼内レンズを取り出します。視力が出ていなかった要因は、眼内レンズのせいだけでなく、カプセルをきれいにクリーニングできていなかったということもあります。そこで、眼内レンズを取り出したあとに、カプセルの内側に残った白内障の取り残しである、皮質という薄い層状の白内障を取り除き、さらにカプセル内面をピカピカに磨きます。そして、その後に真打登場とばかりに、レースカットで作られたレンズを移植するのです。

このレースカットとは、柔らかめのアクリルではあっても、流し込みのモールディング法での材料よりかなり硬いアクリル素材を使います。そして、細かい旋盤《せんばん》のような工作機械で眼内レンズを削り出しで作るのです。この結果、折りたたむことができるものであっても、分子間結合が密なので、間に水の分子が入り込むようなことはないのです。そして10年で駄目になることもなくて、100年はもつだろうと想定されているのです。

この眼内レンズ入れ替えの患者で特徴的なのは、よりよい裸眼視力を望んでいることです。ですから、入れ替えの際に、多焦点眼内レンズを移植して、裸眼で全てを見えるようにする例が多いのです。

それまではメガネをかけた矯正視力が0・5ぐらいまで落ちていたのが、混濁した眼内レンズを分割して小切開から取り出し、かつカプセルに残った白内障をきれいに取り出して、カプセルをピカピカに磨き、さらに、最新の全領域を裸眼で見える多焦点眼内レンズを移植します。すると、患者は裸眼で全ての距離を1・2以上見えるようになるのです。これは嬉しいですよね。

他にも、他院で多焦点レンズ移植術を受けたが、裸眼でも矯正でも0・5しか見えず、何とかしてほしいと来院される患者がけっこういます。

具体例でいいます。北京のある病院で多焦点白内障手術を受けた中国人の患者です。この患者にはドイツ製のレンズが入っていて、手術もドイツ人医師が執刀したとのことです。矯正でも裸眼でも０・５しか見えない患者でした。

　このドイツ製レンズは大きなレンズで、摘出がしにくかったのですが、摘出後にカプセルもきれいにして、新しく、全距離が裸眼で見える多焦点レンズを移植しました。何とか裸眼視力が、右が１・２で、左は１・５も出て、まだ40代の中国人の患者は心から喜んでくれました。

また、ある女性患者がアメリカのニューヨークから来院しました。私のアメリカの拠点でもあるニューヨークからは、けっこう患者が来ます。この患者は、度数の違ったレンズが入っており、当然見えにくいのです。眼内レンズを切断して取り出す方法は、かなりの上級者しかできませんので、開発者の私のところに来るのは最もよい選択です。

　彼女に移植されていたレンズは、もともとは単焦点レンズであり、術後遠視眼のために裸眼ではどこも見えずに、矯正でも０・５でした。眼内レンズを切断して取り出して、きれいにカプセルを磨きました。今度は、彼女は新しいレンズとして多焦点レンズを希望しました。この結果、裸眼でほぼ全ての距離が１・０も見えるようになったのです。

　近年は、コロナ禍で海外との交流が途絶えて、外国の患者が減ったのですが、再び日本に自由に来られるようになって、海外からの患者が急速に増えています。深作眼科六本木院はもともと特に海外からの患者が多いのですが、日によっては手術の半分が海外の患者だということもあります。

多焦点レンズの発展に伴う、近代的白内障手術法の開発

深作眼科の白内障症例は、多焦点レンズ移植手術が多いのが特徴です。私自身が多焦点レンズの開発に関わってきたことも理由ですが、何よりも、裸眼でほとんどのものがよく見えるので、患者の満足度が非常に高いのです。

世界で最初に、レンズにいくつもの焦点を持たせるという試みは、カナダのハワード・ギンベル医師が800人ほどのボランティア患者への手術で、屈折矯正型レンズを移植した時に始まります。私はまだ若造でしたが、多くの新しい近代的手術法を開発していることなどの業績が注目を浴びて、ずっと先輩の医師であるギンベル先生から「一緒に開発をやらないか」との誘いを受けたのです。私がアイデアマンだったので、一緒にやりたいということでした。それ以降、カナダには、学会も含めて10回は行きました。

カナダで開発していった多焦点レンズの評判はとても高いものでした。そしてその成果は世界へ、特にアメリカに渡り、多焦点レンズが使われるようになり、まずは遠近の2焦点の多焦点レンズが広まったのです。

カプセルの窓を確実に作るCCC法を開発

この多焦点レンズ手術法の開発の過程で、多くの近代的な白内障手術方法を開発しました。多焦点レンズは、単焦点レンズよりも光が分散されるので、焦点1カ所あたりの光の量は少なくなります。つまり、よりよい視力を出すには、白内障手術でも数段高みにある多くの洗練された方法が必要だったのです。

よい視力を出すことが可能となった、近代的な白内障手術法を私は多く開発してきています。これらの画期的とされた手術方法をご紹介しましょう。

1つは、カプセルの窓を開けるCCC（Continuous Curvilinear Capsulorhexis）法という方法です。Capsulorhexis（カプセルを裂く）という言葉は造語ですが、カプセルの前嚢を引き裂くという考えは、ギンベル先生が考え出した方法です。しかし、ギンベル先生の方法は、半周ずつ裂いて、橋状に残したものを最後に切る方法でした。

私はギンベル先生から「裂く」というアイデアは聞いていました。そこで、カプセルの前嚢を全周「続けて裂いて」、最後のつなぐところを、外から内へと切開線をつなぐ、という方法を、私が開発したのです。カナダに行った時に、この私の方法をギンベル先生にも教え

資料30 CCC法

CCC = Continuous	Curvilinear	Capsulorhexis
（連続的に）	（円形に）	（引き裂いていく）

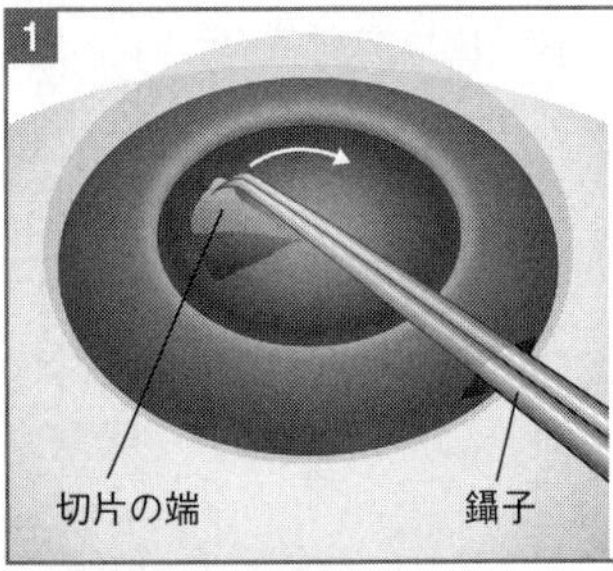

鑷子で前嚢を一部切り、
その断端をつかんで、
引っ張りながらカプセルを
円形に連続して引き裂いて
いく。

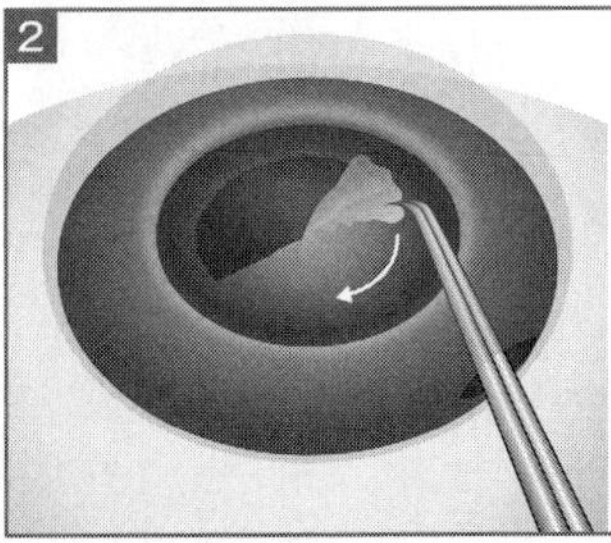

カプセルをつかむ鑷子

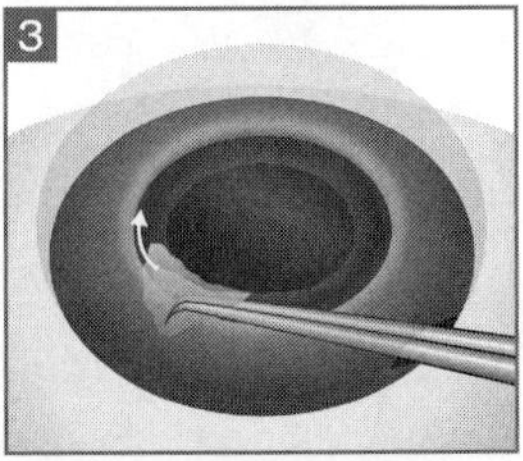

一周すると、引き裂いたカプセルの
切開線が円の外から重なる。

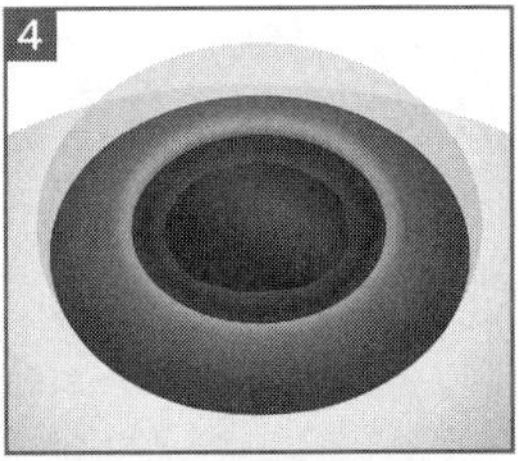

CCCの完成形

て、この私の方法が世界標準となったのです。

このＣＣＣ法の最も大きな利点は、窓の切れ端の強度が強いことです。以前は、切れ目をつなぐ、缶切りのような切り方であるカンオープナー（Can Opener）法が窓を作る方法でした。でもこの切れ目の断端は非常に切れやすく、眼内レンズを入れる時に裂けてしまうこともあったのです。窓の断端が切れると、裂け目が後嚢に回り裂けて、眼内レンズが目の中に落ちかねないわけです。

しかし、このＣＣＣ法は断端が強く、少々の引っ張りでは切れたりしません。眼内レンズのカプセル内での安定した位置確保には、ＣＣＣ法は絶対に必要な画期的な方法なのです。

白内障核垂直分割法を開発する

白内障手術法でも、多くの近代的な方法を開発していきました。

当時のギンベル先生は、核の中央を掘り下げて削り取り、周辺部分を割って小さくして削り取る方法の「Divide and Conquer（分割して成し遂げる）」と名付けた方法で手術をしていました。これも画期的な方法でした。それまでの超音波方法は薄く削っていって、最後に皿のようになるまで削るという方法であり、時間がかかり、かつ最後の皿の処置時にカプセルの後嚢を破きかねないのでした。

このギンベル先生の方法をもっと効果的にしようと改良して、私が「Snap and Sprit」法といって、核を削らないで、丸ごと初めから垂直方向に4分割する方法を開発しました。これはアメリカ眼科学会で第1位を受賞しています。この近代的方法がアメリカに普及していったのです。

点眼麻酔による白内障手術法の開発

当時は白内障手術の近代的な方法を開発する世界的な競争がありました。その中で私は早い社会復帰と身体への負担を減らす方法として、点眼での手術時の麻酔法を開発したのです。じつは当時は、白内障手術の麻酔薬であるキシロカイン液は、あくまでも注射で目の周りに打つものであり、点眼用ではないとの注釈があったのです。その禁止した理由は分かりませんが、他の点眼用の麻酔薬と比べて何ら不都合がないのは分かっていました。白内障手術には使わなくても、検査の際の点眼麻酔には使っていたからです。そこで、白内障手術を点眼麻酔だけで行ない、さらに痛みを少なくするために手術法の改良をしたのです。

そもそも上級眼科外科医は、虹彩などの痛みを感じる場所を触ったりはしません。しかし、昔は炎症によって瞳孔が癒着する瞳孔ブロックを心配して、周辺虹彩切除術が必要とされていたのです。これは当時の手術の精度が悪くて、炎症を強く引き起こして瞳孔ブロックを起こし、閉塞隅角緑内障を起こすことがあったのでしょう。

しかし、私の手術法では炎症はほとんど出ないので、周辺虹彩切除は必要ないとして、やめたのです。それから20万件の手術を行なっていますが、全く問題がありません。周辺虹彩切除などという無用の傷をつけていたことが分かったのですね。こうして、痛いところを触らないので、もはや結膜の麻酔だけの、点眼麻酔で十分だと判断したのです。

こうして、パリの国際眼科学会で、点眼麻酔による白内障手術を紹介しました。初めは参加者が驚き、そんなことができるのかという反応でした。しかし、実際に点眼麻酔手術を見せると、皆が質問に殺到したのです。

こうして、瞬く間に点眼麻酔による白内障手術は欧米に広まり、キシロカインのパッケージの説明も変わり、「点眼麻酔の使用方法」とまで出るようになりました。

最先端の医学は、やはりけっこうな驚きを持って迎えられます。ただし違うのは、新しい内容は日本ではケチをつけられ、誹謗中傷の憂き目にあうことがありますが、先進国世界の国際学会では、神が舞い降りたがごとくの称賛とあこがれの目で見られるのです。この点眼麻酔は今や世界標準の方法です。

糖尿病患者の手術は上級者で

話は少し脱線しますが、先ほどの周辺虹彩切除の話です。特に糖尿病などがあると、糖尿病患者は炎症タンパク質が目の中に出やすいので、瞳孔ブロックを恐れて周辺虹彩切除が必須だと思われたのです。

ただ自分の経験では、この強い炎症を起こすのは、手術技術の劣った術者だけのように感じていました。初級者は手術時間も長くかかり、炎症を起こす色素細胞の多い虹彩をこすったりして、手術後に炎症タンパク質のフィブリンが大量に出ることがあったのです。特に糖尿病患者の白内障手術ではそうでした。

ですから、研修病院などでは、内科医がこの眼内炎症を心配して、コントロールの悪い糖尿病患者は白内障手術をしない方がよいなどと、勝手に患者にムンテラ（医師から患者や家族に病状や治療方針などを説明すること）することがあります。

でもそれは、越権行為なのです。研修病院では糖尿病患者の白内障手術は難しいのは分かります。でも我々のような超上級者は、血糖コントロールの悪い糖尿病患者の白内障手術でも、炎症などほとんど出ないのです。

内科医が勝手に手術できないなどといってはいけません。なぜならば、手術者の腕の差で結果が全く違うのです。しかも、このような重症の糖尿病患者は、白内障手術だけでなく、すぐに網膜のレーザーや硝子体手術が必要で、いつまでも手術をしないで待っているうちに失明してしまうのです。

ですから、目の手術の適用については、内科医がやってよいとか悪いとかいうものではないのです。内科医に「糖尿病の内科コントロールができるまで手術を待て」などといわれて手術をキャンセルした患者で、失明してしまう方がいるのです。

むしろ、糖尿病患者の血糖値を、インシュリンなどで急激に下げると、血糖値の急激な変動、つまりグルコーススパイクが起き、血管破綻の大きな要因となるのです。血糖値が高めでも、それなりにバランスをとっておいた患者の目が、糖尿病内科医のインシュリンなどによる血糖降下治療を受けたとたん、糖尿病性網膜症が一気に悪化して、目の血管が破れて一気に出血して見えなくなることがあるのです。

しかも、出血すると、増殖膜が強く張るので、網膜剥離になり失明する可能性が高くなります。これは前にも述べましたが、重要なことなので繰り返します。内科医は血糖値だけで治療効果を見ます。でも我々は、網膜の血管の変化を直接見るのです。つまり、糖尿病は血管病ですので、血管がどう悪いかとか、血管がよくなってきているかなどを、直接、目で評価できるのです。

いずれにしても、眼科外科医が目の手術に関しては手術適用について判断しますので、内科医が勝手に手術適用について患者にいってもらっては困るということです。

多焦点レンズのためにも、手術後の乱視を防ぐ必要性

多焦点レンズの手術手技開発に戻りましょう。

多焦点レンズは、裸眼視力を上げる必要があるのが大きな課題です。裸眼視力はもちろん、近視や遠視矯正も重要です。そして、意外におろそかになっているのが、乱視問題なのですね。歴史的には、多焦点レンズだけではなくて単焦点レンズについても、いかに手術後の乱視を引き起こさないかが最も重要な課題だと思われ、乱視を起こさない手術方法を開発したのです。

白内障手術後の乱視のコントロールは、長年の挑戦的な開発でした。白内障手術を行なう時には、必ず切開します。そこから器具を入れて手術をし、眼内レンズを移植します。

昔のリドレー先生のような時代だけでなく、最近まで続いた嚢内白内障手術（ＩＣＣＥ）

や嚢外白内障手術（ＥＣＣＥ）では、約10ミリの大きな切開創ですので、手術後に強い乱視が起きます。水晶体の塊を出すので、大きく眼球を切開するのです。これだけでも乱視は強く起きます。角膜輪部近くや特に角膜切開では極端に強く乱視が出ます。

さらに、白内障手術後に切開創を縫う必要がありますが、大きい切開ですと、開かないように糸を締め付けるので、これがまた乱視を起こすのです。さらにまた、縫った細い糸は時間経過で緩んできます。このために、乱視の度数がどんどん変化するのです。ですから昔の白内障手術後のメガネの作成は、何回も作り直す必要があったのです。

これを劇的に変えたのが、３ミリ切開で済む超音波乳化吸引術でした。しかしながらＰＭＭＡプラスチックの６ミリのレンズを移植する時に切開創を広げるので、やはり６ミリまで切開は伸びたのです。これは乱視をかなり引き起こす問題がありました。

６ミリ切開での10‐0ナイロン（糸の直径が０・０２５ミリ前後ほど）縫合では、私は３水平縫合という、乱視が極力少なくて乱視変化も少ない方法を開発したことがあります。これでアメリカ眼科学会で受賞しています。しかし、まだ足りないのです。さらに研究を続けました。

自己閉鎖創、無縫合白内障手術で乱視を引き起こさない方法を開発

私は、何か問題があれば、なぜその問題が起こるのかをまず考えます。乱視はなぜ起こるのか？　それは「切開創が口を開こうとする不安定さ」があるからです。それなら、切開創が口を開かないようにするには？

今までは、開くことを前提に傷を縫っていました。ここで発想を逆転して、傷口を開かなくすればよいのでは？　と思ったのです。

「なぜ切開創は口を開くのか？」それは、「目の中の水が圧を持っていて、中から押すからだ」と気づきました。そして、この「中からの水の圧力、つまり眼圧を、逆に傷をふさぐ方向に利用できないものか？」と思ったのです。

この考えのもとに、眼圧で傷をふさぐ切開創のデザインを考えました。その結果できたのが、眼圧で切開が閉じるように内側に弁を作成して、眼圧がその弁にあたって、自分の力で切開創を閉じる、「Self-Sealing Incision（自己閉鎖創）」という切開デザインでした。

この私の考え出した切開創が、世界の無縫合白内障手術の始まりです。この自己閉鎖創切開により、手術後の乱視はほぼ引き起こされなくなり、視力回復も早く、社会復帰が早くなったのです。まさに画期的な方法です。

でも例によって、この革新的技術は、日本では理解されずにケチをつけられ、一方で、世界の中心のアメリカ国際眼科学会では、最高賞のグランプリを受賞したのです。そして国際眼科学会では大絶賛されて、私の「自己閉鎖創（Self-Sealing Incision）法」は、一気に先進国に広まりました。

折りたたみレンズの開発

私の開発した方法は、従来の安定したタイプのＰＭＭＡ製のレンズでの自己閉鎖創による無縫合白内障手術法でした。でもこれはすごく難しい方法なのです。６ミリ切開で、自己閉鎖創のために内側にインナーバルブと名付けた眼圧があたる弁の構造を作るのですが、これには名人芸が必要だったのです。

これをもっと易しくするためには、切開創を小さくする必要がありました。幸い超音波乳化吸引術では、３ミリ切開で手術できますので、３ミリの切開からレンズを入れるようにすればよかったのです。このおかげで、特殊な弁構造まで作らずとも、斜め切開で眼圧で切開創が閉じる弁構造と同じ形にできます。つまり、自己閉鎖創がずっと簡単にできるのです。

このため、私が開発した自己閉鎖創無縫合白内障手術は、アメリカを中心に爆発的に先進国では広がったのです。

この3ミリ切開から挿入できるレンズが必要でしたが、アメリカではすでに折りたたんで入れるレンズが開発されつつあったのです。最初に開発されたのは、当時少数ですが存在したシリコン製のレンズでした。もともとは、切開創が小さくなるので縫合も少なくすむという発想のものでした。ですが、レンズが折りたためるので、自己閉鎖創無縫合手術にも応用できると考えたのです。

そこで、角膜への3ミリの斜め切開による自己閉鎖創を開発したのです。これならば、レンズ挿入も簡単ですし、自己閉鎖創も角膜を斜めに前房内に入る形にするだけで、比較的楽にできたのです。

麻酔は点眼麻酔だけで、自己閉鎖創で3ミリ切開の超音波乳化吸引術で白内障手術をして、3ミリの切開創から折りたたみ式の眼内レンズを挿入します。すると、点眼麻酔下の手術なので、眼球の麻痺がありませんから、手術後すぐに、患者は見えるのですね。

この方法を、アメリカでは患者も医師も熱狂を持って受け入れました。アメリカ人はニックネームをつけるのがうまいのですが、この一連の方法を「Quick Vision（クイック・ビジョン）」とか「Instant Sight（インスタント・サイト）」などと名付けたのです。「あっという間に見える」「瞬間視力」といった意味ですね。でもこの「自己閉鎖切開創無縫合白内障手術」の技術開発者は私だったのです。

無縫合切開は、縫わないことに多くの意味があるのではなくて、重要なのは自分の眼圧という力で自動的に切開が閉じるので、「手術切開による乱視が起きない」「視力がすぐに安定する」「目への圧力が切開を閉じる力となり乱視の変化がない」「社会復帰が早い」「縫わない分だけでも手術時間が短い」など、多くの画期的な利点がありました。

自己閉鎖創無縫合切開への国際眼科学会での評価

余談ですが、私が深作眼科開業後に、超音波乳化吸引術と3ミリ切開下でのシリコンレンズ挿入による自己閉鎖創無縫合白内障手術を、朝のテレビ番組で生中継されたことがありました。テレビ局では8分の時間をくれるといい、その後30分してから患者にインタビューをしたのです。当時はテレビ局も景気がよくて、衛星放送中継車などを入れて30人ほどのスタッフが来ました。

実際の手術は5分ほどで終了して、準備も含めて8分以内で終わり、30分後には番組中に、アナウンサーが患者に直接インタビューしました。その患者さんが、手術直後からよく見えることに感動したというコメントを述べていました。全て生中継で日本中に放送されたのです。もちろん私は、手術の安全性と結果には絶対の自信を持っていました。これこそ、まさにアメリカでいうところのクイック・ビジョンですよね。そしてその手術の始まりの開発者は、日本人の私だったのです。

その後、私は多くの近代的な手術方法を開発して、アメリカ国際眼科学会で最高賞を20回も受賞しました。その最初の最高賞は、この自己閉鎖創の開発への功績です。

さらに近年ですが、国際眼科学会で、「歴史上最も優れた眼科外科医」との称号でもある、クリチンガー・アワード賞を、欧米以外の医師で初めて受賞しました。

世界の医師たちは、この自己閉鎖創無縫合切開の手術方法が、いかに画期的で多くの難問を解決したかを理解していたのです。

その後のさらなる小切開への動き

その後は、機械の発達や、薄い柔らかいレンズを丸めて筒に入れて目の中に入れる方法などが開発されて、1・8ミリの切開で手術が終了するなど、変形した方法はいくつも開発されました。しかし今は、安定性のよいアクリル素材が見直されて、さらに多焦点レンズに回《かい》折格子《せっこうし》（光を波長ごとに分ける光学素子）を入れることなどが必要なので、2・5ミリが標準切開となっています。

無理して2ミリの切開からレンズを入れることも可能ですが、小さい角膜切開を無理やり開いてレンズを挿入すると、変なゆがみが出て、かえって視力回復が悪くなったりすることもあるので、無理をしてまでより小さな切開を、という考え方は、あまりよろしくないのですね。

レーザー白内障手術は近代的？　それとも――？

今まで述べてきた、私が開発した「自己閉鎖角膜切開創」「カプセルの前嚢切開（CCC）法」「核垂直分割法」などは、近代的な白内障手術に必須な方法です。しかし、それぞれがこの技術をマスターするには、相当な努力と才能と時間がかかります。

かつては超音波乳化吸引術の機械の扱いは難しかったのですが、その後作られた機械は、白内障手術を安全でかつ容易《たやす》くできるものに変えられました。その考えに基づいて、手術の技術が初心者レベルでも、何とか白内障手術を行なえるようにと作られたのが「レーザー白内障手術」の機械です。

この機械による手術は、フェムトセカンドレーザー支援白内障手術（FLACS：

Femtosecond Laser Assisted Cataract Surgery）と呼ばれます。これは２０１０年に、米国食品医薬品局（ＦＤＡ）から承認されました。

フェムトセカンドレーザーは、角膜、水晶体嚢、前房を画像化する装置を備えていて、画像上で計測データに基づいて、ＣＣＣ、角膜切開、核の分割法、乱視矯正切開、などをデータとして打ち込みます。その後は、フェムトセカンドレーザーという微細に組織を飛ばす装置で、データに基づいて手術を行ないます。術者はペダルを踏むだけです。初診者でもそこそこの手術ができることになります。

ただし、できるのは、ＣＣＣと角膜切開と水晶体の分割だけです。あとの水晶体乳化吸引やカプセルの皮質吸引や眼内レンズ移植はマニュアルで行なうのです。これらの残りの作業、特にカプセルの残存皮質を吸引除去する方法は、上級者の方法ですので、レーザー装置で手術する初中級レベルの術者では、しばしば残存皮質が多く残っており、術後視力がよく出ないという事例が多くあります。

この手術装置はレーザーを使うことから、一見近代的な方法のように聞こえます。ですができることはごく一部ですし、しかも、上級眼科外科医の手術のできあがりより、かなりよくないのです。今後、全てを機械が行なう時代が来る可能性はわずかにありますが、それでも、私のような25万件の手術経験がある超上級眼科外科医が行なった手術は、機械が関与した手術と比べて、けた違いにきれいですし、また手術後の視力がずっとよいのです。

さらに困ったことには、手術時間がやたらとかかります。私の白内障手術時間は、特に急いでいるわけではありませんが、約５分ほどです。レーザー機械を使った手術もずいぶん行ないましたが、約20分もかかるのです。

さらにレーザー手術では、前嚢切開（ＣＣＣ）の断端は一見きれいなのですが、ギザギザの微細な切れ目であり、強度が弱いのです。また瞳孔が小さいとＣＣＣはできません。さらに、核も柔らかいならともかく、硬い核ではフェムトセカンドレーザーでは十分に核分割できません。

さらには、角膜切開は角膜の組織を蒸散させただけで、実際は切っているわけではないので、切開創がかなり汚く、傷跡が残ります。

私は自分のデザインしたダイアモンドナイフで角膜切開をしています。切開創がじつにきれいなのです。手術後に時間が経つと、切った跡さえ分からなくなるほどのきれいな傷です。

つまり、結論的にいいますと、眼科手術の技術レベルがあまり高くない術者が手術するには、レーザー手術は利点もあります。しかし、その手術後の結果は、超上級者の行なう超音波乳化吸引術での白内障手術よりかなりできが落ちます。

さらに、このレーザー白内障手術は保険が効きません。よい手術ならまだしも、あまりよくない結果で、保険適用の方法よりも結果が微妙に悪いのは、少々問題ですね。

あえていえば、レーザーという近代的な響きがありますので、病院にすれば「近代的な方法を行なっている」というイメージ宣伝に使えるということでしょうか。患者の立場でいえば、同じことの繰り返しですが、腕のある超上級者の白内障手術を受けることが最善だということです。

(4) 多焦点レンズを知る

多焦点レンズの実際

さて、それではこのようにして私たちが開発した多くの新しい手術手技を使った白内障手術での、多焦点レンズについて考えていきましょう。

まずは、ギンベル先生と最初に開発した屈折型のレンズについて話します。そしてその後に、現代ではほぼ主流である回折型のレンズとはどのようなもので、どんな理論で多焦点レンズとなっているのかを説明します。

２０２３年5月にサンディエゴで開催されたアメリカ国際眼科学会で、多焦点レンズの開発について、アメリカのメーカーの責任者たちと話し合いをしました。その際に、多くのメーカーサイドの資料を検証できたのです。そこで興味深かったのは、深作眼科が世界的に見ても、最も多くの多焦点レンズ移植術をしているという事実でした。

日本で最初に多焦点レンズを開始したのも深作眼科です。それは開発者ですから当然ですが、さらに、今までの長い経過で、日本中での多焦点レンズの症例数全体の、約４分の１が深作眼科での手術実施数だということです。

そして手術後の視力結果のよさについては「世界的に見ても深作眼科の症例が、術後視力がずば抜けてよいのは、白内障の手術方法が圧倒的に精緻《せいち》で優れているからだ」ということが、世界的なレンズメーカーの調査で分かったのです。

同じ多焦点レンズを使っても、同じ視力結果は出ません。多焦点レンズでこそ、白内障手術での技術差が術後視力に出ることが、第三者であるメーカーの開発担当者の統計で明らかになったのです。

それでは、多焦点レンズの具体的な側面について考えてみましょう。

屈折型多焦点眼内レンズ

多焦点レンズの最初のタイプが、屈折タイプです。屈折矯正型の多焦点レンズとは、メガネの遠近両用と同じような考え方です。遠近両用メガネと同様に上と下に屈折が分かれている眼内レンズもありますが、多くのレンズは同心円状になっています。レンズは同心円状で、中心部分がまず遠くを見るための焦点です。そのすぐ外側が、同じく同心円状ですが、近くを見るための屈折レンズとなります。さらにその外には遠くをみるために屈折が合った同心円状レンズとなっているのです。つまり、遠く用、近く用の焦点を結ぶ同心円状レンズが交互に作られたものなのです。

歴史的には古く、初めてカナダで800人の患者で多焦点レンズを試した時には、この屈折型レンズでした。遠くが見える焦点を結ぶ屈折カーブと、近くに焦点が合うようにした屈折が、交互に作られたレンズです。私もこの開発に参加していますが、見え方はなかなか評判がよかったですね。

資料31 屈折型レンズと回折型レンズ

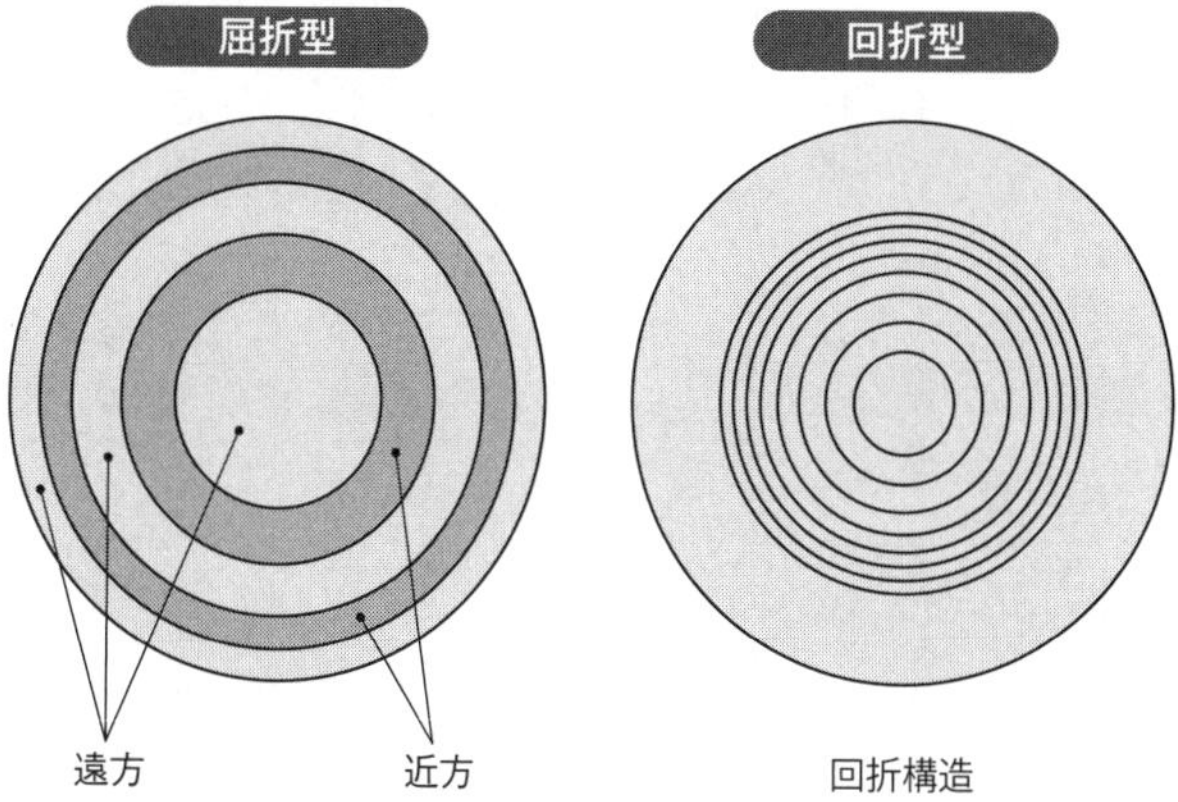

でも当時の屈折型レンズは、乱視があっても治せませんでしたので、後日、レーシックなどで乱視矯正をしたのです。しかも、中心が遠方、その外が近方、となるようにレンズが交互にくるので、瞳孔の開き方によって、小瞳孔（小さい瞳孔）では遠用の外側にある近用の部分のレンズが虹彩に隠れてしまい使われないために、近くが見えないなど、瞳孔径により見え方が変わる欠点がありました。

今では、瞳孔の大きさに関係がない回折型が主流であり、屈折型はあまり使われなくなっています。

回折型多焦点眼内レンズ

この「回折型多焦点眼内レンズ」が、現代

の主流の多焦点レンズです。でも、この「回折」って分かりにくいですよね。

まずは「回折」について話しましょう。また回折によって起こる、光が強調されたり減弱したりする現象は「干渉」といいます。最初に干渉から説明し、次いで回折を説明します。

まずは、光は波であることを知ってください。波には山と谷がありますよね。この山が重なると、強め合う「干渉」が起きて、大きな山になり明るくなります。一方で、山と谷が重なると、弱めあう「干渉」が起きて、暗くなります。これが干渉というものです。

一方の「回折」ですが、これも光が波なので起こる現象です。光源から来た光が狭いすき間を通る時、平行光線で入った光の一部が狭い通路を通過します。光は波であるため、そのすき間から入った光は通路を出ると扇型に広がります。池に石を投げ込むとそこから波が広がりますね。そんな感じで波は広がりながら進みます。

図（資料32）で、光は小孔の左から右へ向けて直進します。扇状の線は、光の波の山を示しています。直進する光は、小孔を通り抜けると広がります。光が広がる角度は、光の波の間隔（波長）に比例し、一方で小孔の大きさに反比例します。つまり、波長が長いほど、また小孔が小さいほど、小孔を通り抜けた光は大きく広がることになるわけです。

この例では、小孔の数は1つだけでした。次に、この小孔を複数にしたものについて考え

資料32 **光の回折（1）**

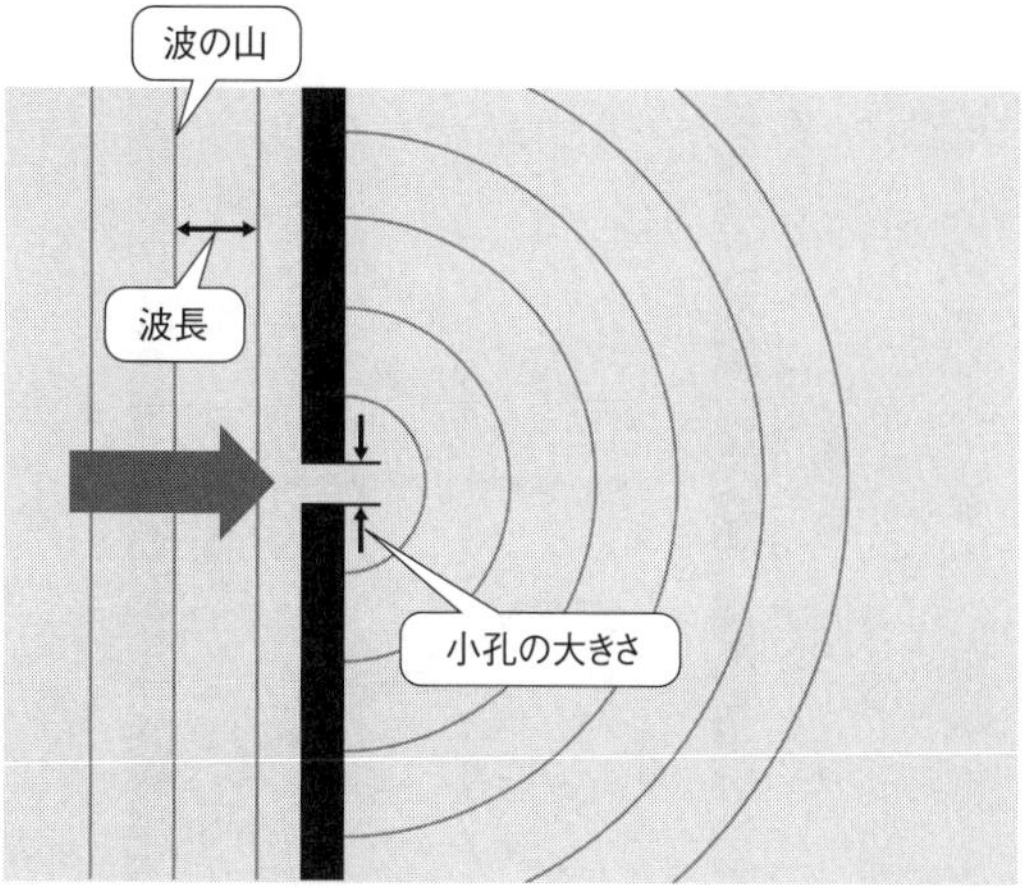

てみましょう。ちなみに、この小孔をガラスの溝で再現するようにして同じ効果を出したものが「回折格子」というもので、この原理は、多くのCDやDVDなどの製品に使われています。

これらの回折現象を利用した光学素子を「回折光学素子（DOE：Diffractive Optical Element）」と呼ぶのです。従来はレンズやプリズムなど、光の屈折現象を利用したものが多く使われてきましたが、近年では回折光学素子が多く使われるようになっています。CDやDVDだけでなく、多焦点眼内レンズなどにも広く応用されています。

さて、先ほどの小孔を複数にして、小孔をガラスの溝で再現したものが回折格子ですが、

資料33 **光の回折（2）**

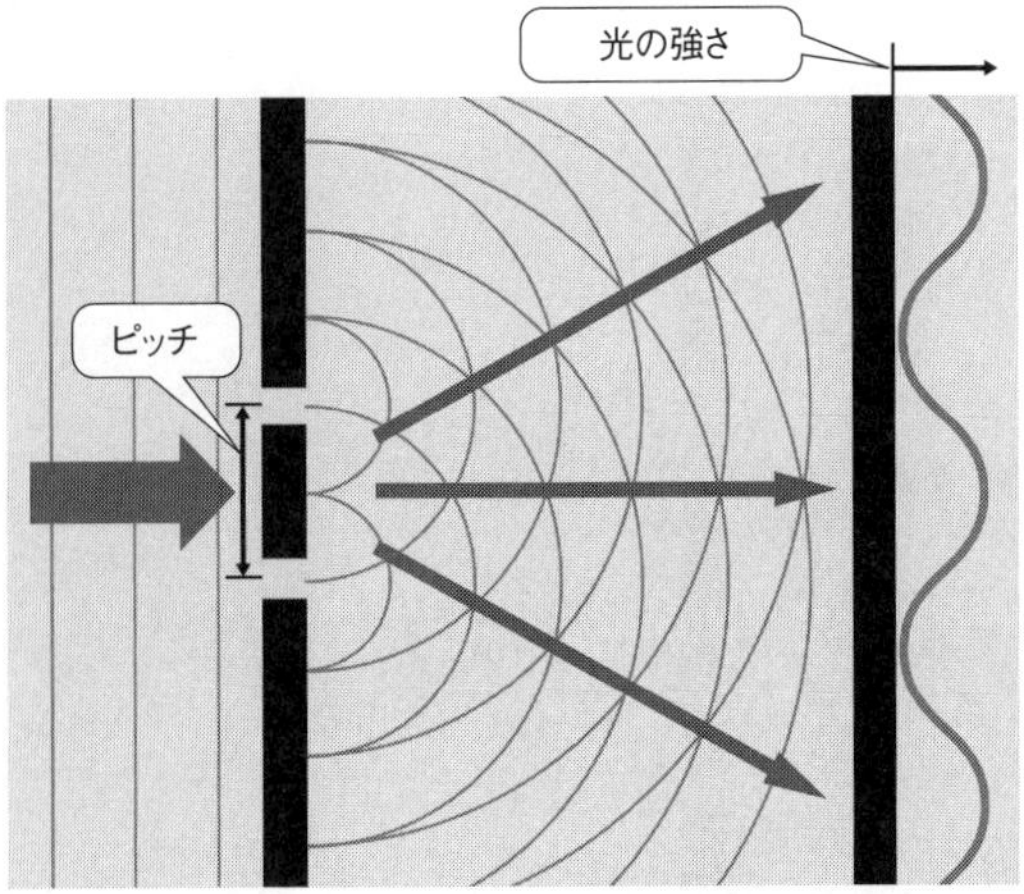

簡単なモデルとして、小孔を2つだけ作った回折格子を例に、直進する光が通り抜ける際に何が起こるか示してみましょう。

2カ所のすき間から進んで2カ所に扇型の波を作ります。2カ所から広がる波は、ずれて広がります。そしてこの2つの扇型の波では、互いに重なる場所と、お互いに打ち消しあう場所が出てきます。そこで干渉が行なわれて、重なる場所は明るい光となり、打ち消す場所は暗くなります。

この現象を使って、複数の焦点の場所で強調されてよく見えるようにしたのが、現代の多焦点レンズです。

図（資料33）で見てみましょう。2カ所のすき間から扇状に波が出て、広がった波は互いに干渉します。その結果、回折格子の右側にある3本の矢印は、2つの波が足し合わされて光が強くなっている場所を示しています。また逆に、矢印と矢印の中間では、2つの波が打ち消し合って暗くなる場所なのです。

この干渉の結果として、回折格子の右側にスクリーンを置けば、光が強め合って明るい部分と、打ち消し合って暗い部分が交互に続くのが映ります。

この図ではさらに、直進してきた光の方向を、すき間を通過後に上下に分岐させていることが分かります。

光の方向が変化する角度は、波長が大きいほど、またすき間の間隔（ピッチ）が小さいほど大きくなります。

ここで、多数のすき間がある回折格子に光を通せば、光の方向をさまざまに変化させることができることになります。光の集まる焦点の場所を決めて、すき間やピッチ間隔を設計するのです。さらに、このすき間に相当する「回折光学素子」は、ガラスの溝や出っ張りでもできます。

繰り返しますが、光には「波」としての性質と「粒子」としての性質の両方が備わっています。回折現象とは、光の波としての性質が表れたものというわけです。

まとめると、波としての性質には、狭い穴を通り抜けると広がること、あるいは広がった複数の波が重なり合うと干渉を起こし、互いに強め合ったり弱め合ったりすることなどが挙げられます。そして、この光の回折現象を利用する「回折光学素子」により、レンズやプリズムなどの「屈折光学素子」を使って行なう光の操作と同様の操作ができるのです。

「回折光学素子」は、微細な加工技術の進歩により作製が容易になりました。レンズやプリズムを使う「屈折光学素子」よりも小型化・軽量化が可能なため、光ディスク用ピックアップや結像レンズ、ディスプレイ素子、レーザーを利用した宇宙太陽光発電、さらには、今回のテーマである「多焦点眼内レンズ」など、さまざまな技術に急速に応用されるようになってきました。

これで理解できましたか?「屈折型多焦点レンズ」は、レンズやプリズム効果を使った「屈折光学素子」の利用なのですが、最近の主流である多焦点レンズはこれまで述べた「回折光学素子」を使ったものなのです。

屈折型と回折型への瞳孔径の影響と、加齢の影響

初めに開発された「屈折光学素子」の多焦点レンズは、前にも述べましたように、中央が

遠方視でその外に近方視のレンズがあり、さらにその外が遠方視となっています。つまり小瞳孔の時は、遠方視の部分のみが使われて、近方視の部分が外に出ないので、近くが見えにくくなります。

一方で、回折型多焦点レンズは、瞳孔径に依存しません。ですから小瞳孔であっても、近くも遠くも見えるのです。

これは別のいい方をすれば、網膜にはつねに、遠方も近方も両方の映像が、ともに焦点が合って見えています。見えるということは、脳が認識するということです。つまり、遠方と近方の両方の映像が同時に見えているのですが、必要な方の映像を脳が選び、不必要な映像を脳が消す、という脳の「認識」作業が行なわれるのです。

つまり、多焦点レンズの使用の際には、映像を選ぶという作業を、脳が学習する必要があるのです。脳の働きが活発な若い世代では、比較的早く慣れますが、脳の働きがあまり活発でない高齢者では、脳の学習に時間がかかることも大いにあります。

この、「脳が認識する」という作業が、見えるということの本質なのですが、これについてはまたのちほど、興味深い例をお伝えします。

回折光学格子のレンズ作用

また繰り返しになりますが、回折光学素子は、従来のレンズと同様の屈折作用があることを改めて示します。

次ページの図（資料34）は、球面レンズと回折光学素子とを比較したものです。

一番上の球面レンズは、「屈折現象」を利用して、光の進行方向を曲げて変化させます。球面レンズは、直進してくる光を曲げて、網膜上の1点に集めるのです。これが、メガネや単焦点眼内レンズです。

一方で、真ん中の回折光学素子1のレンズは、球面レンズと同様に、光を1点に集めるものです。回折格子間の間隔であるピッチが狭いほど、光が曲がる方向は大きくなります。つまり、外に行くほど、より光が大きく曲がるようにピッチ間隔を狭めます。すると、光を1点に、つまり網膜上の同じ場所に集められます。

また、小孔の間隔を適切に設計することにより、一番下の回折光学素子2のレンズのように、複数の点に光を集める回折光学素子も作れます。このためには、小孔の間隔を、希望する焦点距離に光を集めるように設計すればよいのです。

このように、近年は、光の進む方向を自由に変えられる回折光学素子が、さまざまなシー

資料34 **球面レンズと回折光学素子**

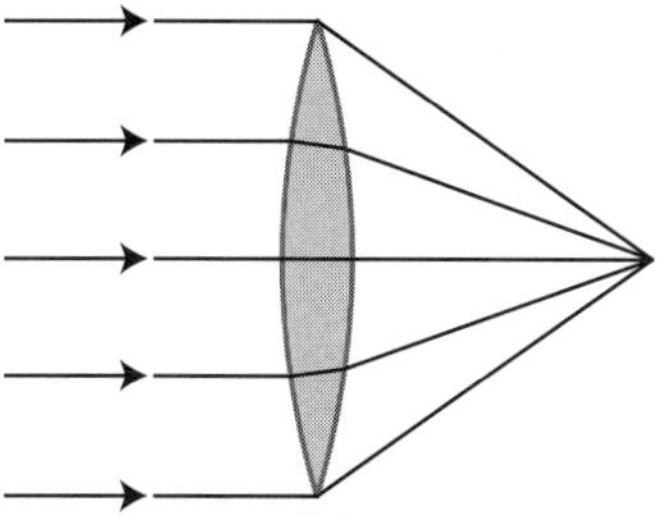

球面レンズ

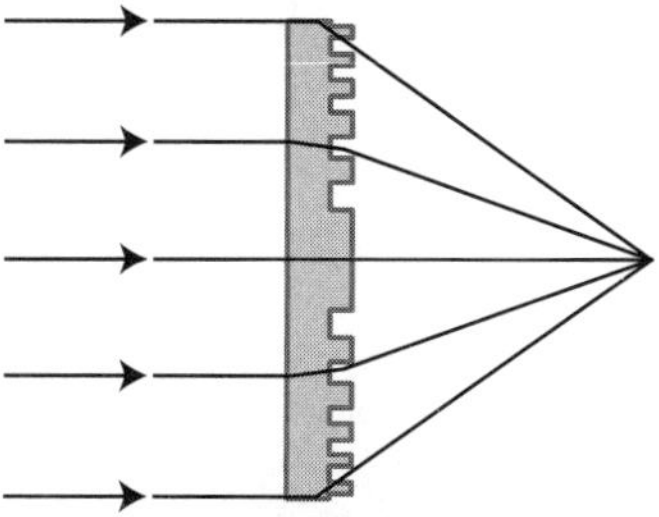

回折光学素子1

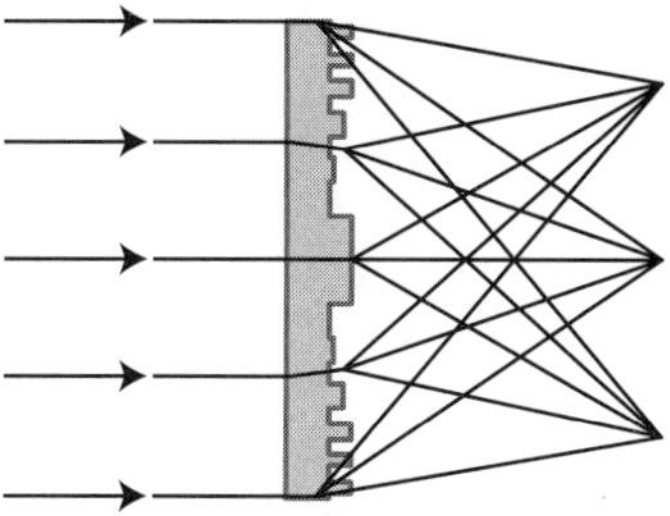

回折光学素子2

ンで応用されています。レンズやプリズムのような屈折光学素子は、どうしても大きいものになるのですが、複数の回折光学素子に置き換えることにより、装置を小型化することができます。

また、回折光学素子でも、不要な回折光がフレア光として発生しやすかったのですが、これについても、同心円状の格子をもつ2枚の回折光学素子を向かい合わせて配置した「積層型回折光学素子」により、不要な回折光の発生を抑えることができました。

その結果、近年には高機能な多焦点レンズもできてきているのです。

多焦点レンズの実際

復習になりますが、多焦点眼内レンズは、光が回折する性質を利用します。異なる光波が伝わって、ある場所で交差すると、干渉が発生します。干渉は、波を弱め合う場合と強め合う場合があります。もしも、光路長《こうろちょう》（光が同時間内に進む距離）が半波長（波長の半分の長さ）だけ異なる2つの光波が交差した時は、干渉によって互いに波を打ち消し合い、強度は0で暗くなります。逆に波が同じ方向の時は、互いに強め合って明るくなります。

2焦点多焦点レンズは、この干渉をうまく使って、どの焦点距離で光が強くなるかを調節するのです。

この干渉を起こすには、波の回折現象を使います。すでに、細いすき間から出る波が扇状の広がりをする回折現象について述べました。この現象はすき間だけでなく、窪《くぼ》みや出っ張りの段差によっても起こります。この段差は、回析現象を起こす「光学的な段差」として考えてください。この段差を持つ円状の出っ張りである回折光学素子を設計して、幾重にも配置することにより、望む範囲の焦点を得ることができるようになったのです。

深作眼科ではつねに、世界最先端の多焦点レンズを用意しています。このうちの代表的なレンズをご紹介しましょう。

乱視矯正シナジー・レンズ（Synergy Toric IOL）

このシナジー・レンズは、従来の焦点拡張型のシンフォニー・レンズ（Symphony IOL）と、遠近の２焦点レンズであるテクニス・マルチ・レンズ（TECNIS Multifocal IOL）の特徴を併せ持ったものとして設計されています。日本では深作眼科だけが最初から供給を受けており、すでに日本で最も長い３年間の経験を持ち、最も多くの症例で移植しています。ですから、世界で最もこのシナジー・レンズについてよく知っていると自負しています。解

資料35 シナジー・レンズ

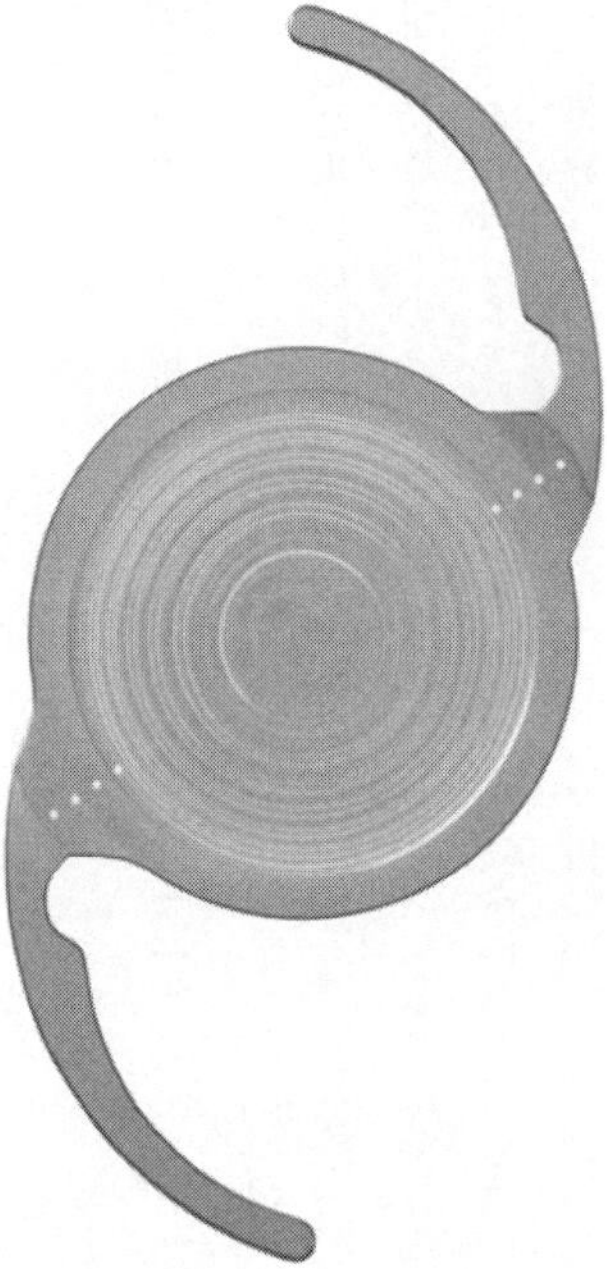

最先端の多焦点レンズ。近方から中間、遠方と途切れなくよく見える乱視矯正シナジー・レンズ。

説しましょう。

まずは、このテクニスシリーズで、どのようにレンズが変化していったかを説明することから始めましょう。

単焦点レンズ「テクニス・モノフォーカル（TECNIS Monofocal IOL）、Opti Blue IOL」

単焦点レンズの「テクニス・モノフォーカル（TECNIS Monofocal IOL）」は、焦点が1

つしかないレンズです。

この最も歴史のある単焦点レンズは、眼内レンズの歴史の中では、リドレー先生が最初に開発した眼内レンズの改良型であり、同じ仲間といえます。つまり、光をレンズで光学的に曲げて、網膜に1つの焦点を結ばせるものです。ですから、手術後にはメガネ装用が必要なのです。

このテクニス・モノフォーカルの進化系が「Opti Blue IOL」で、現在の単焦点レンズです。特徴は、網膜の光障害が強い従来の透明なレンズを改良しているところにあります。光はエネルギーも持った波です。波長が短いほど細胞への浸透性が高く、かつエネルギーが強いのです。このために、紫外線や、可視光線でもいわゆるブルーライトという紫や青の短い波長の波が問題になります。この短波長の光をカットする機能が、新型のレンズには備わっています。

レンズ製造法でのレースカット法とモールディング法

さらに、このレンズは、レースカット法で削った、折りたためるレンズです。レースカット（LC：Lathe-Cut）法は、前にも少し触れましたが、塊《かたまり》の素材から精密旋盤で削る方法です。この方法で作ったレンズ素材は安定性があり、長期間でも変化しないために、生涯にわたってよい視力が保てるのです。

他方では、もっと柔らかいアクリル素材を型に流し込んで作る、キャスト・モールディング（Cast-Molding）法という作り方もあります。しかし、流し込みで作ることのできる柔らかさというのは、アクリル素材の分子間結合が緩く、分子間のすき間があるのです。これも前に述べましたね。そして、移植後の時間経過とともに、レンズの緩いアクリル素材の分子の間に、水の分子が入り込むのです。そうなると、眼内レンズの透明さが阻害されて、グリスニングと呼ぶレンズの濁りが出てきます。レンズの濁りによって徐々に視力も落ちてきます。

これに比較すると、大きなアクリルシートの塊から、削り出しで眼内レンズを作るレースカット法では、時間の経過とともに出るグリスニングは起きないのです。このために、長期間にわたってよい視力を保てるのです。

多焦点レンズ製造へのキャスト・レースカット法

資料36のような「レースカット」法は、超精密旋盤法といった、ダイアモンドの工具とレ

資料36 レースカット法による眼内レンズ製造

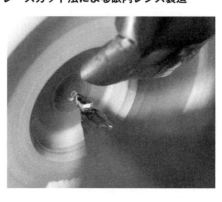

ーザーによる超精密測定技術を使用して、0・01ミクロンの精度で旋盤加工を行なうものです。格子パターンが円対称の場合に使用できます。この超精密旋盤法は、非球面レンズの作製などにも使われますし、多焦点レンズの回折光学素子の作製を安定してきれいにできるのです。グリスニングも起きず、レンズの重合状態も均一であり、材質が安定しています。

光を多く分けるのが、多焦点レンズなのです。ですから、できうる限り、光を減衰することなく、有効な光をできるだけ残して、かつ妨害なく光が通るようにする必要があります。

具体的には、白内障手術時に、カプセルに残った皮質を完全に除去することが重要です。このカプセルの残存皮質を除きクリーンアップするテクニックは、単純な発想ですが、薄い後嚢膜状のわずかな細胞を吸引除去しますので、初中級眼科外科医では後嚢を破く恐れが高くて、白内障手術の中で最も難易度が高いともいえます。ですから初中級者では後嚢のクリーンアップなどは無理なのです。ですから多焦点レンズの手術で視力が出ないのです。

上級者になりますと、超音波乳化吸引術中に後嚢を破くことなどはありません。でも非常に少数ですが、カプセルに残った皮質を完全に取る作業中には、まれであっても破くことはあります。これは後嚢の厚みが薄いことも関係します。

ただ、超上級者であれば、後嚢破嚢しても、そこから「後嚢CCC」という、後嚢に小さなCCCを作る作業を行なって、後嚢に窓を作るのです。つまり、安全で確実に後嚢破嚢対応ができ、問題は起きません。

このように努力して、白内障手術後には完全に光が通るように、特に多焦点レンズ白内障の手術時には完璧を期するのです。

いずれにしろ、いくら多焦点レンズを採用しても、カプセルを完全にきれいにするだけの力量がないと、よい視力は出ないということは知っておいてください。これが技術の差なのです。

テクニス・マルチ・レンズ（TECNIS Multifocal IOL）

単焦点は１つの焦点ですので、よく見える焦点が合っている場所は狭いのです。他の距離を見るにはメガネが必要となります。ちょうど、50歳以降でどんどん調節力が落ちた時に、近くを見るために老眼用メガネをかけるのと同じです。

一方で、何とか近くと遠くを裸眼で見たいという要求は強かったのです。これに対して、40年近く前に、すでにカナダで屈折型の２焦点レンズが最初に開発されています。日本ではまだ、単焦点レンズでさえ新しくて怖いものといわれていたのですから、ずいぶんと世界とは違っていたのです。

この屈折型の２焦点レンズも、評判はかなりよかったのですが、これは遠近両用メガネみたいなものです。レンズは中心が遠くがよく見える屈折レンズ部分で、その外側は近くが見える屈折レンズ部分です。さらにその外側は遠くを見るため……と交互に遠近屈折となっています。

これも評判はよかったのですが、瞳孔の大きさと見え方が関係していました。つまり、前にも述べましたが、小さい瞳孔では、中心部分の遠用の光学部分しか使えず、そのすぐ外側の遠方視用のレンズは、虹彩の下に隠れているのです。

これに対して、その後、回折格子の原理を使った「テクニス・マルチ・レンズ（TECNIS Multifocal IOL）」が、その後に出たのです。

もうかなり前ですが、多くの著名人をこのレンズで手術しています。有名な方では、元首相で今や芸術家である細川護熙《もりひろ》さん。細川さんは日本で最も早く、この回折型多焦点レンズによる白内障手術をした方です。

当時は日本ではレンズがなかったので、ヨーロッパからテクニス・マルチ・レンズを輸入して移植しました。すでに20年以上経過していますが、今でも裸眼で遠くも近くも1・5の視力が得られているのです。ですから、多くの絵画や焼きものや書籍などを生み出す時にも、裸眼で行なえますので、老眼など感じない生活を送れているのです。

その他にも、多くの世界的に著名な建築家の白内障手術などで、このテクニス・マルチ多焦点レンズを移植しています。テレビや本でのお姿を見ても、裸眼で図面を引いて、外の建築物をよく見て、本を読み、文章を書く、などが裸眼で行なえているのですね。レンズも塊から削り出しで精密加工をしていますので、劣化もなく、グリスニング現象も起きずに、長期間よい裸眼視力を保っているのです。

資料37　単焦点レンズと多焦点レンズの光の進み方

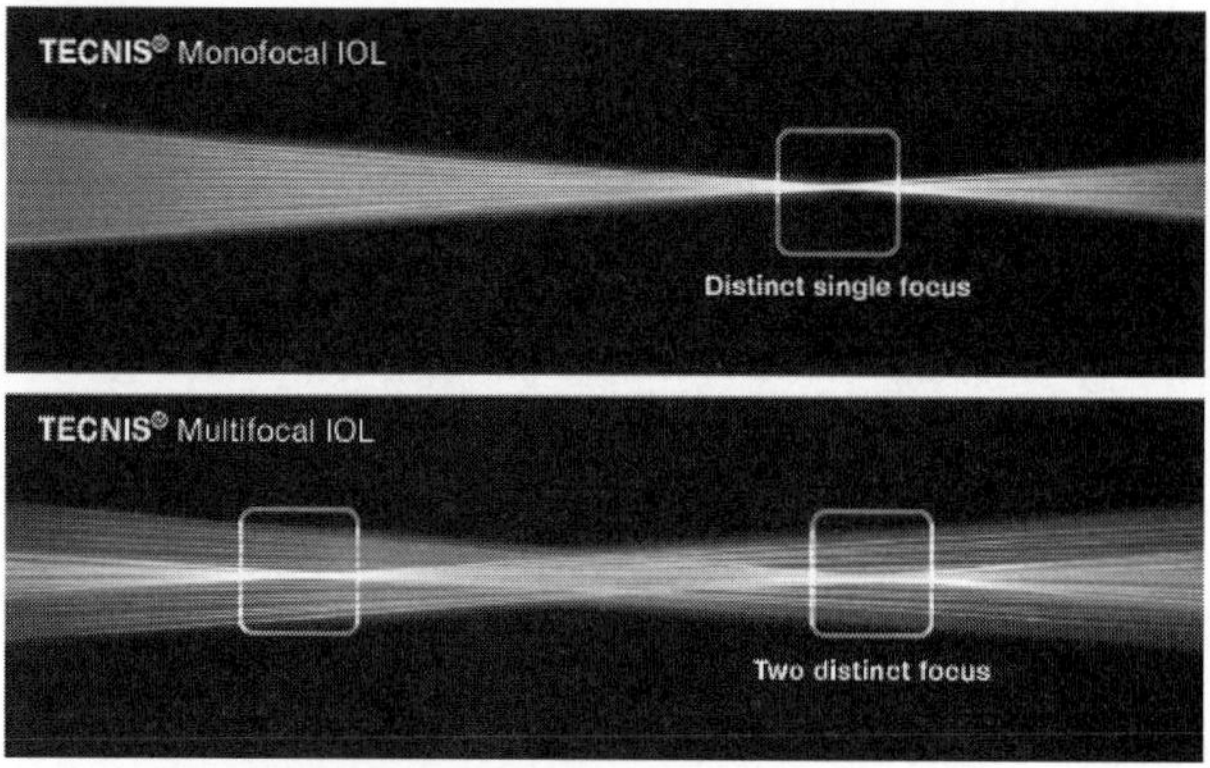

上が、光が結ぶ焦点が1カ所の単焦点レンズで、
下が、焦点が2カ所の多焦点レンズ。

ここで、単焦点レンズの光の進み方と、遠近2焦点の多焦点レンズでの光の進み方を、テクニスのレンズでの光線写真で見てみましょう。

単焦点レンズ（資料37の上）は、光が集まっているのが1カ所ですね。この焦点に網膜が来れば、よく見えるということです。

その下の2焦点多焦点レンズを見てみましょう。光の束が2つの焦点に集まっています。この2つの焦点は、近くを見るための焦点と、遠くを見るための焦点なのです。つまり遠くの景色やテレビもよく見えて、かつ読書の時には文字もよく見えるのです。

多焦点レンズでは、脳の学習が必要

多焦点レンズについての復習ですが、それぞれの回折格子の段差の高さを調整することで、必要な場所に焦点を生成できます。人工眼内レンズでも、段差の高さと形状を選択して、目の網膜上に2つの焦点を形成するように設計したのです。この焦点は、一方は近距離、もう一方は遠距離にあるものを見るためなのです。眼球内では、つねに両方の焦点で光は集合します。この結果、網膜上には近方と遠方の両方の焦点が結ばれるのです。

脳は、近方を見たいと意識した時には、近方から来た焦点を選びます。この時、遠方から来た映像焦点は脳が無視するのです。

遠方を見る時には逆に、遠方からの映像を選び、近方の像を意識から消します。つまり、意識した場所の映像を選ぶように脳が働くのです。これも復習になりますが、多焦点レンズ移植後に重要なのは、「脳が映像を選択することを学習する」ことなのです。つまり、多焦点レンズの場合は、焦点の合った遠近の映像から、必要な映像を選択的に瞬時に読むことを学習する必要があります。

これは若い患者では比較的早く学習できるのですが、年配の方であまり社会活動をしていないとか、脳をあまり使っていない方では、時間がかかることがあるということもすでに述べました。やはり、「ものを見るということは脳の働き」なのです。

多焦点レンズのさらなる進歩——3焦点レンズと拡張型焦点レンズ

ここまでは、多焦点レンズの中でも、近くと遠くを見る２焦点レンズについて述べてきました。しかし、中間については見え方が悪くなるのですね。遠近のレンズの光の走行を見ると、２カ所の焦点では光が集まっていますが、他の場所では焦点がありません。つまり、中間は少々ぼやけて見えるのです。

これを改善したのが、１つは、３焦点レンズ——具体的には「パン・オプティックス(Pan Optix)・レンズ」です。これは、特に車の運転時に、中間の焦点があることで、モニターを見るのに都合がよいということになります。ただ、３焦点にすぎないのですね、つまり不自然な見え方なのです。

さらに問題は、このレンズが、型に流し込むキャスト・モールディング(Cast-Molding)法で製造していることです。このため、緩いアクリルレンズのポリマー体の分子間結合の間に小水泡があり、そこに水の分子が入り、レンズ表面直下に散乱光が発生して、外から見ると白い濁りのグリスニングとなるのです。このせいで、長期経過後に視力が落ちてくるのが

資料38 **拡張型焦点レンズの光の進み方**

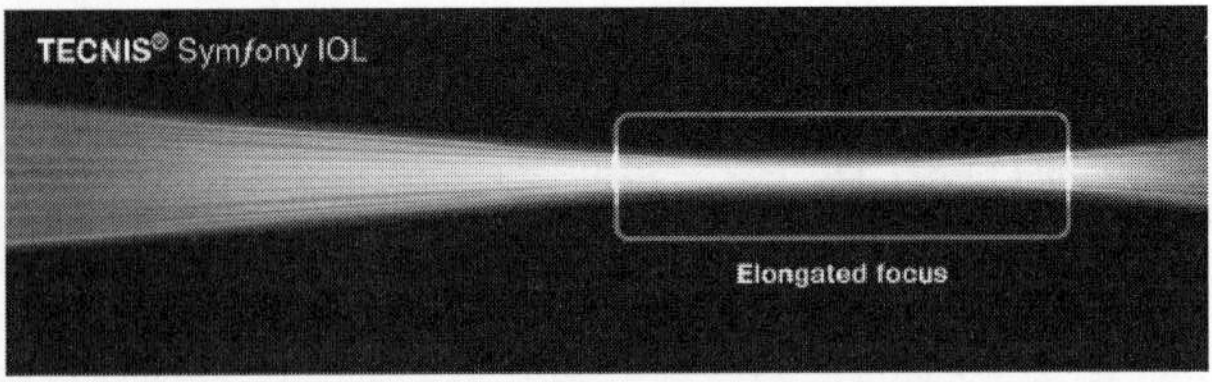

拡張型焦点の「シンフォニーレンズ（Symfony IOL）」。

問題なのです。

これとは別のメーカーですが、全く発想を変えて、焦点を引き延ばし、広い範囲で焦点が合うレンズが開発されたのです。これがテクニス・シンフォニー・レンズ（TECNIS Symfony IOL）です。

上の図（資料38）は、このシンフォニー・レンズの光の進行具合を記録したものです。見て分かるように、焦点が1点ではなくて、幅広くなっています。このために、拡張型焦点レンズと呼ぶのです。

このレンズは患者にとっては、拡張型焦点内では途切れなく見えるため、非常に自然な見え方がすると好評を博したのです。私自身、2焦点レンズ、3焦点レンズ、拡張型焦点レンズをどれも非常に多く手術で使用した経験があります。この3種類の結果では、患者の満足度はこの拡張型焦点のシンフォニー・レンズが一番高かったのです。

しかし、欠点もあります。シンフォニー・レンズは滑らかな見え方でよいのですが、見える範囲がやや狭いのです。つまり、遠方をよく見えるようにすると、中間から遠方はよく見えますが、近くが見えにくくなり、読書用のメガネを必要とすることもあります。逆に近くから中間をよく見えるようにすると、遠方の見え方がやや悪くなり、車好きの男性などが不満を覚えるのです。

つまり、かなり自然な見え方がするので喜ぶのですが、不満も一部あったのです。

これに対しては、私は患者の生活基盤を十分に聞きだして、焦点を主に合わせる場所を、遠めか近めかを聞きだして、患者の満足度を上げる努力をしました。

拡張型焦点の多焦点レンズでのモノビジョン法の応用

さらに、単焦点レンズ移植術では、私がかつて開発した「モノビジョン法」を応用しました。モノビジョン法とは、片方の優位眼では遠方に合わせて、反対眼を近方に合わせるという方法であり、単焦点レンズの移植を考える患者には、この「モノビジョン法」をお勧めしています。

このモノビジョン法は、右と左のそれぞれに１焦点しかないので、両眼で２焦点となるように左右で距離の差を作ったもので、屈折では約1・0D（ダイオプター：レンズの屈折度の単位。焦点距離をメートルで表したものの逆数）から1・5Dの差があります。

一方で、拡張型多焦点レンズでは、単焦点よりもはるかに広い範囲が自然に見えますので、モノビジョン法といいましても、0・5D程度の差で十分なのです。そこで、拡張型多焦点レンズの患者には、優位眼で遠方に合わせて近視も遠視も残さないようにしていますが、反対の非優位眼では、近用から中間用がよりよいように、マイナス0・5Dのわずかな近視を残すようにしました。

単焦点レンズでのモノビジョン法より幅が少ないので、これを「マイクロ・モノビジョン法」と呼びました。こうして、拡張型焦点レンズの方でも、ほとんど全ての患者が、自分の裸眼視力に満足するようになったのです。

さらに近用の視力向上を求め――新型ハイブリッド・レンズ開発

ただそうはいっても、両眼で同じものを見ることは立体視には重要です。モノビジョン法では、両眼で必ずしも見ていないので、立体視が悪くなります。

ものを立体的に見て距離を測るには、両眼で同じものを見て、見たものの右目と左目の角度差を感じる必要があります。この角度を知覚することで、動物や人間は距離を感じ取っているのです。距離が分からないと困ることは多いのですが、距離を感じるための必須条件が、ものを左右両眼で同時に見るということなのです。

モノビジョン法では、左右で度の差をつけて、片方ずつ見るということになりますが、そうすると両眼の角度差をきちんと測れないので、両眼視機能が働かず、距離がつかみにくいことがあります。

距離は、それ以外に、ものの大きさで感じることもあります。遠くのものは小さく見えるので、遠いと感じる現象です。これは、2次元的表面の表現である絵画で、遠近感や立体感を出すために、遠くのものほど小さく描くという、ルネサンス時代のレオナルド・ダ・ヴィンチなどが提唱した「遠近法」の表現からも分かります。

ですから、たとえばゴルフで距離感を正確に知りたい、といった希望のある方では、モノビジョン法では対応できません。このような両眼視が必要な方のために、レンズの改良が必要となったのです。もちろんそれ以外の方でも、左右両眼ともに、近方、中間、遠方と途切れなく裸眼でよく見えたならば、より自然な見え方で、快適なのはいうまでもありません。

そこで、先ほど紹介した、自然な見え方ですが見える範囲のやや狭い、拡張型焦点レンズ

資料39 **シナジー・レンズと他の3焦点レンズの見え方の比較**

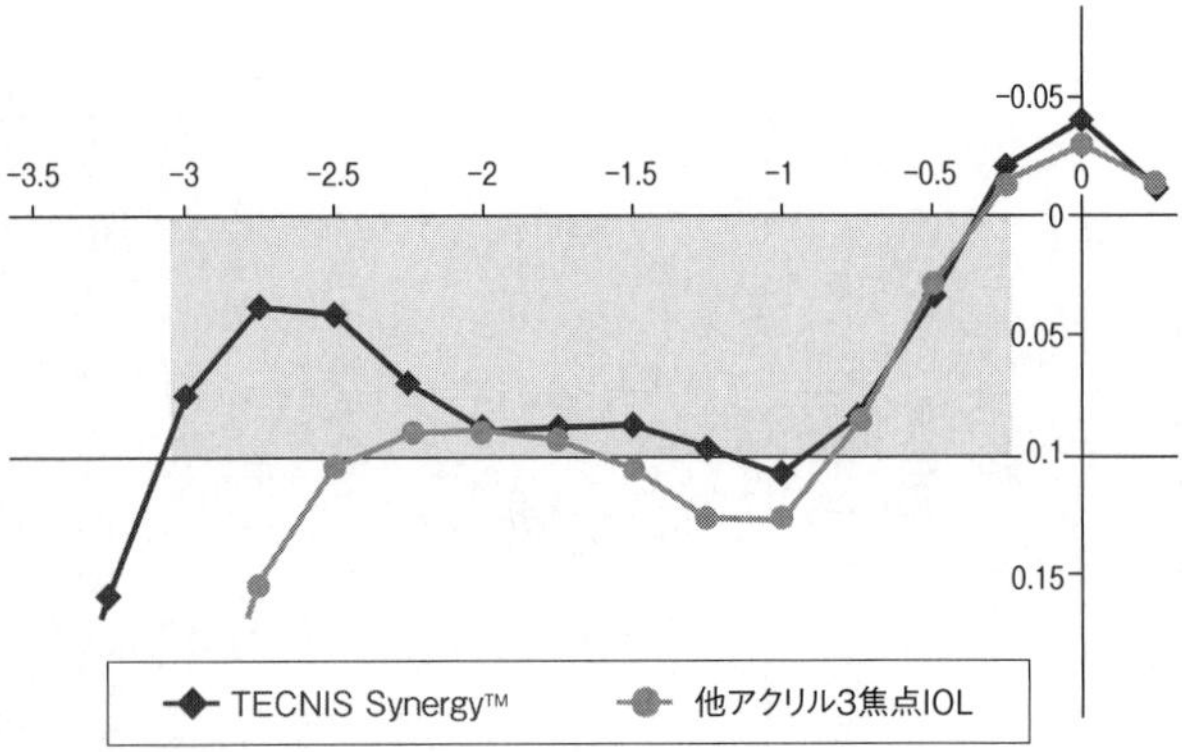

菱形（黒色）がシナジー・レンズの値。他の3焦点レンズ（丸形・グレー）よりも近方の視力がよく、全領域の視力もよい。

のシンフォニー・レンズのタイプの「回折光学素子」に、遠くと近くはよく見えるテクニス・マルチ2焦点タイプのレンズの「回折光学素子」を追加したのです。これが「テクニス・シナジー・レンズ（TECNIS Synergy IOL）」です。

日本では、深作眼科が最初にこのシナジー・レンズを使用開始しています。すでに約3年間で数千件の使用経験がありますが、患者の満足度は非常に高いのです。特に、最初から遠方がよく見えるように合わせても、従来のシンフォニー・レンズと違って、近くの小さな字もよく見えるのです。そして中間距離でもシンフォニーと同様の実用的なよい視力が得られています。

図（資料39）では、左側は近くの見え方です。マイナス3Ｄからマイナス3・5Ｄほどの近くへの屈折効果があります。これだけあれば近くはよく見えます。私の患者でも近くの小さい字が驚くほどよく見えるのが普通なのです。右の0が遠方の見え方です。グラフで分かるように、遠方視力もかなりよいのです。

近方、中間、遠方と全ての距離を裸眼で見えることの喜びの症例

私のゴルフ仲間を私自身が何人も手術していますが、彼らは手術後に「ドライバーで遠くに飛んでいくゴルフボールがよく見えるし、アプローチで目標距離がよく分かるし、グリーン上では芝目もよく見えて、パットが入るようになった」と感動していました。シナジー・レンズ移植後には、両方の目で目標がよく見えるので、目標までの距離感がよく分かり、アプローチショットや距離のあるパットなどを、非常に精度よく打っていましたね。もちろんゴルファーの方々は大満足なのです。

著名なプロ画家も多く手術をしています。絵を見たり描いたりする時は、いろいろな距離から対象物を見たり、また近づいたり離れたりして画面も見ます。つまり、この全距離をよく見ることができる多焦点レンズは、画家にとっては最高の裸眼視力を提供しているのです。

さらに、テレビ局のチーフプロデューサーなどもこの多焦点レンズを移植して喜んでいます。彼らは、手元の近距離の資料に目を通して、周りにある中間距離の何台ものモニターを見て、さらには上から、遠方距離の現場で進む撮影風景をも見なくてはならないのですね。

このシナジータイプのレンズで、乱視があれば乱視矯正もして、カプセルも完全にクリーンになるように皮質を取って磨きます。そして全ての距離の対象物を――つまり、机上の細かいスケジュール表や、周りのハイビジョンの画像、遠方で進む撮影現場をも、裸眼で次々と見ることができるようになります。これぞ、多焦点レンズ手術後の最高の裸眼視力の世界なのです。

多焦点レンズでの乱視矯正の重要性

少し前までは、多焦点レンズでの乱視矯正は、レーシックを使ったタッチアップという方法で、残った乱視を矯正していました。

しかし、エキシマレーザー（熱を発生しない紫外線領域のレーザーのため、より鋭利で微細な加工ができる）での追加手術が必要で、時間と費用が余計にかかることは問題でした。

さらに、レーシックでは角膜を削るために、高次収差《こうじしゅうさ》という微妙なゆがみが角膜に出てしまうことが、ある意味でより大きな問題だったのです。

これに対して、最近の多焦点レンズは、レンズ自体の乱視矯正機能によって、白内障手術時に乱視を眼内レンズによって矯正することができるようになっています。

しかし他方で、多焦点レンズは、光を多くの焦点に分けることになり、ある場所の焦点に行く光の量は、単焦点レンズなどより少なくなるのです。この光の少なくなる分を、カプセルを磨くなどの手術の精度を上げることで補わないと、視力が十分に出ないのです。

単焦点レンズで裸眼視力を上げる方法

白内障手術者が超上級者で、技術が優れ、特に後嚢を完璧にクリーンに磨き上げる技術がある術者であり、かつ多焦点レンズについての深い知識があり、多焦点レンズを１万件以上経験している医師であれば、多焦点レンズの移植術の方が、圧倒的な利点があります。

しかし、経済的には、多焦点レンズはやや高くなりますので、単焦点レンズを選ばなくてはならない状況の方もいます。この方たちのために、先にも紹介した、私が世界最初に開発した「モノビジョン法」があるのです。

これは復習になりますが、片方の目（主に見る優位眼）では、主として遠くを見るような屈折である、ごく軽いマイナス0・5Dほどの近視に合わせます。そして反対眼は、通常は非優位眼ですが、主に近くを見るような屈折の、マイナス1・5D程度の屈折に合わせます。

すると、手術後に多くのものが裸眼で見えるようになります。多くのものといったのは、細かいものを見る時には基本的にメガネが必要だからです。さらに、車の運転など、遠近感を得るために両眼視が必要な時は、必ずメガネをかけてほしいと思います。

ちなみに、車の運転時のメガネ装用は、車のライトが光毒性の強いLEDになったので、網膜を守るためのサングラスの要素もあります。

モノビジョン法には、このようなマイナスの側面もありますが、しかし従来の、ただ濁った白内障を手術除去していた時代と比べれば、屈折力について、単焦点レンズでも裸眼でよりよく見えるようにと工夫しているという点で、画期的な方法なのです。

私がずいぶん昔にこの方法を開発してから、ヨーロッパを中心にこのモノビジョン法は人気のある技術方法となっています。

最高の眼科外科医による、最新の多焦点レンズ移植術が最も理想的

ただし、繰り返しますが、腕のある眼科外科医が手術するという前提ですが、お金に問題がないのであれば、最新型の多焦点レンズは、乱視まで治せますし、近くから中間から遠くまで途切れなくよく見えるので、絶対的にお勧めの方法です。

私自身はメガネをかけて１・５は見えるのですが、もしも私の技術を使って最新の多焦点レンズを移植できるならば、今すぐにでも手術を受けたいものです。

メガネをかけないで全てがよく見える生活は、じつにうらやましいのです。しかし、自分自身で自分の目は手術ができませんからね。ですから、私自身が手術した私の患者の目を、いつもうらやましく思うのですね。

しかしながら、単焦点レンズとモノビジョン法についても、選択の１つであることには間違いありません。

特殊な白内障の手術方法――小眼球白内障

通常の白内障手術ばかりなら問題は起きません。しかし、世界ではじつに困難で特殊な目の白内障手術が必要となることがあります。このような場合、治療方法がないといわれたり、下手に手を出して、手術後に見えなくなったりするケースが多いのです。こうした困難な症例の方たちが、全ての難しい目の治療を引き受けられる深作眼科を頼って、日本中はもちろん世界中から助けを求めて来院します。このような困難な症例の一端を見てみましょう。

この原稿を執筆している今週も、大阪と中国の北京から、2人の小眼球の白内障患者が来ました。小眼球とは先天性の発達異常で、小さな目で、虹彩や網膜の欠けがあり、白内障を発症して、網膜剥離も起きやすいのです。角膜は小さく、水晶体は比較的大きく、瞳孔は変形して下にずれて、虹彩の一部と続いた網膜の欠損があります。水晶体はその欠損部分に合ってしまっていて、水晶体を支える糸のチン小帯がなくなっています。

この大阪と北京からの2人の患者に共通しているのは、地元で一番とされた総合病院眼科で、片方の目の小眼球白内障手術をしましたが、失敗して、水晶体が眼内に落下して、かつ網膜剥離を併発して、失明していることです。そしてこれも共通しているのですが、その後に大学病院に診察に行き、もう片方の目の小眼球白内障を手術できるか検査したのですが、治療法がないのでこのままで様子を見る、といわれて放置しています。今やもう片方の目も視力がだんだんと落ちて、非常に見えにくいのです。

さきほども述べましたが、小眼球症とは、網膜の一部とそれに続く虹彩組織のブドウ膜の欠損があり、角膜は小さいのです。しかし、小さい角膜に比べて水晶体は大きく、かつブドウ膜欠損部に合わせて、水晶体を支えているチン小帯がないのです。つまり、白内障手術時

資料40 **小眼球白内障の患者の目**

無散瞳像

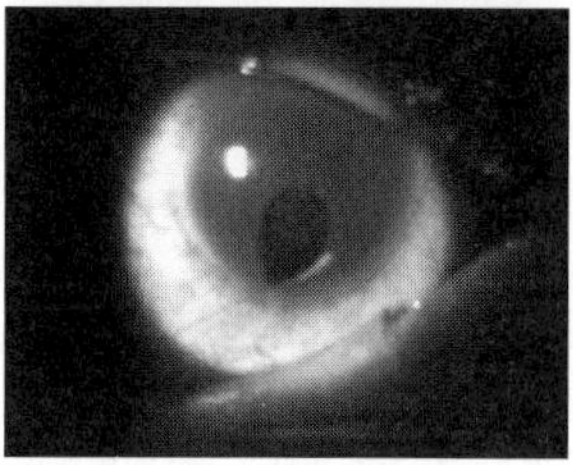

角膜が小さい。瞳孔が小さく下にずれている。虹彩とそれに続く網膜が欠損している。

散瞳像

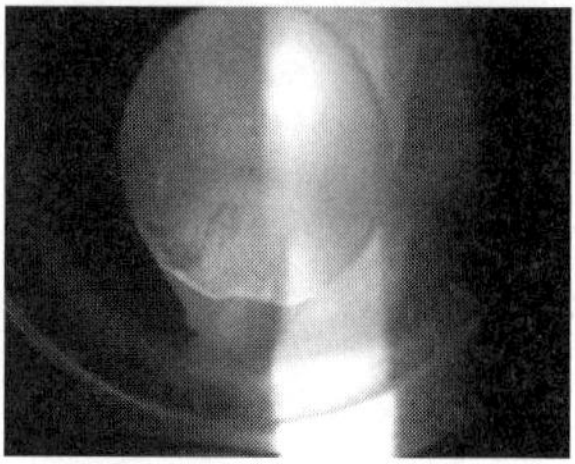

水晶体の下方に虹彩がなく、そこに一致して支える チン小帯と網膜が欠損している。

（散瞳：薬で瞳孔を開くこと）

に、通常の手術技術では、すぐに大きめの水晶体が眼内に落下する危険性があります。

　水晶体が落下したままでは網膜剥離が起きます。この網膜剥離の手術も非常に難しくて、器具を入れる毛様体扁平部が短いのです。つまり硝子体手術時に器具を入れる場所が、通常の3・5ミリではなく、毛様体扁平部を前眼部OCTという測定装置で正確に測定して、もっと短い2・5ミリなどの距離から入れませんと、切開で網膜を破ってしまいます。角膜も小さく、眼内を観察するのが難しい状況で、広域網膜観察システムを使った近代的な硝子体手術を数万件以上行なった経験がある、超上級医師にしか完全な硝子体手術ができません。

白内障手術も、すでに水晶体を支えるチン小帯が一部欠損していますので、吸引圧をやや上げてチップに吸いつけながら超音波をかけて白内障を砕かないと、残りのチン小帯に力がかかって糸が切れ、水晶体はすぐ眼内へ落下します。万一落下すると水晶体の摘出も難しく、網膜剥離になれば、硝子体手術下の網膜剥離手術を数万件以上施行した経験と全て完璧な手術ができる技術力がないと、この2人の他院での手術時のように失明することになります。

つまり、小眼球での白内障手術を甘く考えないでいただきたいのです。眼内レンズを入れる場合も、チン小帯の欠損状況によりますが、カプセル内にレンズが安定しない時は、レンズの強膜固定が必要です。研修病院などでは太刀打ちできるレベルではないのです。世界でも、私のように安全に手術ができ、よい術後成績を出している眼科外科医は数えるほどです。

幸いにも、このような困難な小眼球白内障手術も、私自身は多くの経験があり、注意深い手術によって視力回復ができます。しかし、このような非常に難しい小眼球白内障症手術を研修病院が手を出して失明させている例が多いのです。患者の心構えとしては、非常に困難な白内障手術もあるので、少し時間を使ってでも、世界中から最高の眼科外科医を見つける努力をつねに怠《おこた》らないことですね。

資料41 極端な短軸眼の白内障患者の前眼部写真

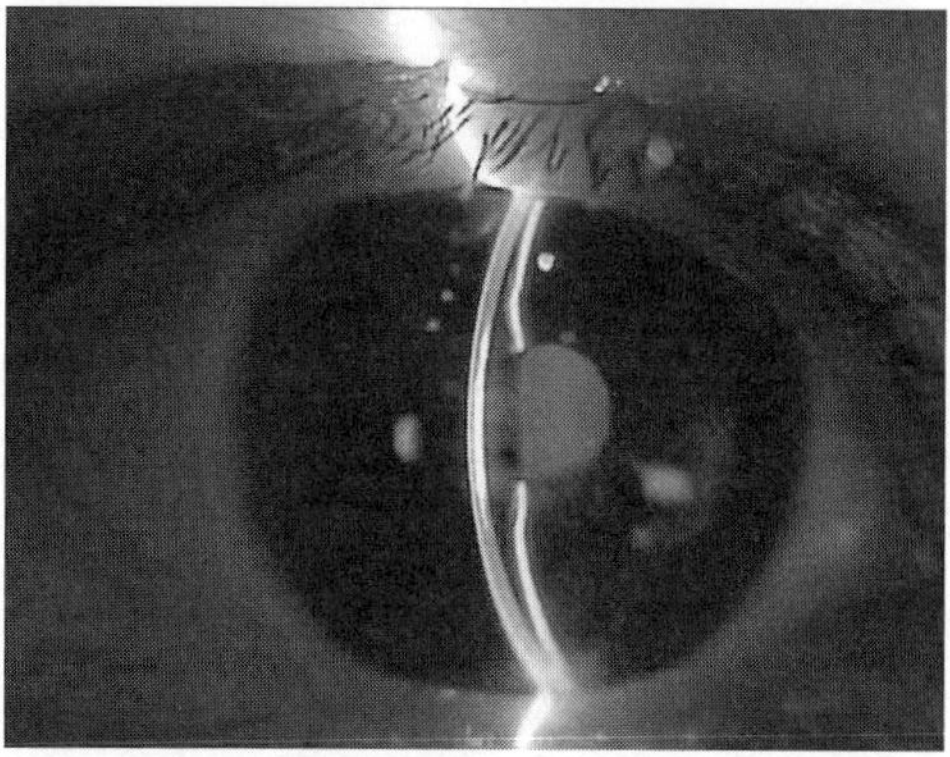

極端に目が短いので、目の前のスペースの
前房が浅く、隅角が極端に狭い。

極端な短眼軸・遠視眼の白内障手術

もう1つ、困難な白内障の症例を示します。極端な短い目を持つ方の症例です。

通常の目の眼軸は24ミリほどあるのですが、この方は眼軸が14・39ミリと扁平な目でした。50代後半になり水晶体が成長すると、房水の流れ道である隅角が極端に狭くなり、緑内障を引き起こしてきたのです。さらに白内障も発現しました。

この白内障手術では、メーカーが作る最も強い眼内レンズの度数30Dでは屈折力が足りず、合計60Dが必要なため、眼内レンズを30Dの2枚重ねにしました。この方はもともとメガネでは視力が出にくいので、ハードコンタクトレンズでの強い凸レンズや、メガネでもプラス22Dの強い凸レンズをかけていましたが、手術後は裸眼で見えるようになりました。

このような極端な遠視は珍しいですが、強い遠視眼で、前房のスペースがとても浅い浅前《せんぜん》房《ぼう》の患者の白内障手術を行なうことが、しばしばあります。このような例で、目の開きの瞼《けん》裂《れつ》が極端に狭い方もいます。こういう方は硝子体圧が非常に高くて、白内障手術も困難ですが、硝子体圧が高すぎて眼内レンズを入れられないこともあります。

こうした場合には、しばしば、硝子体手術を併用した同時手術を行ない、眼圧をコントロールしながら眼内レンズ移植手術を行なうこともあります。もちろん硝子体の濁りも取れますので、手術が安全確実に行なえて、かつ手術後の視力もよいのです。

この際も、前眼部OCTで毛様体扁平部の長さを正確に測り、硝子体の器具を出し入れする場所は、通常の3・5ミリより短くします。この方の場合は2ミリが限界でした。

極端に難しい白内障症例の手術を引き受ける理由

通常の白内障手術でも、術後の視力の差は腕の差だと述べました。難しい症例ほど、これはあてはまります。安全で確実に、難易度の高い特殊な白内障の手術を行なうためには、白内障だけの手術経験では不足で、網膜剥離や緑内障の手術にも精通している必要があります。

特に、小眼球症の白内障手術を、自信を持って施行するには、白内障手術はもちろん、網膜硝子体手術や緑内障手術でも世界のトップレベルの医師でないと無理です。

そう考えると、このような難しい手術例たちは、私が一手に引き受けるしかないのだろうなあと思うことも多くて、困難な場面でも、あえて「火中の栗を拾う」覚悟で、患者に相対しています。私が見捨てたならば、世界のどこに行っても、治療が難しいだろうということが、明白に分かっているからなのです。

幸いにも、これまでは、どの困難な難治症例も、期待値以上の結果を得ています。これは、通常の白内障や網膜剥離や緑内障の患者を、世界の誰よりも多く経験してきて、さらに、困難な症例を安全で確実に行なうための手術方法を、いつも考えて開発し、実行してきた成果だと思っています。

現実に、深作眼科横浜院と六本木院では、日本中や世界中から、じつに困難な手術症例が多く集まってきます。特に世界中の患者は、私の手術技術をよく分かっているのですね。私自身も、世界中で見捨てられた多くの困難な患者の目を救うことに、強い使命感を感じているのです。

（5）白内障手術　Q＆A

私は今までに、いくつもの一般向けの本を書いてきました。それを読んだ患者や読者から質問されることが多い問いに、ここで回答してみましょう。

Q．白内障手術は簡単なので、どこの施設でも大差ないといわれましたが、他院での多焦点レンズ移植手術で視力が十分に出なかったのです。なぜですか？

白内障は、眼科の手術の基本です。しかしながら、手術が簡単だという意味ではもちろんありません。むしろ施設によって、いや術者によって、白内障の手術結果は全く違うということに注意してください。

単焦点レンズでもかなり違うのですが、特に多焦点レンズを使用した手術では、術者の腕により結果は全く異なります。これまでにも述べましたが、本当によい視力を得たいのならば、実績数と、多焦点レンズ移植術後の視力成績のよい医師の手術を受けるべきです。

多焦点レンズは、屈折型では遠近両用のようなレンズです。さらに、最近の回折型では、光が回折格子で扇型に広がる方式を利用しています。遠近両用であっても、レンズで光を2つに分けるために、1つの焦点には半分以下の光しか行きません。

さらに、全ての距離を見るための多焦点レンズでは、さらに少ない光しか来ないのです。しかしながら、網膜の感度はそれほどよくないので、白内障手術を完璧に行ない、必要に応じて網膜硝子体手術をして濁りを減らしたり、乱視矯正手術の併用をしたりすることで、裸眼で1・2以上の視力が出ます。

この「光が分散されることで1カ所に行く光が少ない」という事実は重要です。つまり、白内障手術の技術差が、手術後の視力に直接反映されるからです。日本でもいくつものそれなりに知られた有名病院で、多焦点レンズを移植された患者で、視力が0・2程度しか出ないためにがっかりして、何とか視力が出るように治してほしいと、深作眼科を頼ってくるような方が多くいる状況なのです。

これらの症例で、視力が出ない原因はいくつもあります。

最も多い原因は、白内障が後嚢に薄く残っていることです。カプセルを、特に後嚢を完全にクリーニングすることが大切です。しかし、すでに述べたように、カプセルの後ろの膜は前の膜よりもかなり薄くて、簡単に破けることがあるのです。

私のように25万件も手術経験がありますと、さすがに後嚢を破くことはないのです。しかし、1万例未満の術者、つまり中堅どころ未満の医師ですと、特にカプセルに残った皮質を丁寧に吸引除去してさらにカプセルを磨くという行為は、けっこうリスクがあり、かなりの確率でカプセル後嚢を破いてしまうことがあります。

私でしたら、仮に破いても、後嚢CCCという特殊なテクニックで、前嚢に開けた窓のような断端が強い窓を後嚢にも作ることができます。でもこれはウルトラC級というか、超上級者でも難しい方法です。ですから、いったん皮質吸引時に後嚢を破った経験がありますと、今度は、怖くて十分な後嚢皮質吸引ができなくなります。

この結果、白内障手術時の後嚢研磨が不十分か、全くやらないということになるのです。初中級の眼科外科医や上級者でも、後嚢研磨を全くやらないのは、日本では普通なのですね。ですから視力があまり出ないのです。これは国際的には少々おかしなことなのです。

ただでさえ、多焦点レンズでは光が分かれて少なく分配されるのですから、後嚢に濁りが残れば不十分な見え方となるのは当たり前なのです。これが、日本においては、多焦点レンズ移植術後にはあまり視力が出ないことの原因の大半を占めます。

また、これもしばしばありますが、私とギンベル医師が開発したカプセルの窓を作るCC法ですが、他院症例では、この窓が小さすぎたり中心軸がずれたりしている手術結果を多く見ます。これも視力が出にくい原因です。

もっといえば、視軸のずれどころか、後嚢が破れているのに、患者には何の説明もなく、レンズをそのまま移植している例もけっこう見ます。つまり、レンズが傾いていたり、白内障が残っていたりという、ある意味で論外な結果なのです。でもこのような症例の方々が、日本全国から助けを求めて深作眼科に来院されます。

また、多焦点レンズの矯正誤差は致命的です。裸眼でよい視力を出すはずなのですが、極端な遠視眼とか近視眼とかで視力が出ない方も多いのです。

たとえば、多焦点レンズ移植後に遠視となってしまって、これに残存皮質なども重なり、遠くも近くもどこもよく見えず、助けてほしいと来るのですね。多焦点レンズだけでなく、とんでもない強度近視や強度遠視となった単焦点レンズ移植後眼の患者も多く来ます。測定装置が壊れているのかと不思議な気持ちがします。

こんなにずれていたらレンズを交換するべきだと思うのですが、眼内レンズは入れるのはごく簡単ですが、取り出す（特に小切開から取り出す）のは、超上級者にしか許されない難しい技術なのです。眼内でレンズを切断して小さくして小切開から取り出す技術は、私が世界で最初に開発して、国際学会で発表しました。その時の参加者の驚きはすごかったですし、同時に必要な技術ですので、教えてほしいとの要望も多かったのです。

さらに、眼球中にある硝子体線維の濁りが多くて視力が出ないことも多くあります。硝子体の線維の濁りで光が十分に網膜に届かないのです。ところが、多くの白内障専門家という医師で、網膜硝子体手術ができる術者ではない場合、硝子体混濁が視力の出ない理由だということが分からないですし、硝子体手術の技術がないので、手術して治すことはもっとできないのですね。

私は、白内障、緑内障、網膜硝子体手術の経験症例数は、どれも日本では最も多いのです。私が国際眼科学会でもよくいうのは、眼科外科医は全ての眼科手術ができなくては駄目だ、専門というのはその上で特に得意なものを専門というべきだ、といった話をします。しかし、全ての眼科分野の手術を最高レベルでできるというのは至難の業です。とてつもない努力と長いトレーニング期間と優秀な指導者が必要です。

でもその境地までいかないと、多焦点レンズでよい視力を出すのは難しいのですね。現実には、多焦点レンズ移植を行なっているという術者で、視力を出すための硝子体手術の重要性が分からない術者が多いのが現状です。

Q. 他院で施行した多焦点レンズ移植術後に視力が出ない時には、どのように治すのですか？

他院で多焦点レンズ移植術を受けて、0・5程度しか視力が出ない患者が、けっこう助けを求めて来院します。これらの手術の後始末は、正直いってやりたくないのですが、患者が泣きそうな顔をして頼んでくるために、気の毒になって、何とか手術で治しています。

代表的な改善方法を紹介します。他院で移植した眼内レンズをカプセルの中で切断して小さくして取り出します。先ほども申しましたように、この眼内レンズを小切開から取り出す方法を世界で最初に行なったのも私です。小切開から取り出すのは、切開を大きくした時に発現する乱視を起こさないためです。

レンズを切断したものを取り出したあとは、カプセルに残った皮質を十分に吸引除去します。さらに、今度は新しい連続焦点の多焦点レンズを移植するのです。じつはこのような症例はすごく多いのですね。日本だけでなく世界中から同様の患者が来院します。むしろ海外の患者たちの方が、これらの方法が私の考え出したものだということを知っています。ですからわざわざ助けを求めて来院するのです。そして、矯正で0・5しか出なかった視力が裸眼で1・5も出るようになり、心から満足して帰国するのです。深作眼科の六本木院は、海外から来やすいためか、日によっては半分の手術患者は海外からです。もちろん日本人でも、首都圏だけでなく、北海道から沖縄まで全国から来院します。

Q. どのように最高の眼科外科医を見つけたらよいのですか？ 雑誌で「よい病院」のリストを見ましたが、信じてよいでしょうか。

まず患者さんは、できることなら初めから、多焦点レンズ移植を1万例以上経験していて、つねによい視力を出している、本当の上級の術者を選ぶことがなにより肝要です。「初めから最高の手術を受ける」ことが、何よりも重要なのです。このためには「最高の眼科外科医を見つける」ことが必要になります。

以前ある新聞で、「よい病院」というタイトルで施設の手術件数を出している表が出ていました。これについては、読者を迷わす恐れがあるので、一言申します。

この表は、具体的に硝子体手術、緑内障手術、白内障手術、多焦点眼内レンズ手術などの手術件数を、都道府県別に医療施設別に出している表です。以前にも似たような「症例数で見るよい病院」といった表が、週刊誌や新聞に出ていました。

以前はつねに、深作眼科が手術件数で一番多かったのです。これは、厚生労働省に情報開示請求を行なって新聞社が独自に手術件数を調査して出したからです。

ところが、一部の眼科関係者が何を血迷ったか、週刊誌にごり押しして、研修指定医療機関に限定した表にしたのです。先ほどの新聞に出ていた表を見ても、小さな字で、研修病院にアンケートを送って39％から回答があり、それを載せたとあります。

つまり、客観的なデータでもないですし、ごく一部の研修病院だけへのアンケート送付なのですね。こんな馬鹿げた表を信じる方もあまりいないとは思いますが、お偉い新聞社が、「よい病院」と銘打った表を出せば、信じてしまう人もあるやもしれません。

よく考えてくださいね。「研修指定病院」とは、「その病院へ行けば、診察だけでなく手術でも研修＝練習台になる」ということですよね。

私は、研修、つまり練習ですが、手術の練習をすることは必要だと思っています。ただし、この必要とは必要悪だと思います。できるならば、できるだけ人間の身体で練習しない方がよいのです。私が最初に手術の練習をした時には、豚の目を600眼も使い、毎日練習をしました。ですから、最初に人間で手術した時には、手先が器用な特性もあったでしょうが、最初の症例から裸眼で1・0を出すことができていました。

今まで25万例も手術しましたが、どの症例でもつねに、患者の目を手術する時には最高の結果を出す努力を続けているからこそ、口コミだけで、世界最高の手術件数となったのです。

でも、多くの研修病院では、人間の目で手術練習をするのです。あなたの大事な2つしかない目が練習台となります。そんな研修＝練習病院の手術件数を表で出すなら、少なくとも「よい病院」というタイトルはやめてほしいものです。そしてまた、研修病院の宿命は、患者の身体を練習台にするという必要悪を実行することであり、この情報は十分に患者に伝えるべきだと思うのです。

ましてや、正しい情報を伝えるべく責務のある新聞社が、研修病院だけを対象にした手術件数表なるものを出して、「よい病院」と銘打って患者をミスリードするなどということは、してはならず、もっと責任感を持って訂正すべきだと思うのです。少なくとも、この表を

「本当の意味でのよい病院」を選ぶ根拠にしてはいけません。練習台になる病院だということの表なら分かります。ぜひ正義の表に正していただきたいと思いますね。

Q．白内障専門家や緑内障専門家など、その道の専門家のところに行けといわれましたが、そうした方がよいのでしょうか？

患者さんによっては、自分の病気、たとえば緑内障なら緑内障のエキスパートとか、緑内障学会の役員のような医師に診てもらいたい、と思う人がいるかもしれません。が、眼科の手術に関しては、これはある意味では間違いです。

私は眼科外科であれば、眼科の全ての病気の手術に通じているべきだと思うのですよね。なぜなら、1つの病気だけが原因で眼科を受診する人は、じつはむしろ少ないからなのです。さらにいえば、1つの病気の手術に通じているだけでは、その方の病気をきちんと治せないケースが多いからです。

私の高校時代の同級生の例です。緑内障になり、自分で調べて日本の緑内障の重鎮といわれる方を訪ねました。そして、両眼の緑内障と白内障があるといわれ、まず片方の目の手術を受けたのです。左目の手術を受けて、結果は、ほぼ失明しました。そこで、私のところに来たのです。

たしかに、その同級生がかかった医師は、緑内障の薬についてよく講演していて著名な方でした。しかし、手術はまた別物なのです。手術は「技術の匠の世界」です。白内障と緑内障は密接な関係がありますので、白内障手術をしたことは悪くないのですが、技術が悪すぎたのです。さらに、緑内障を治すために同じ切開場所からろ過手術（眼圧を下げるために流出路を作って余分な水分を眼外へ導く手術）をしていました。同じ切開場所からこのレベルの炎症が出る手術をすれば、ろ過手術など効果があるわけがないのです。

私は今まで25万件の手術をしていますが、全ての手術において、その患者に合わせて微調整しています。逆にいえば、ワンパターンの手術などしたことがないのです。結局、この患者はその大御所から逃げて、私のところに助けを求めにきました。この方は、まだ右目の白内障と緑内障をいじっていなかったので、私がまず白内障手術をして、続いて緑内障手術と、分けて行ないました。

まずは世界の誰よりも洗練されていると自他ともに認める白内障手術を右目に行ない、裸眼で1・2も出ました。さらに、続いて別の切開場所から右目の緑内障手術を施行して、眼圧も10㎜Hgと最適な眼圧にできました。

私は、患者の目を見た瞬間に、手術方法がいくつも映像として頭の中に浮かびます。数限りない手術の引き出しを映像として頭の記憶に持っています。

そして、冷静にその手術映像を組み立てて、私の誰よりも経験を積んだ、微細な1000分の1ミリの細かな動きでもできる、自分の指に指令を出して、手術を完璧にこなすのです。他院ですでに手術を受けた左目は光覚弁（154頁参照）しかないのですが。私も神ではないので、潰れた左目は救えません。

初めから最高の手術を受ける重要性は、何度いってもいいすぎではないのです。その方も、片方の右目だけでも救うことができて、１・２も見えるようになり、緑内障からも救うことができて、地獄に仏を見た思いなのです。そして、いかに、大御所といわれているような医師についての世間の情報が間違っていることも多いのかを痛感したのです。

緑内障は、薬の治療と手術の治療とがあります。私の著書の『緑内障の真実』には、両方の詳しい知識が載っています。薬だけであれば詳しいという医師もけっこう多くいます。しかし、残念ながら緑内障や白内障の手術を完璧にこなせる眼科外科医は、日本には極端に少ないのですよ。たとえてみれば、野球に詳しい知識を持った評論家は日本でも多いでしょうが、ホームランを打ってバッターから三振を取る大リーガーの大谷翔平選手のような存在が極めて少ないようなことに似ています。

別の症例も紹介します。この方は、多焦点レンズ手術を、これも有名な眼科医から受けました。ところが、近くも遠くも0・5しか見えないのです。その後に私のところに助けを求めて来ました。検査したところ、この多焦点レンズは、日本では未認可のドイツ製です。ただし、レンズのせいではなくて、中途半端な白内障手術によって、カプセルには皮質が残っており、かつ硝子体がかなり濁っているのです。

患者は治してほしいと希望しました。しかし、正直いって、この術者が行なった手術の後始末はしたくないと思ったのです。私に対して悪意ある妨害をしたことがある医師であり、なぜそんな者の尻拭いをしなくてならないのか、と嫌な気がしたのです。ただし、硝子体手術をすれば、このレンズでも視力は出せるから、その病院で聞いてみたら？　とアドバイスはしてあげました。親切なことですよね。

しかし、この白内障では著名な眼科医は、硝子体のことは全く分かっていません。患者が硝子体混濁と手術のことを聞いたそうですが、この医師は、硝子体手術などしたって見えるわけがない、と言い放ったそうです。ここまでいわれたら、私が正しいことを証明してやろうと、嫌な気持ちはありましたが、治すことにしました。

まずは、レンズの度数も違っていたので、このプレート型の未認可のレンズをカプセルの中で切断して取り出しました。さらに、中途半端な白内障手術による残存白内障をきれいに吸引除去しました。そして最新の連続焦点の、しかも乱視矯正の多焦点レンズを移植しました。

こうして、他院手術後の「矯正視力0・5」から、当院手術後には「裸眼で1・0」と劇的に視力が上がったのです。矯正ではなくて裸眼視力ですよ。

さらに日をおいて、硝子体の濁りも硝子体手術で除去したのです。すると、なんと「裸眼視力が1・5」となったのです。患者は手術のたびに視力がよくなり、最終的には裸眼で1・5となったので、満面の笑顔で喜んでいました。

不完全な情報によって、大学などの研修病院で活躍していますという白内障手術の専門家に、当院よりも高いお金を払って多焦点レンズ手術を受けて、矯正視力で0・5しか出ない多焦点レンズの結果になったのです。

この有名な医師は、日本の学会で、自分の術後成績の結果のせいなのでしょうね、「日本では多焦点レンズへの熱が冷めてきた」などと話したのを聞いたことがあります。この視力が出ない原因が、自分の手術の未熟さにあるなどとは、露ほども思わないのでしょうね。困ったことです。患者は正しい情報を得ることに集中してください。

現実には、多くの眼科医は、自分の専門の手術以外は満足にできず、全ての手術に通じている人などほとんどいないでしょう。しかし、眼科に来院する方は、いくつかの病気が重なっているケースが多いのです。すでに述べたように、白内障が原因で緑内障も悪くなっている人も山のようにいますし、硝子体混濁がひどいために、白内障の手術で多焦点レンズを入れてもよく見えないという人もいます。

ですから、白内障の治療でよりよく見えるようにするために、同時に硝子体手術もしているのですよ、といっても、白内障も硝子体も、ともに多くの手術をしている眼科外科医にしか理解できないのです。緑内障にいたっては、白内障手術の専門家とか、網膜専門家といっている方々では、手術はおろか、緑内障の検査もちゃんと行なわれないことが多いのです。

「まだ白内障手術は早いといわれていた」という患者がよく来るのですが、そのような白内障手術希望の患者の多くで、緑内障を併発していることが多いのですね。中には緑内障末期であり、白内障手術はやや早いといえても、白内障での隆起が原因で隅角が狭くなっており、早く白内障手術をしないと緑内障で失明する、といった患者は多いのです。つまり、白内障を放置したことで緑内障を起こしているのです。しかもそれに眼科医が気づいていないのです。全ての目の知識と検査と手術方法について知っていることは、じつに重要なのです。

簡単と思われている硝子体注射でも、多くの問題があります。某大学で、加齢黄斑変性などで硝子体に注射をする場合に、外来で硝子体注射をした二百何十例かの注射のうちの十数例で、失敗して患者の目をつぶしてしまったというのです。当院でも硝子体の注射は何万例もしていますが、そのような事故を起こしたことは一度もありません。

なぜそういうことが起きるかといいますと、硝子体注射の場合には、目玉の中心に向かって打たなければなりません。ところが研修医で経験のない人の場合、怖いという気持ちから、横向きに打ってしまうのではないかと思います。横向きに打つと、水晶体にあたってしまって、カプセルを破ってしまいます。それで白内障を起こしているのです。

ただし、カプセルをすでに破っていると、通常の白内障の手術は無理です。それを大して経験のない者が、通常のワンパターンで白内障手術法を施行しようとすると、カプセルを破ってしまっていますから、水晶体が眼内に落ちてしまうのでしょう。そして炎症が起きて網膜剥離を起こしてしまい、網膜剥離の手術など、このレベルの術者では、うまくできませんから、失明してしまうのです。

こんな患者がけっこう続けて来ます。もはや目が真っ白になっています。全ての手術方法に精通していれば、硝子体注射であっても、事故など起きようがありません。私自身、数万件の硝子体注射をしていますが、単なる注射であっても、クリーンルームの手術室にて、硝子体手術でのアプローチに基づいた安全な針の射し方をしていますので、事故など起こらないのです。

もちろん、全ての手術に通じていて、全ての手術で一流であることは、難しいことかもしれません。なかなかできないことかもしれません。しかし、目標としてはそうあるべきです。また、1つの分野に秀でているというのも、たとえば、白内障も網膜も緑内障も、全部の手術ができるけれども、自分は特に網膜の手術についてエキスパートです、というのであれば話は別です。そういう医師であれば、かかってもよいと思います。

しかし、多くの眼科の医師は、自分の専門の手術さえも満足にできないことも多いのです。これでは、いろいろな病気を併せ持って来院されることが多い実際の患者さんの治療では、非常に困ることになりますし、手術で本当によい視力を出すことなど望めません。

繰り返しますが、多焦点レンズ移植術は、特に多くの手術技術が合わさってこそ、よりよい視力が出るのだ、と理解した方がよいのです。本当の専門家とは、全ての眼科手術に精通しているべきなのです。

第3章　よく見える目のために——屈折矯正手術を知る

（1）視力のない人の見え方

視力のない人は、どのように見えているのか？

この章では、白内障から話題を広げて、よく見えるようにするための矯正手術などについて述べていきたいと思います。

まず、話の角度を少し変えてみましょう。まず、見えるということとその仕組みについて、再び考えてみます。私たちは「見える」ということを、「視力」で判断しますよね。

私のある患者さんの話です。北陸地方にお住まいの年配の紳士ですが、地元の眼科で長い間、緑内障といわれ、点眼治療を続けていました。当院にいらした時は、右目が失明で、左目も指数弁の重症緑内障でした。

彼はなかなかのインテリであり、視力を失っていながら、ご自分の「見える」ということについて、いろいろと例を挙げて語ってくれたのです。彼に見えた内容を列挙してみますね。

ある日の明け方、寝室のベッドからトイレに行こうと目を開けると、部屋中が黄金色に光り輝いていてまぶしい。自分は自宅の別室にいて、神棚の下に布団を敷いて寝ている。朝になって目が覚めると、風に吹かれている草が足元に広がっている草原にいる。空は青く澄みわたり、周りの木々の緑が原色で美しい。

自宅にいて起床時に見える風景がある。目の前が車の修理工場で、トラックや自家用車など幾種もの車が敷地内にぎっしりと停まっているのが見える。繁盛している工場だなと思いながらも、休憩中なのか、いつも人の姿がない。

家人を付き添いとして一緒に遊歩道を歩いていた時に見えた風景。歩いていると、自分の横から割り込んでくる人が見えることがよくある。いつも同じような人物で、リュックと水筒を抱えている。割り込まれる時に、小憎らしくて、その人のお尻を叩いてやろうと、つい手が出てしまう。すると付き添って歩く家族から、「何しているの?」と聞かれる。

最後のものは、診療中に聞いた話で、家族とは娘さんであり、一緒にいた娘さんは「お父さんが、誰もいないのに前に手を出して、何かを触ろうとしているようだった」と話してくれました。

これ以外にも、じつに多くの幻視が見えていたのです。

私がその患者さんに「それは夢のような感じですか?」と聞くと、答えは「いえ、夢というよりも、映画のシーンを見ているような感じですね」「色もついているし、動きもあるけれど、音がないんです。ちょうど無声映画を見ているような感じです。しかもあまり面白くない映画で退屈なシーンですね。同じシーンが何度も出てくるんです」

この患者さんは80代の年配の方ですが、元は会社の経営者であり、明らかに知的レベルが高く、かつ冷静に客観的に語ることができる方でした。ただ同時に、見えなくなってからこのような幻視が出るので、原因が分からずに、自分はおかしくなってしまったのかと心配さえしていました。

深作眼科には、眼圧を下げるための緑内障手術を希望して来院しました。しかし、来院時にはすでに、それまで30年間、地元の研修病院で点眼治療を続けていただけだったので、手遅れ状態となっていたのです。先ほど述べましたように、すでに右目は失明しており、左目もごくわずかな機能があるだけでした。

このような状況での幻視について、この方は詳細に語ってくれたのです。左目の眼圧は手術でかなり下げることができたのですが、もっと早くに手術治療できていればと残念で仕方がありません。

シャルル・ボネ症候群

この患者さんのような、失明状態や強度の視力低下の状態で起きる幻視は、多くが「シャルル・ボネ症候群（ＣＢＳ：Charles Bonnet Syndrome）」と呼ばれる幻視です。本書の「はじめに」でも少し触れましたね。18世紀初めに、シャルル・ボネというジュネーブの男性が報告した現象です。

彼（シャルル・ボネ）の当時89歳の祖父の症状です。裁判官でしたが、白内障でほぼ失明していたのです。白内障の手術をしましたが、当時の医療技術では見えるようになりませんでした。

そして失明したにもかかわらず、彼の目には、宙に浮くハンカチが見えてきたのです。青地にオレンジの丸が4つ見えました。また、宙に浮く大きな車輪なども見えました。孫娘が来た時には、他に誰も連れてきていないのに、「一緒にいる男前の若者は誰かね？」と聞き、孫娘が「おじいさま、そんな人はいないわ」と答えると、見えていたその男は姿を消したといいます。

また祖父は、パリの街を歩いていて、工事現場の足場に出会いました。家に帰ると、書斎の机の上にミニチュアの工事現場の足場が見えたのです。また何百もの人影や形が見え、風景が突然見えて、またぱっと消えました。これらが繰り返されたのです。祖父はこれらを幻視だと認識していました。この祖父の症状を報告したのが、孫のシャルル・ボネだったのです。

じつは、視力を失うと、脳の視覚部分に入る情報がなくなります。この祖父の場合は、白内障にかかっていました。見えるというのは、光が網膜の視細胞に届いて電気信号を発信し、これが伝達系の細胞を伝わって脳に行くことで起こる現象です。白内障などで視力を失うと、電気信号自体が出ないので脳に行きませんね。

一方で、私の患者さんの場合には緑内障であり、電気信号を伝える伝達系の細胞障害ですが、同じく脳には電気信号が行きません。原因は別なのですが、電気信号が脳の視覚部分に行かないことは同じです。

脳への視覚からの入力情報がなくなると、そこが逆に活動過多（Hyper Active）になります。そのために、脳が勝手に、電気信号を発するように自発的に活動し始めて、幻視を見るようになるのです。幻視で同じものを繰り返し見るのは、「反復視」というもので、脳が自発的に反応している特徴でもあります。

このシャルル・ボネ症候群は、高齢の視覚障害者に多いのです。報告される発症率は、10%から40%と幅があります。ただし、日本ではかなり低く報告されています。これは、幻視が見えるなどというと、精神疾患ではないかと疑われるのを恐れて、患者が正確に報告しないか、あるいは、異常な見え方を正確に把握できる冷静な知性には個人差があるからではないかとも思います。

現実に、私の施設で、視覚障害者でシャルル・ボネ症候群で幻視を自覚する患者は約10%ですが、実際に自分からこの幻視症状を訴える方は、1%にすぎないのです。

ここで、誤解されやすい精神疾患との違いを考えてみましょう。

シャルル・ボネ症候群での幻視は、無声映画を見ているようで、音がせず、人から声をかけられることもないのです。一方、精神疾患での幻視は、かなり違います。見えている人が声をかけてくるとか、その人に責められるとか、誘惑される、侮辱される、馬鹿にされるなどのように、自分が巻き込まれる事態を感じます。シャルル・ボネ症候群では、自分とは無関係な映画を見ているようなもので、人から話しかけられたり、何かをされることはないのです。

脳外科での障害や手術後の機能異常の研究により、側頭葉の一部の脳回である「紡錘状回《ぼうすいじょうかい》（Fusiform Gyrus）」が障害されると、顔を認識できなくなることが分かってきました。そして、逆に「紡錘状回」が働いて電気信号を出すと、顔が見えてくる幻視が起きるのです。この紡錘状回の前方には、歯と目を思い描く領域もあります。この部分が活発化すると、巨大な歯と目の幻視が見えてくるのですね。顔だけでも、その一部分を認識する細胞が何百種類もあります。

下側頭葉皮質においては、数百万の細胞の一つ一つで、きまったイメージが神経符号化されます。つまり通常は、この知覚電気信号が、それぞれの神経を刺激してイメージを作るのですが、視覚障害者ではこの過程が中断されているのです。そして正常な知覚を得る代わりに、下側頭葉皮質では、その視覚対応細胞から無秩序で発作的な電気信号刺激の放出が行なわれるのです。

ですから、突然のように、顔や車が見えたり、いろいろなものが見えるのです。このように突拍子もなくさまざまのものが見えるのが幻視ですので、多くの方々は、精神疾患による幻視だと解釈しがちなのです。しかし、これは精神疾患ではないことを、もっと多くの方が理解すべきだと思います。

ただし、新しい動きですが、視覚障害者で、この幻視で幾何学模様の見える方がいて、それを装飾デザインで表現する方もいます。

かつてゴッホが、精神病への薬として処方された、ジギタリスの副作用で、ものが黄色に見える現象である「黄視症《おうししょう》」を体験しています。いわば黄色の幻視ですね。全てのものが、黄色味がかって見えるのです。

ゴッホはこの黄色を神の恩寵《おんちょう》ととらえて、その後の絵は、黄色を強調した油彩画に変わっています。これが、黄色のひまわりなどのシリーズになったのです。幻視も積極的にとらえますと、芸術を生み出すことにつながることもあるのですね。

目は光を電気信号に変えて、その信号を脳へと伝えている感覚器です。見るということは、脳の解釈です。見ることは、脳の学習でもあるのです。これが、見ることの本質的な一面です。

（2）目の構造と、屈折矯正手術

屈折矯正手術

さて、この本では、白内障について、「見えるということ」自体の仕組みや意味も交えながら、さまざまな角度から述べてきました。

しかし近代では、白内障手術は、単なる濁りを取るだけの手術ではありません。近視や遠視、そして乱視や老眼をも同時に治します。つまり「近代的な白内障手術は、屈折矯正手術」なのです。

ただし、「まだ自分は白内障手術の世代ではない」と思っていたり、「白内障手術は希望していないけれど、今ある近視や乱視を治せないものか」と思っている方はけっこういます。

そういった方のために、白内障手術までは行なわないが、近視や遠視や乱視や老眼を治す手術という観点からの「屈折矯正手術」について少しお話しします。

屈折異常による視力低下——「見え方」から目の構造を知る

視力測定の国際基準については、すでに解説しました。

ここでは、近視や遠視や乱視や老眼について復習しましょう。

視力低下は、白内障などの目の病気によるものではなく、屈折異常が原因となることがあります。この原因を知っていると、どうすれば低下した視力を戻せるか、といった根本的な治療法の選択肢を知ることができます。

まずは「屈折異常」による視力低下について、原因別にお話ししましょう。

この場合の「屈折」とは、文字通り、光の曲がり方です。光は波の形をしており、方向性とエネルギーを持った電磁波です。ですがここでは、光を単純な平行線と仮定して話します。

屈折とは、「折れ曲がる」の意味で分かるように、光線が曲がることです。この光の曲がり方や焦点部分の位置がずれているなど、何らかの原因で、光の束が網膜上に焦点を結ばない（＝よく見えない）ことを「異常」とします。

日本人に多い近視は、近年特に増えてきています。

それでは近視とは何でしょうか？

近視とは

近視とは、眼球が通常より「長く」なることで起こる変化です。前掲の資料17（87頁）を見てください。外から来た平行光線の焦点が、眼球が長いために網膜より内側に来てしまい、網膜に焦点が合わないため、よくは見えないのです。

この近視は日本人に多く、最近の子どもは近視がより増えています。原因は、子どもたちの塾通いが増えたり、遊ぶ場所（空き地など）がないことで、外で遊ばなくなったために、日中に太陽の光を十分に浴びる機会が減っているからだろうと推測しています。

前にも述べましたが、太陽光の紫外線によって、眼球の強度に関係する膠原線維が太くなり、かつ膠原線維同士がくっついて、目が硬くなり、眼圧による眼球の伸展が抑えられ、近視変化が抑えられるのです、外遊びは大事なのですね。

遠視とは

眼球の長さが通常より「短い」ために起こる現象が遠視です。平行に入ってきた光の収束点が、眼球の長さが短いために、網膜より眼球の外側に行ってしまい、光の焦点が網膜上にこないので見えないのです。

子ども時代は遠視が多いのですが、子どもの水晶体の調節力は非常に強いので、近くを見るのに困ることがあまりなく、遠視であることを自覚しません。むしろ遠くが見えるよい目であると誤解されるのです。そのため、遠視を自覚するようになるのは、成人して調節力が落ちてからです。

子ども時代には水晶体の調節力が強く働くので、調節力の増加時に同時に起こる、目を寄せる輻輳《ふくそう》反射も強くなります。遠視が非常に強いと、子どもはそれでも調節しようと目の調節力が強く働きます。そして強い遠視矯正もできるのですが、目が内側を向く輻輳反射も強すぎるために、内斜視を引き起こすことになるのです。これが「調節性内斜視」です。

また、遠視の子は、つねに調節をする必要があるために、目が疲れます。子ども時代に根気がなくて飽きやすい、などといわれている子は、強い遠視なのかもしれません。遠視の子でも、メガネが子ども時代から必要なのですね。メガネで疲れも取れ、勉強に集中できます。

これらの遠視は、目の長さが短いために起きる異常ですが、同時に、目の長さが短いだけでなく、目の中の水が流れ出る隅角の角度も狭くなりがちです。特に大人では、白内障を放置していると、隅角がますます狭くなり、緑内障を発症します。

乱視とは

乱視は、「角膜のゆがみ」により、焦点が1つにならないことをいいます。通常の乱視は、縦方向と横方向のカーブが違うので、1つの像の横にもう1つの像が重なって見えてしまうのです（資料42）。

この乱視は、特に多焦点レンズを使用する時には問題で、よい裸眼視力が出なくなる原因となりかねません。

以前は、多焦点レンズ移植術後に、残った乱視矯正をレーシックで行なっていました。しかし最近は、眼内レンズに乱視矯正機能をプラスすることで、乱視も同時に治せる病気となっています。

老眼とは

老眼とは、水晶体の厚みを変えて屈折力を増やすような調節力変化ができなくなった状態です。これは水晶体の弾力が悪くなり、自分の力で水晶体が丸くなろうとすることができなくなることで、老化などが原因です（前掲、資料4、45頁）。

資料42 乱視の例

種類	見え方	角膜の状態	概要
正視	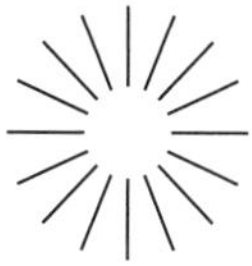	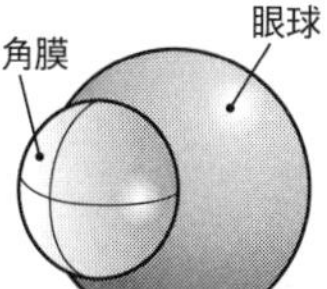	角膜の中央部分が球面状。
直《ちょく》乱《らん》視《し》	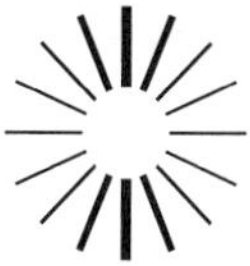	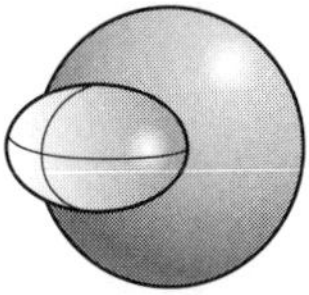	横向きのラグビーボールのように上下が押しつぶされた形になっている。最も多い乱視で、垂直の線がはっきり見えるが、水平の線はぼやけている。
倒《とう》乱《らん》視《し》	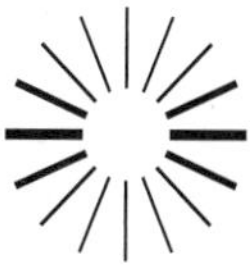	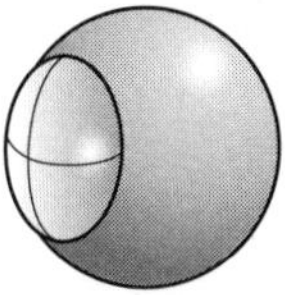	左右が押しつぶされた縦長の形になっている。水平の線ははっきり見えるが、垂直の線は見えにくい。
斜《しゃ》乱《らん》視《し》	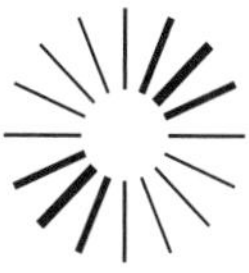	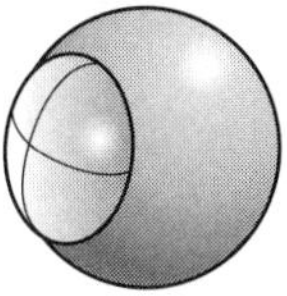	角膜が斜めになって変形している。斜めの線が見えやすく、その線に直角に交わっている線が見えにくい。

つまり、水晶体が弾力を失い、水晶体の厚みを変えて、屈折力を変える力が衰えるために、「光の曲がりが不十分」となり、調節ができないために、近くの文字などが見えにくくなります。

そもそも、多焦点レンズは、老眼治療のレンズとして開発されました。ここで誤解しないでいただきたいのですが、遠視の方は、調節力が強く必要なために、近くが見えにくいことがあります。近くが見えにくいことを老眼ということが多いのですが、強い遠視でも、同じように近くが見えにくいのですね。

目はどのようにして見えているのか

さて、ここまで紹介してきた、近視、遠視、乱視、老眼ですが、これらに対する基本的な矯正方法を見ながら、目の構造についておさらいしましょう。

人間の目は、写真機やビデオカメラに似ています。遠くから平行に進んできた光を、網膜上に焦点を結ばせることで、最も細かい情報が電気信号となって脳に向かいます。

外からの平行な光線が、角膜と水晶体によって曲げられて、ちょうど光の集光した焦点が網膜上にあることを「正視」状態といいます。近視も遠視も乱視もない目です。

資料43 近視用のレンズと遠視用のレンズ

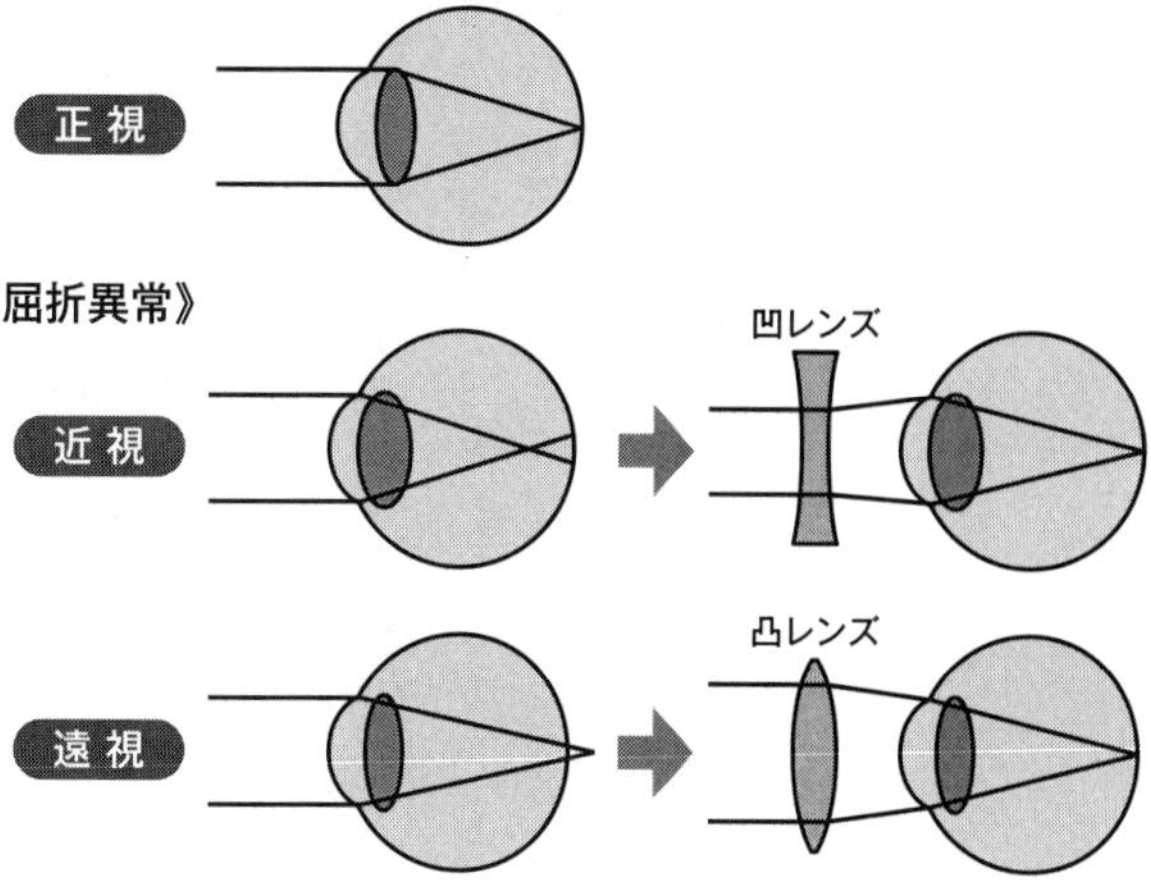

近視とは、角膜から網膜までの長さ（＝「眼軸」）が長い目です。目が長いと、光の焦点を結ぶ場所が、網膜よりも手前になりますね。光が焦点を結ぶ場所に網膜はなく、光の焦点よりもずっと奥に網膜があることになるのです。

このため、焦点を網膜上に結ぶためには、光の収束する場所を奥へと移動させ、長い距離に変える必要があります。これには、凸レンズのような、光の屈折をさらに曲げるものではなく、それとは反対の、光を広げる効果のある凹レンズを使います。

つまり、光の結ぶ焦点をさらに奥にするために、凹レンズでやや遠くに焦点を合わせる、つまり光を外側に曲げてやるのです。

ですから、近視のメガネは凹レンズです。光を外に曲げるので、ものが見かけ上は小さく見えます。よく、強い近眼のメガネをかけている方の目が、外から見ると小さく見えるのは、この凹レンズだからです。

一方で眼軸の長さが短い目を「遠視」といいます。目の軸が短いために、平行な光が焦点を結ぶ場所が、網膜よりも逆に外に出てしまいます。このため、焦点をもっと短い距離にしなくてはならないのです。そのためには、光をより強く曲げる必要があります。そこで光を内側に曲げる凸レンズを使うのです。

ですから、遠視の方のメガネは凸レンズです。凸レンズを付けていると、目は外から見ると拡大されます。遠視は西洋人に多いのですが、昔よくテレビに出ていた芸能人のケント・デリカットさんは、強い遠視があって強い度の凸レンズのメガネをかけていたため、外から見ると目がとても大きいように見えたのを覚えている方もいるでしょう。

そして、角膜がゆがんでいる目を乱視といいます。角膜は、通常は子どものころではラグビーボール状の横長の楕円《だえん》形です。角膜の横線が長く、上下の縦線が短い目です。

角膜の左右と上下の長さの差がある程度あり、メガネで矯正しなければ難しい方を「乱視がある」といいます。縦方向と横方向の光の角膜屈折力が異なるのです。

これを矯正するためには、角膜のカーブと逆のカーブを与えたレンズを組み合わせます。そして、この乱視矯正は、通常は日本では、近視と一緒に矯正します。遠視の方が多い欧米では、遠視に組み合わせた乱視矯正が多いのです。

さらに「老眼」です。これはすでに述べたように、「調節力が落ちている状況」です。20歳ぐらいから、人間の水晶体の調節力は落ちてきます。「老眼」という言葉は、遠くをよく見える状況にした時、自分の調節力が落ちていて、近くが見えなくなってくることを意味します。

これは、見かけが若いか老けているかは関係ありません。あくまでも目の調節が落ちている状況なのです。ですから、20歳ぐらいから徐々に調節力が落ち始め、「近くが見えない」と自分自身が自覚した時が「老眼」ということなのです。

一般的に、女性の方が調節力の落ちることが早いようです。これはおそらくホルモンのバランスが関係していると思います。女性ホルモンは組織を柔らかくします。調節のためには水晶体の弾力が大切で、硬くなると弾力が落ちて調節力も落ちます。つまり、年齢とともに女性ホルモンが落ちてくるので、水晶体が硬くなるのが早くなるのではないでしょうか。

30代後半でも、けっこう老眼を自覚する女性がいます。でも、女性に老眼という言葉を使

う と、「私はそんな年ではない」と叱られます。海外では「プレスビオピア」という、「調節が落ちる」という意味の単語があります。日本語では、老眼という何とも使いにくい言葉だけしかないので、女性に使う時には困りますよね。

さて、本書では、特に多焦点レンズを使った白内障手術で、近視や乱視や遠視や老眼までを治す方法について語ってきました。

ここからは、白内障手術とは離れて、主に若い世代の、近視や乱視に悩む方々のための近視矯正などの屈折矯正手術について触れてみましょう。

(3) レーシック

近視矯正角膜手術、レーシック

近視の方は、コンタクトレンズをつける方が多くいます。特に、毎日使い捨てるタイプのソフトコンタクトレンズが主流ですね。この目的は、角膜での光の曲がり具合、つまり角膜屈折を変えるということです。

ですが、コンタクトレンズは、酸素不足で角膜を痛めることがあります。装用時間を最長でも8時間以内にしましょうと指示を出すのは、コンタクトによる角膜障害がけっこう多いからです。

さらに、スポーツをする時などは、コンタクトレンズでは矯正できないことも多くあります。激しい運動中にコンタクトレンズが外れてしまったり、水泳など、そもそもつけられないこともあります。かといって、メガネでは、接触プレーの際に危険が伴います。また、強度近視や乱視では、メガネではよく見えないこともあります。さらに、見た目の問題で、メガネをかけた姿が嫌だという方もいます。

こういった方々にとっては、何とか手術で、近視や乱視を治せないかとの希望があるわけですね。この屈折矯正手術の代表的なものが、レーシックと、有水晶体眼内レンズです。すでに少し触れましたが、私はこの「レーシック手術」の開発段階から、開発者の身近にいました。レーシックは、「エキシマレーザー」という、193ナノメーターほどの短い波長のレーザー波を使います。このレーザーは、もともとはシリコンチップの加工用に開発されたのですが、0・25ミクロンというほんのわずかの深さの溝を切ったり削ったりできるのです。

このレーザーの技術を、人間の目の手術にも応用できないかと研究し始めたのが、ドイツのテオ・ザイラー医師です。そしてザイラー医師の友人でもある私が、アジア太平洋地域からは初めてとなる、開発段階からの参加者となりました。

新しい手術を実用化するためには、基礎実験や臨床実験を経て、人間の目でも慎重に治験が行なわれます。１９９２年に、ザイラー医師の手によって、世界で最初にエキシマレーザー手術を施行された患者さんは、他の目の疾患で失明された方でした。医学の発展のためのデータを集めるために、十分な説明の元に実験的手術に応じてくださった、ボランティアの患者さんだったのです。

最初は、エキシマレーザーによる放射状角膜切開で「ＲＫ（Radial Keratotomy）」と呼ばれるものでした。ＲＫは、すでにダイアモンドナイフでの角膜切開で完成した手術でしたが、切開をエキシマレーザーで行なったのです。さらに、放射状角膜切開による角膜の平たん化よりも、直接角膜を削った方が、屈折矯正精度が高いということで、角膜を削る方法の「ＰＲＫ（Photo-Refractive Keratectomy、エキシマレーザーでの屈折矯正角膜表面切除術）」と呼ぶ方法をまずは開発したのです。

資料44 RK、PRK、LASIK

RK

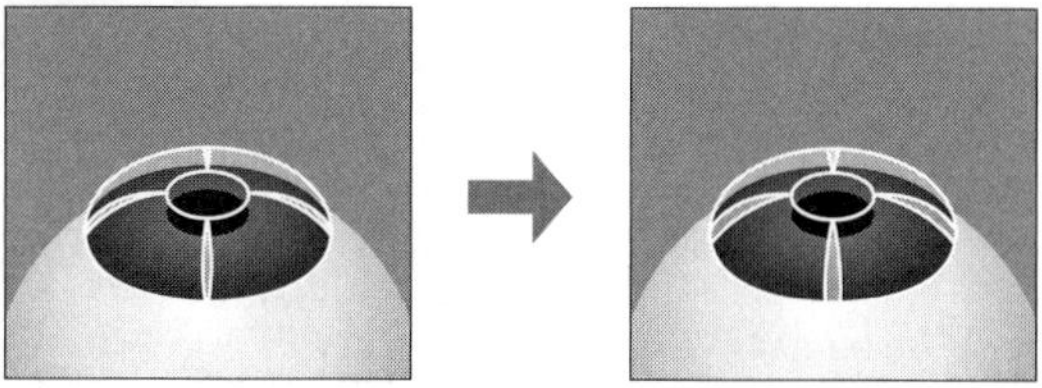

メスで角膜の周辺部に放射状の切り込みを入れる。

角膜中心部のカーブを変えて視力を改善する。

PRK

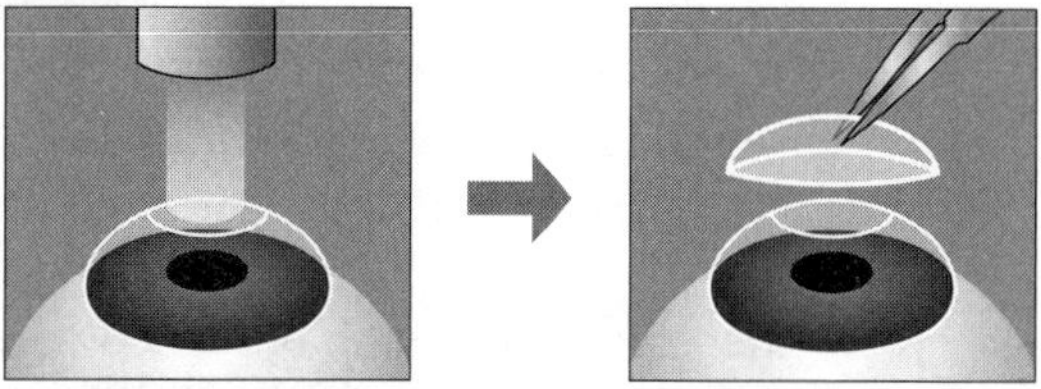

エキシマレーザーを照射し、上皮を削る。

治療用のコンタクトを装着。

LASIK

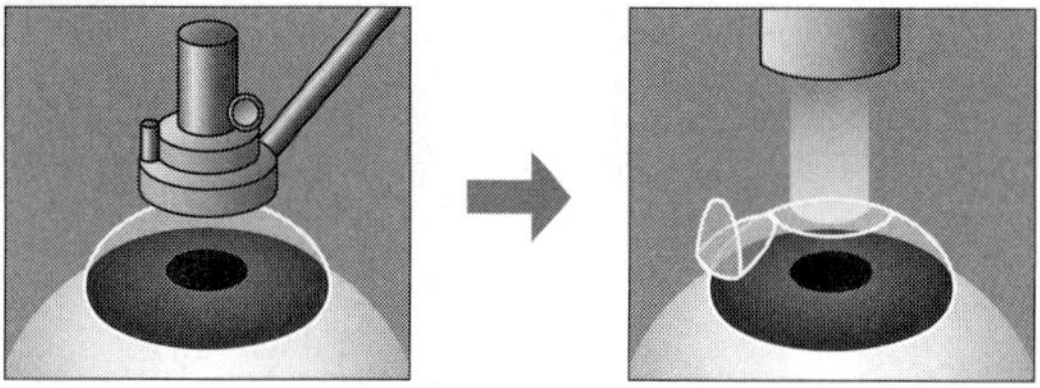

マイクロケラトームという機械で角膜の表面にフラップを作る（全て切り取らず、一部分はついたままにしておく）。

フラップをめくって角膜実質にエキシマレーザーを照射して削り、またフラップをかぶせる。

ただ、このPRKは、手術後の濁りが強いということが問題でした。そこで、角膜フラップ（蓋のようなもの）を作り、フラップを起こして、フラップの下の角膜の実質をエキシマレーザーで削り、その後に角膜フラップを戻す方法に変更していきました。

この方法をLASIK（Laser In Situ Keratomileusis、レージック、レーシック）といいます。PRKもLASIKも、いわば角膜に、コンタクトレンズを装用したカーブを作り出すようなものです。近視であれば、焦点が網膜より手前になってしまっているので、より奥の遠くに移動させなければなりません。ですから、角膜によって光の曲がる角度を小さくしてやればよいのです。つまり、より平べったい角膜カーブにするのです。

このカーブを変えるために、エキシマレーザーで角膜を凹レンズ様に削るのです。これらの実験を、最初は動物で、その次にボランティアの方の角膜で行ない、最終的には近視を治す目的の患者の目で行なっていたのです。こうした慎重な手術経験を経たあとの、よりよい手術法の開発に、私も関わりました。

レーシック初期と、その後の変化

こうして完成したレーシックの技術です。当時の最もよいエキシマレーザーの機械はドイツのテクノラス社製のものでした。こうして深作眼科では、１９９４年に、日本で初めてのレーシック手術を私が横浜院で開始しました。

患者さんへの説明の際には、まずはよいことではなく、可能性のある合併症の話など、悪いことばかり話しましたので、患者さんからすれば驚いたことでしょう。しかし、全てを隠すことなく、正直に時間をかけて患者さんに説明したためか、とても信頼していただき、結果的に私のレーシック患者は、全ての方々が成功しました。

最初の手術から29年も経過した２０２３年現在では、これらの方々は、今度は白内障手術を受ける世代となり、多くの方が深作眼科に再来しています。今度はその方たちに、私が開発に関与している、最新の全領域型の多焦点眼内レンズを移植しています。患者さんたちは、白内障を治しただけでなく、近視も遠視も乱視も老眼までも治して、裸眼でほとんど全てのものが見える驚くべき快適な目を獲得しているのですね。

さて、この29年前のような「レーシック初期」だけが、日本でレーシックが「限られた本当の眼科外科医によって手術されていた」幸せな時期だったのです。全ての患者がよい結果を得ていたからです。

ところが、私が開始して数年たったころから、レーシックをお金儲けの手段にできると感じた、主に美容外科系の施設が、多くの宣伝をして近視矯正手術として患者を集めて、かなり無茶な手術をしていったのです。このために、多くの合併症や悪い結果を出すことになりました。

たとえば、現在のエキシマレーザーは、フライング・スポットという1ミリ弱の小さなスポットのレーザー照射を、コンピューター制御で動かして高速照射します。このレーザーが、角膜を削って望みの屈折を作ります。先ほども述べたように、角膜にコンタクトのカーブを作るようなものです。

ただし、このエキシマレーザーは、非常に高価で、1台で7000万円ほどします。しかし、1回の照射エネルギーを抑えているので、他の水晶体や網膜には障害をきたしません。

一方で、美容外科系が最初に使ったのが、比較的値段の安いレーザーです。これは旧式のレーザータイプで、ブロードビームという大きなエネルギーを角膜に照射するので、強いエネルギーが一気にかかります。このため、多くの合併症が起きたのです。重い合併症では、網膜剥離や白内障や緑内障などを起こすこともありました。

そして、この合併症を起こした患者のかなりの数が、当院に助けを求めてきたのです。彼らがいうには、宣伝に踊らされて、美容外科系の施設に行ってしまったとのことです。特に目の手術は、仮に近視矯正手術であっても、全ての眼科手術を最高レベルで行なえる施設でするべきです。なぜならば、合併症が起きてもすぐに治せるからです。

そもそも、全ての眼科手術を世界最高レベルで行なう当院であれば、近視矯正手術での合併症など起こさないのです。全ての眼科疾患を治せるということは、逆に、どうすれば病気が起きるかも熟知しているからです。

レーシックを受けるような強い近視の患者さんは、目が長くて網膜が伸ばされています。風船を膨らませた時のことを考えてください。風船をどんどん膨らませると、風船のゴムの壁は薄くなってきますよね。同じように、強度近視で目が長くなると、内貼りの網膜は、伸びた風船のように薄くなってきます。

つまり、ちょっとした衝撃で、網膜に穴が開くことがあり得ます。網膜に穴が開けば、そこから水が網膜の下に入り、網膜剥離になることがあります。レーシック後の網膜剥離は、意外に多くあります。

深作眼科のような、レーシックだけでなく、多くの網膜剥離を手術する眼科施設の場合には、近視矯正手術を希望してきた患者に対しても、まずは網膜もくまなく検査します。もし網膜裂孔や網膜剥離があれば、まずはそれを治します。

網膜の薄い患者なら、エネルギーをコントロールして、フライング・スポットで網膜に障害が出ないようにします。最新のエキシマレーザーであれば、そうした施術に適しています。安直にいえば、安物のレーザーはちょっと怖くて使えないのです。

そもそも、なぜ美容外科系の医師が眼科の手術を行なうことが許されるのかが不思議なのです。日本では、本来外科医であるはずの眼科医に、眼科外科医が非常に少ないこと、一方で美容外科が、医療法では禁じている多くの宣伝をして患者を集め、畑違いの屈折矯正手術を行ない、多くの収入を得ていること、そして、目の合併症が起きても知らんぷりしていること――こんなおかしなことが日常的に起きています、そして、目の手術後の合併症を起こした患者が初めて真剣に調べて、最もよい眼科外科医がいるとして当院に来るのです。

これらの患者を治すということは、美容外科医の尻拭いをすることにもなり、嫌なことです。でも、患者が必死で助けを求めてくるので気の毒になり、手術をして助けているのです。

レーシックの問題点

レーシックはかなりたくさん手術が行なわれています。でも、問題も多いのです。

まずは、角膜を削るので、削った部分と他の部分の屈折の差が強いということです。これが、高次収差という微妙なゆがみを生じてしまうのです。角膜表面の凹凸によって起こる光の拡散（ずれ）を収差といいます。高次収差とは、矯正が難しい微細収差のことです。しかもこれは、生涯残るのです。

次いで、角膜を削り角膜カーブを変えますが、このカーブは少しずつ戻ろうとするのです。つまり、また少し近視に戻るのです。長い時間をかけて、かなり近視に戻る方もいます。

これが大きな問題なのですが、昔にレーシックを受けた患者が、今は白内障世代となって帰ってきています。彼らの多くは、裸眼で見たいとの希望があるので、全範囲が裸眼で見える最新型の多焦点レンズ移植術を希望します。ところが、レーシックで角膜を削っているので、眼内レンズの計算式が複雑になって、予想値と結果の度数がずれることがあります。ですから、40代以降では、レーシックの方法が適さない方が多くいるのです。

特に、強度近視や遠視の方々は、レーシックの適応からは外れます。そんなに待たずとも、全領域型の最新の多焦点レンズ移植白内障手術を施行することで、近く、中間、遠方と、全ての距離が裸眼で見えるようになるので、レーシックは適用外となる場合がけっこうあるのです。

美容外科系の施設では、なんと50代以降でも、近視だけとりあえず治しましょう、などと、全く眼科を理解していない、やってはいけないことを平気で行なうのです。50歳過ぎてのレーシックは、けっしてやってはいけません。

最近の近視矯正手術は？

かつて屈折矯正手術での主流となっていたレーシックですが、現在は、より将来を見据えた屈折矯正手術を考えた方がよいと思います。

角膜を削ったりしない方向での屈折矯正手術が現在では主流になってきています。白内障手術と多焦点レンズ移植術は、成人にとっては魅力的な手術です。一方で、白内障手術まではいかない患者での屈折矯正手術としては、有水晶体眼内レンズ手術です。

この代表的なレンズは、「Artisan（アルチザン）」や「Artiflex（アルチフレックス）」といった虹彩固定式や、「ＩＣＬ（Implantable Collamer Lens）」の後房レンズタイプなどです。

歴史的に見れば、隅角固定式前房レンズなどもあったのですが、角膜内皮細胞障害が強かったので短期間で消えました。長期間で見れば、10年以上経つと、「Artisan」や「Artiflex」レンズでも、角膜内皮障害が生じることが分かり、摘出しています。内皮細胞が非常に減って角膜の透明性が悪くなった目では、「ＤＳＡＥＫ」や「ＤＭＥＫ」という角膜内皮細胞移植術が必要になっているのです。

そこで、ＩＣＬです。後房型のレンズですので、普段、最も多く手術する白内障の眼内レンズ移植術に少し似たものがあります。ですから、レンズセッティングなどは特殊ですが、ＩＣＬ移植手術そのものは、白内障手術を１万件以上ほど行なう中級以上の眼科外科医であれば、容易な手術なのです。

（４）ＩＣＬ

ＩＣＬについて

水晶体を残したままで、屈折を変える有水晶体レンズ移植術としては、現在は、すでに述べた「ＩＣＬ（Implantable Collamer Lens）」が主に使われつつあります。

ＩＣＬという有水晶体後房型レンズ移植術の歴史は比較的古いのです。

1986年には、ロシアのフィヨドロフ医師がシリコンレンズで虹彩を挟む形のレンズを発表しました。ちなみに、近視矯正の放射状角膜切開手術の開発者はフィヨドロフ医師です。彼は屈折矯正手術に熱心だったのです。

さらに彼は、1990年には、今の形に似た板状の後房型シリコンレンズを作ったのです。私は当時まだ若輩者であったのですが、白内障手術では世界のトップの中に入り、屈折矯正手術も始めていたこともあり、フィヨドロフ医師とは何回か会食をして屈折矯正手術について話したことがあります。

彼はロシアの中では、ずば抜けて国際的な認知を受けていた眼科医でした。一時は大統領候補にさえなったほどの有力者であったのですが、自分でヘリコプターを操縦している際の事故で亡くなったのです。惜しい逸材でした。

このフィヨドロフ医師の開発した有水晶体後房型レンズの素材を、1993年に、より親水性の高いコラマー素材で作り出したのが、スイスに本拠を持つ「STAAR Surgical 社」です。この素材の開発当初は、アメリカで私の友人医師も症例検討に参加していました。たとえば、グレイボー医師は、アメリカの白内障手術で著名な医師です。ICLは白内障の手術の眼内レンズ移植術と同じようなテクニックですので、彼のような白内障手術で著名

資料45　ＩＣＬのイメージ

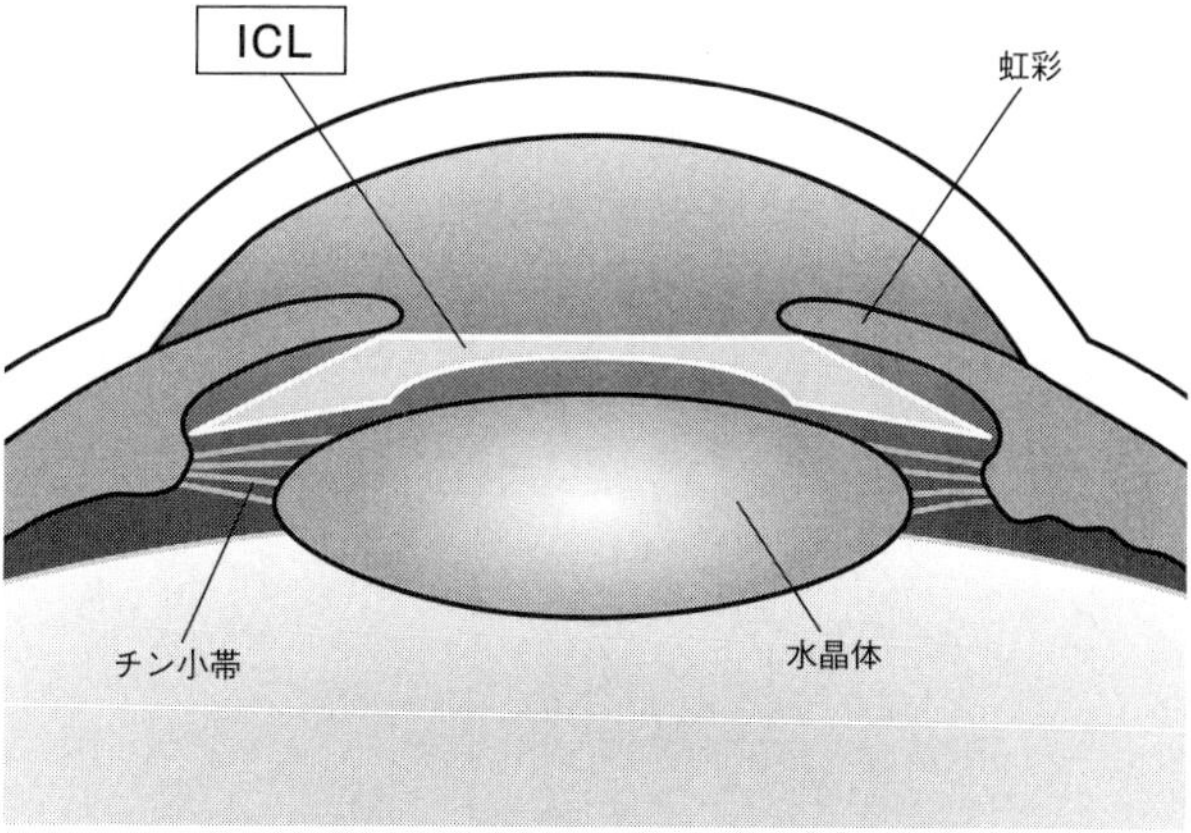

な眼科医にとっては易しい手術です。

特に当時は、私も開発に携わったレーシックが屈折矯正手術の中心でしたが、エキシマレーザーの機械が非常に高価であり、広く使われるとはいえなかったのです。その点、このＩＣＬは、小さな特殊な器具が要るだけで、簡単な手術でもありました。彼が当時いっていたのは「思ったより手術後によい視力が出るね」ということでした。

ただ、当時のＩＣＬ手術後の白内障発症率はかなり高くて、私は心配でもありました。彼らのような、白内障手術をメインで行なっている眼科外科医にしてみれば、「白内障になれば白内障の手術を行なって視力を出すまでだ」ということだったのでしょうが、あまり意に介してなかったのがやはり気になったのです。

私はレーシックの開発者でもあり、より安全性が高いと当時感じていたこともあり、当時のICLには手を出さずに、屈折矯正手術としてレーシックを粛々《しゅくしゅく》と行なっていたのです。「STAAR Surgical 社」の最初のモデルがV1で、その後に改良を加えて、水晶体への接触を抑制したV4モデルが出て、やっと、私もICLを手術として採用しました。

ICLの実際

ICLとは「Implantable Collamer Lenses（埋め込み型コラマーレンズ）」の略です。以前は有水晶体眼内レンズ（Phakic Intraocular Lenses）という意味もあり、ICLは「Intraocular Contact Lenses（眼内コンタクトレンズ）」とも呼ばれています。

この「Collamer（コラマー）」というのはレンズの素材です。親水性のある柔らかい素材を使った、板状の、ややカーブしたレンズです。コラマーは、コラーゲンとポリマーをブレンドした生体適合性の高い素材です。これはポリヒドロキシメチルメタクリレート（ポリHEMA）が60％、水が36％、ベンゾフェノンが3・8％と豚のコラーゲンが0・2％で構成されています。この素材によって親水性を高めて、ガスや栄養素の交換を容易にしているのです。

このＩＣＬレンズはカートリッジの中に丸めて入れて、３・２ミリの角膜切開から目の中に移植します。場所は虹彩の裏であり、水晶体の前です。この虹彩と水晶体の間に浮くように固定されます。

このレンズは何度も設計変更され、２００５年にアメリカの厚生省のような機関であるＦＤＡ（食品医薬品局）の認可を受けました。アメリカで販売されている主なモデルは「Visian ICL V4」（Ｖ４）というもので、近視矯正のために２０１１年から市販されています。乱視矯正ができるトーリック（乱視用）タイプは、乱視を伴う近視の矯正・軽減を目的として２０１８年にＦＤＡに承認されました。

日本では、Ｖ４タイプは２０１０年に厚生労働省で認可を取りました。さらに、術前や術中の虹彩切除をなくすために、光学部中央に０・３６ミリの穴の開いている「Hole ICL」と呼ぶタイプが日本で開発されています。このタイプは、アメリカでは「EVO（V4c）」と呼ばれています。この「Hole ICL」という現在のタイプは、２０１４年に厚生労働省で承認されたのです。

また、このレンズからさらに光学部を拡大したレンズ「EVO+（V5)」も開発されたのです。「EVO（V4c）」と「EVO+（V5）」のアメリカでの認可は最近で、2022年3月から使われています。

ICLは、長方形の一体型プレートハプティックデザインレンズで、プラノコンケーブ（平凹《へいおう》）型です。どちらのレンズも、長さは4種類（12・1ミリ、12・6ミリ、13・2ミリ、13・7ミリ）、幅は7・5〜8・0ミリです。

すでに述べたように、現代日本で使われている、中央に0・36ミリの穴の開いた「EVO（V4c）」モデルは、前モデルのV4を移植した患者で必要だった「Nd：YAG（ネオジムヤグレーザー）での虹彩切開または周辺虹彩切除」を必要としなくなりました。0・36ミリの中央の穴は、生理的な房水循環を可能にするためのものなのです。このために、瞳孔ブロックが起きなくなり、かつ防水循環がよくなったこともあり、以前のモデルに比べて、前囊下白内障の発生率や瞳孔ブロックの発生率が激減しました。

また、「STAAR Surgical社」は、手術後のハローやグレアを減らすために、光学径を11%拡大した「EVO+（V5）」を開発しました。これが現在、深作眼科で使用しているICLなのです。この最新のICLとして発売されたものは、もともとは白内障手術後の残存屈折異常の矯正に使用できるようにと、レンズの光学径直径を5・5ミリから6・1ミリまで拡大したのです。また、ＩＣＬ中心部にある３６０ミクロンの穴は、「EVO（V4c）」と同様です（資料46）。

それでは、このようなＩＣＬレンズ移植手術に適した患者とは、どのような目の場合かを解説します。

資料46　乱視矯正もできるＩＣＬ

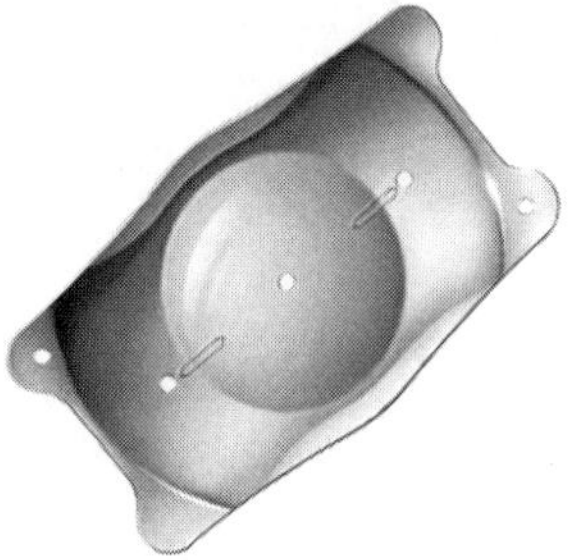

中央に0.36ミリの孔がある。乱視軸は孔の間の線を指定軸度に合わせる。乱視矯正しないICLは線が入っていない。

患者の選択の基本

まず、ＩＣＬの基本的な患者適用選択です。

「近視や乱視などの屈折異常の矯正において、メガネあるいはコンタクトレンズの装用が困難な場合、医学的あるいは他の合目的的な理由がある場合に、ＩＣＬでの矯正手術が検討される」のです。

つまり、簡単にいえば、まず最初は、目に障害がこない、もしくは元に戻せる、メガネやコンタクトレンズなど他の矯正方法を考慮してみる、ということなのです。どんな手術でも安易に決めないで、他の選択肢についても患者の立場になって考えるということですね。

これは、他の全ての眼科手術でも同じです。

患者は手術の素人ですし、よいことばかりの偏った情報をＳＮＳなどで得ていたりします。そこは、眼科手術のプロである我々が、患者の立場で、より適した選択肢を選んでアドバイスすることが重要です。

私自身はつねに、患者が自分の身内だったら、もしくは自分自身が患者だったら、どうしてほしいかを考えます。もちろん患者自身の希望をよく聞いて、その本質的な意味を見つけ出す努力をするのです。

レーシックかICLか？

また、今回はレーシックとの比較もしていますので、この観点からも考えます。

ＩＣＬの大きなメリットは、レンズ摘出が比較的容易であることと、角膜そのものの屈折がほぼ変わらないことです。つまり、レーシック術後と違って、将来の白内障手術時に、眼内レンズ度数が正確に測れます。

つまり、若い時に屈折矯正手術を受けて、50代以降に白内障世代となり、白内障多焦点レンズ移植術を計画した時、すなわち20〜30年後のことも、考慮に入れるべきなのです。

すでに触れましたが、白内障手術時の眼内レンズの適切な度数計算時に、ずっと以前に行なったＲＫ（Radial Keratotomy、放射状角膜切開術）やＰＲＫ（Photo-Refractive Keratectomy、エキシマレーザーでの屈折矯正角膜表面切除術）やレーシック（ＬＡＳＩＫ、角膜フラップ作成でのエキシマレーザー屈折矯正術）後では、眼内レンズ度数の予測が難しく、白内障手術後の屈折誤差が問題となるのです。

現実に、私自身が開発者でもあるので、ずっと以前に、多くのＲＫやレーシックを施行しています。その私が手術をした方たちや、また国内外の他院で施行した方たちも、今や白内障世代となって深作眼科に来院しています。

この方たちは、屈折矯正手術を受けるくらいですので、白内障手術後でも、裸眼でよく見ることへの希望が強いのです。この希望をかなえる最良方法が多焦点レンズ移植術なのです。

深作眼科は、多焦点レンズの手術件数が、日本では最多なのは当然ですが、世界でも最も多い手術件数なのです。それは、私自身が多焦点レンズの開発者であることが世界中に知られているためなのでしょう。日本全国からだけでなく、世界各国からも患者が来ますが、彼らは多焦点レンズを希望するなら深作眼科に行くと決めており、そういった方が日本中、世界中から来院するのです。

前にも触れましたが、先日の米国国際眼科学会で、多焦点レンズメーカーの開発責任者などと会議があったのですが、彼らのアメリカ本社のデータを見ると、最新の多焦点レンズの現時点までの日本での全施行例の約4割が、深作眼科での症例なのです。このレンズは、日本で使用認可開始したあとの約2年間は、深作眼科だけが使うことができたのです。メーカーも、まずはよい評判を得たかったのだと思います。

そうして2年が経過し、最近では多くの施設でも使えるようになり、皆が新型レンズの「シナジートーリック（Synergy Toric）」に熱狂しているのです。

しかし、乱視矯正と、全領域での最高の裸眼視力を出すには、手術前の眼内レンズ計算がとても重要です。レーシック後の場合には、現在世界で使われているあらゆる計算式を用い、レンズ度数計測用の測定器も3種類の定評ある機械を使って測定しています。つまり、レーシック後では誤差が出る可能性があるので、１００以上の測定を行なって、それを私が全て見て、頭にいったん記憶します。

特にデータのばらつきが多い時には難渋します。しかし、より多くの測定データがあると、最後は私の「勘」としかいいようがないのですが、全てのデータを頭に入れたあとの私の頭が、最適の度数をひねり出すのです。結果として、ほとんどが予想通りの度数の結果になっているのは、嬉しいことですし、患者も喜んでいます。

一方で、レーシックではなくＩＣＬ後の目ですと、レンズを摘出して、その同じ切開創から白内障手術と多焦点レンズ移植術を施行して、ほぼ予想通りの結果が出ます。角膜小切開から簡単にＩＣＬを取り出すことができて、同じ切開創から白内障手術も施行できて、乱視を起こす角膜カーブもあまり変わらないのです。これらの点は、ＩＣＬ手術後眼の大きなメリットなのです。

ＩＣＬの手術適応患者の年齢は？

ＩＣＬの従来の手術適応基準ですが、アメリカではＦＤＡ（食品医薬品局）の承認のもとに行なわれる手術ですので、日本より厳しい基準として適応範囲が決められていて、21歳から45歳となっています。

まず、年齢下限の21歳未満は、屈折が変化する可能性が高いためです。さらに、年齢の上限である45歳以下ですが、これは、高齢になるほど、ＩＣＬによる併発白内障の発生率が高くなる報告があるためと、調節の落ちる老眼のためです。

現実に、虹彩と水晶体の間にＩＣＬは浮かんで固定されています。目にすれば異物であり、目の中の水である房水の流れが障害されます。水晶体の透明性を保つために、水晶体線維細胞などの代謝が重要ですが、房水の流れが悪く変わるために、代謝異常を起こしやすくなります。これが、45歳以上では白内障を起こしやすくなる理由です。

しかも、45歳以上では、白内障が軽度でも起きつつあります。さらに、当然ながら老眼なのです。もしも、強度近視眼などであれば、白内障手術と多焦点眼内レンズ移植術で、近視も乱視も遠視も老眼でさえ治せますので、白内障手術までの一時的な方法でもあるといえるＩＣＬ手術ではなくて、恒久的な白内障手術と多焦点レンズ移植術を選ぶ方がよいともいえます。

一方で、日本では有水晶体眼内レンズ（フェイキックＩＯＬ）の年限の下限は、18歳以上としています。ただしＩＣＬでは、アメリカのＦＤＡの影響もあり。21歳以上としています。さらに、日本では手術適応について、年齢の上限は示していません。老視年齢には慎重に施術する、とあるだけです。

この違いの根拠の1つとして、日本ではいち早く、レンズの中央に穴の開いたレンズが開発されて、目の中の房水の流れの滞りが少なくなり、併発白内障の発生率が減少してきていることがあります。

つまり、術者の技量にもよりますし、また患者の希望にもよりますが、老視年齢の患者では、ICL手術にするか、白内障手術にするか、メガネで様子を見るかを、手術時期も含めて、患者の状況を患者の立場で考えて、経験深い術者が患者にアドバイスすることが重要なのですね。

深作眼科でのICL手術の時期も、一般的には21歳から50歳としています。ただし、45歳から50歳の患者では、多焦点レンズ白内障手術の方が、患者の長期間の満足を保証できます。ケース・バイ・ケースということです。

やはり、成長期の21歳未満では、屈折が変わる可能性が高いのです。下限の目安は21歳といいましたが、手術前1年以内の屈折変化が0・5D以上あった場合には、21歳以上であっても、屈折変化が安定するまで手術時期を待った方がよいのです。

近視がどんどん進むケースには強度近視があります。これは、眼球が柔らかくて眼圧が高いため、20歳を過ぎても目がどんどんと伸びるのです。このような方は、太陽光の紫外線を十分に浴びることが大切です。すると膠原線維が太くなり、互いにくっついて眼球が硬くなります。さらに、眼圧を下げる点眼薬を投与することで、近視化が進むのが抑えられます。屈折変化が安定したら、手術をします。ただし、ＩＣＬを入れたあとに近視化したならば、ＩＣＬを取り出して、新しいＩＣＬを入れることはできます。

さらに、年齢の上限ですが、老眼が急速に進む50代以降は、単純な屈折矯正手術は向いていないと思うのです。50歳以上の屈折矯正手術は、水晶体の状況しだいではありますが、全距離を裸眼で見える最先端の多焦点レンズ移植術の方が、患者を幸せにすると思われます。ただし、１万件以上の多焦点レンズ移植術経験がある、上級眼科外科医を選ぶべきです。

ＩＣＬによる患者の矯正度数は？

現在日本で使われているＩＣＬの近視矯正度数は、マイナス３・０Ｄからマイナス18・０Ｄまでの０・５Ｄ刻みの球面度数です。さらに、乱視矯正としてはプラス１・０Ｄからプラス４・５Ｄまで０・５Ｄ刻みで注文できます。

ただし、現実にはそれ以上に強い乱視の方がいます。この場合は、日本の認可にありませんので、医師個人の資格でＩＣＬを注文して、個人輸入で海外から特注品を輸入することになります。乱視矯正は６Ｄまで矯正するレンズを作成可能となっています。まだ日本では症例数が少ないので、手に入る矯正範囲に限界はあるのです。

なお、患者の矯正度数計測は、メガネを使って自覚的な度数測定をします。メガネと比べると、目の中のレンズは当然ながら網膜に近いですよね。このため、メガネの矯正度数がそのまま、ＩＣＬのレンズ度数とはならないのです。通常はメガネの度数より強い度数を選びます。具体的には、ＩＣＬ製造の「STAAR Surgical 社」の計算式ソフトである「ＯＣＯＳ」というソフトに計測データを入れて、適切なレンズパワーを選びます。

年齢により調節力が落ちていることを考慮する

さらに重要なのは、人は20歳を過ぎると、水晶体の厚みを変える調節力が落ちていくことです。現実には40歳を過ぎるとかなり調節力が不足してきます。これはレーシックでも全く同じです。メガネやコンタクトレンズであれば、度数の変更は簡単ですが、手術となると度数変更は簡単にはできません。

視力の部分でも述べましたが、視力検査では、調節力の入らない遠方視力、日本では5メートル離れた視標を見た視力です。調節力の落ちる年齢、老眼年齢の方の近視を完全に治すと、遠方視力は１・２などが出るでしょうが、調節力が必要な近くは見えにくくなります。

遠くの風景はよく見えるのに、本は読めないという状況です。

ずいぶん前に、46歳の女性のレーシック近視矯正手術をした時には、こんなことがありました。調節力が悪くなっているので、近視を残した方がよいと説得したのですが、どうしても遠くをよく見たいというのです。この患者は現実を理解していなかったのです。

患者の希望に合わせて、近視をほぼなくして遠方視力を裸眼で1・0見えるようにしたのですが、案の定、近くが見えにくいと不満を持ったのです。その際に、原因は「老眼」だと述べると、46歳の女性は、私はそんな年ではない、と怒ったのですね。

見た目のことをいっているのではありません。調節力が落ちるのは誰にでも起こることです。ですから現在では、かなりしつこくシミュレーションをして、手術後の見え方を再現して確認しています。

ただ当時のレーシックと比べると、万一、老眼が強くて術後に近くが見えないことの不満が出たとしても、ICLの場合にはそのレンズを摘出して新しいレンズを入れればよいので、レーシックよりは気が楽です。

それに、現在の、全ての距離を裸眼で見ることができる多焦点レンズを設計したことで、46歳以上の患者については、アメリカでの答申のように、多焦点レンズ移植術の方が、将来にわたって経費も節約できますし、患者の満足度も高いと判断すれば、説明します。

この場合も、十分な説明と患者の希望の推測と、手術などの選択肢を多く示して、その上で専門家として患者に手術方法を推薦します。ここまで努力すれば、手術後に、まずは患者の不満はなく、非常に感謝されるものです。多焦点レンズは、もともとが老眼矯正手術として開発されたものですので、老眼世代に適しています。

最終的なＩＣＬの度数は、患者の希望や年齢による調節力など考慮して決定

深作眼科の六本木院は、海外から手術を希望してくる患者が多いのですが、先日も強度近視と強い乱視を持つ海外の女性が、ＩＣＬ手術希望で来院しました。この方の右目は４・５Ｄの乱視矯正で十分なのですが、左目の乱視が６Ｄで、当方も悩みました。ただ、直乱視（縦方向にゆがんで見える乱視のこと）が強いのと23歳で調節力もあるので、少々、直乱視が残っても、患者の不満は少ないと思いました。

また、将来的に直乱視は、角膜の膠原線維が緩むことで倒乱視（横方向にゆがんで見える乱視のこと）化するので、乱視は減っていきます。結果的には、日本で手に入る最大のマイナス18・０Ｄの球面度数矯正と、プラス４・５Ｄの乱視矯正で、１・２の裸眼視力が出せました。もちろんご本人は満足して帰国されました。

ICL自体は比較的易しい手術ですが、メガネやコンタクトをかければよい視力が得られる方々が、裸眼でよく見たいと希望して受ける手術ですので、単純な手術と思っては大間違いです。

繰り返しますが、年齢によっては、老眼による調節力減退を十分に考慮しないといけません。老眼によって、近視を直して遠くは見えるようになっても、近くが見えなくなってしまっては、患者は不満を持ちます。年齢や水晶体の状況により、白内障手術と最先端の全距離が見える多焦点レンズ移植術の方がよいことはけっこう多いのです。

特に、40代の強度近視眼や、遠視眼のICLやレーシックの矯正は、問題の多い場合があるので考慮すべきです。こうして、全ての手術ケースで患者の希望をよく聞いて、現実的に最もよい手術方法や矯正度数を決める必要があるのです。

患者の手術適応の目の条件——前房深度が2・8ミリ以上

ICLは、虹彩の後ろで水晶体の前に入れる有水晶体眼内レンズです。目にとっては異物ですので、目の形によってはふさわしくないことがあります。

特に、目の前側の空間である前房が浅い人では、ＩＣＬは向いていません。角膜とレンズが近いために、ＩＣＬという異物によって、角膜の内側にある角膜内皮細胞が障害を受ける可能性があるからです。

角膜内皮細胞は、角膜を透明に保つために重要な組織です。角膜内皮細胞はポンプ作用があり、角膜細胞内の水を前房の中に戻して細胞の透明さを保っているのです。

この内皮細胞は、障害されると二度と再生しません。これについてはすでに述べました。つまり、角膜の透明性が失われて、濁ってきて視力が下がります。ですからＩＣＬなどの有水晶体眼内レンズを考える場合には、角膜内皮細胞障害は大きな問題なのです。

角膜内皮から水晶体前面までの距離を、前房深度といいますが、これが2・8ミリ以上必要とされています。この距離が短いと、ＩＣＬ移植後に角膜内皮細胞の障害が起きやすいと考えられているのです。

ＩＣＬには不適応となる患者

他の疾患でも、目の中にＩＣＬという異物を入れることで、問題となったり、不利益にもなり得ます。

医療というものは、つねに利点と欠点のバランスで考えるべきであり、かつ欠点がある場合には、他の方法を提示することなどが必要です。他の科学と違って、人間の状況というもののバリエーションが多いために、個々の状況に合った選択肢を我々専門家が説明して、また患者のためによりよい方法を選択する必要があるのです。

このＩＣＬでも同じです。このＩＣＬ手術に向いていない患者についての知識を共有しましょう。

①21歳未満の患者

これは、すでに述べましたように、年が若いと近視変化が続くことが多いからなのです。ただし、他の有水晶体眼内レンズの適用基準は18歳以上となっています。現実的には、患者の希望と現実的な対応が必要です。

かつてレーシック手術でも、競馬の騎手の学校に入りたいという16歳の青年を手術したことがあります。騎手の学校に入るには、裸眼視力が０・８以上必要だったのです。この患者は、そのあと、より近視化が進むことが予想され、私が作った予想視力変化表に合わせて遠視となるように矯正しました。16歳であれば、調節力が強いこともあり問題はないので、20

歳で正視になるように矯正したのです。結果は大正解でした。

このように、患者の一生をよく考えて、手術の利点・欠点などのバランスを、プロとして患者のために考える必要があります。この意味では、ＩＣＬは取り出すのも簡単ですので、一概に適応を21歳以上と杓子定規にすることは患者のためにもならないと思うのです。しかし、患者が未成年ですと、判断力もないので、両親に十分説明して、よりよい選択肢を考える必要があります。ただし、ＩＣＬが許可されるかどうかは調べる必要があります。

また、適用の上限を45歳としています。これも一般的な目安です。レーシックなどでは、角膜を削るために、元のカーブには戻せません。50歳以上では、老眼のために屈折力がないのです。近視矯正をして遠方に焦点を合わせると、近くが見えません。これはＩＣＬ手術も同じです。

ですから45歳以上では、ＩＣＬではなくて、白内障手術と多焦点眼内レンズの方がよりふさわしいことが多いのです。ただし、ＩＣＬでは摘出は簡単なので、患者が近くが見えにくくなることを理解して、当分は近視を治して遠方が見たいとか、乱視を少しでも減らしたい、などの要望があれば、ＩＣＬ移植は45歳過ぎても、50歳ぐらいまでは適応があると思います。

②1年以内の屈折変化が0・5D以上の方

これも、年齢とともに近視が進む方がいるからなのです。通常は、近視化は20歳ぐらいまでに安定しますが、強度近視という病気では、20歳を過ぎても近視が進みます。

一般的には、できるだけ屈折変化が安定している患者が適応がよいです。変化が強いと、何度も手術をしなければならない可能性があるからなのです。

ただ現実には、強度近視患者には特にICLを希望する方が多く、よい適応でもあります。ですからこのような患者は、ICL移植後に近視化が進むことはあり得ます。手術後にあまりひどく近視化するようであれば、将来的にICLを摘出して交換することになります。

③前房深度が2・8ミリ未満の方

復習になりますが、前房が浅い患者さんは禁忌としています。角膜内皮細胞が障害されやすいのと、浅い前房の目はICLのレンズ移植がやや難しくなるからです。角膜内皮細胞は、いったん障害されると再生しないので、角膜内皮細胞移植術が必要となります。

アメリカのFDA基準では、3・0ミリ未満が禁忌となっています。しかし、日本人では目も小さいこともあり、前房の浅い方が多いのです。私の経験でも、日本での基準の前房深度が２・８ミリ以上あれば、当院のような手術経験が豊富な術者の手術であれば大丈夫です。

ただし、前房が浅い方では、特に経過観察が必要であり、万一、角膜内皮細胞減少が多い時には、ＩＣＬを取り出します。

ただ、現在の日本では、ＩＣＬの中心に０・３６ミリの穴が開いていて、前房水の流れがよくなったためか、アメリカの古いＩＣＬに対応したＦＤＡ基準時代よりは、合併症が起こらなくなっています。

また、浅い前房の手術は難しいといっても、もっとずっと浅い前房で難しい白内障手術を多く手術をしている私にとっては、さほど困難な手術ではありません。これも術者の腕の問題でもあります。難しい患者であるほど、私のような25万件の手術経験が生きてきます。

④コラーゲン過敏症の方

ＩＣＬの材料にはコラーゲンを使っているので、炎症反応が出ることがあります。でもそんなことは、現実に起きてみないと、なかなか分からないのですが。

⑤フックス角膜内皮変性症の方

これはヨーロッパ系の患者にとても多い疾患です。原発性に角膜内皮が障害されて、進行性に内皮細胞数の減少をきたす疾患です。角膜疾患について詳しい医師が見ないと、よく分かりません。日本人は少ないとされて、報告が少ないのですが、私の経験では先天性の角膜内皮細胞障害であるフックス角膜内皮変性症の方は多くいます。これもケース・バイ・ケースですね。障害が進めば、角膜内皮細胞移植術を行ないます。

⑥角膜内皮障害の方

すでに述べましたが、角膜内皮は角膜の細胞を透明にするために、ポンプ作用で細胞内の水を前房に戻す働きがあります。ですから、角膜内皮細胞が少なくなると、角膜が水膨れのようになり、透明性も落ちてきて視力が落ちるのです。

角膜内皮細胞障害の原因で一般的なのは、コンタクトレンズ装用です。コンタクトレンズを毎日長時間つけていたり、コンタクトレンズをつけたまま寝ていたりする方は、角膜内皮細胞が少なくなる障害が多く見られます。

でも、こんな方が、コンタクトレンズの代わりにICLを移植したいと希望してよく来るのです。すでに角膜内皮細胞が少なくなっている方が、ＩＣＬ手術をすることで、さらに角膜内皮細胞障害を起こしてしまうと、角膜が濁る水疱性角膜症となる可能性が増えるのです。

全ての医療行為は、よい点と悪い点とのバランスです。つまり、コンタクトレンズを一日中つけっぱなしでいるよりは、腕のある術者によるＩＣＬ手術の方が、便利なだけでなく目にとってもよいことも多いのです。

これについては、私のような屈折矯正手術、白内障手術、角膜移植手術、緑内障手術、網膜手術など、全ての眼科手術で世界の最先端治療を行なっている者からすれば、コンタクトレンズ装用で角膜内皮細胞を障害するよりは、ＩＣＬや多焦点レンズ移植術の方がより安全であると感じるのです。これもケース・バイ・ケースですね。さらに、術者の腕によります。

手術基準としての、角膜内皮細胞の細胞数の目安があります。年齢によって減っていくので、コンタクトレンズ装用者で、若い21～25歳では、1平方ミリあたり２８００であり、年齢を５歳経るにつれて減っていき、２６５０、２４００となり、36～45歳では２２００となります。これ以下の角膜内皮細胞数の場合には、慎重に移植するということです。

40歳以上の年齢や、強度近視では、白内障が軽くても、相対的に利点が高いと患者が理解できれば、白内障手術と多焦点レンズ移植術の方が現実的な場合があります。そういう意味では、前眼部の白内障と角膜手術、さらに後眼部硝子体手術などを多く経験している、全ての手術ができる眼科外科医が手術を担当する方がよいのです。

⑦虹彩炎、偽落屑性症候群（ＰＥ）、網膜色素変性症（ＲＰ）など、炎症があったり、チン小帯が脆弱な方

これらの方々でも行なえるケースもあり、まさにケース・バイ・ケースです。ただし、ＰＥやＲＰの疾患の治療や手術をたくさん行なっている眼科外科医の治療かどうかということですね。手術の腕がかなり求められるので、よく術者を選ぶことです。

⑧糖尿病性網膜症、加齢黄斑変性などの網膜疾患のある方

これも、ＩＣＬが患者自身に相対的に利益になるかどうかです。眼科外科医の技量が高ければ高いほど、従来は難しかった患者にも移植できるようになっています。

⑨前房隅角が狭い方

隅角鏡検査による前房角が、グレードⅡ未満の方です。これは、前房深度が浅い方でもあるので、その方とほぼ同じです。

ＩＣＬは虹彩と水晶体の間に浮く形になります。隅角が狭い患者では、さらに隅角を狭くしかねないので、水の流れが悪くなって、緑内障を引き起こす可能性が高くなります。

こうした方は、通常は遠視の患者です。日本で使われるＩＣＬはマイナス３・０Ｄからマイナス18・０Ｄの近視矯正レンズですから、隅角が狭すぎるという患者がいるとすれば、水晶体を支えるチン小帯が弱いとか、部分断裂している可能性があります。

⑩白内障のある方

これは当たり前なのですが、白内障がある方は、白内障手術をして全領域を見える新型多焦点レンズを移植すれば、裸眼で全てが見えるのですから、ＩＣＬなど入れる必要はないのです。

ただし、先天白内障や軽い白内障で、ＩＣＬを入れて白内障手術までもう少し様子を見ることはありです。全てはプラスとマイナスのバランスの中で考えるべきです。この意味からも、全ての眼科手術を完全に行なえる眼科外科医に、手術を依頼することが重要です。

⑪網膜剥離や他の眼科疾患のある方

これは、まずは最初に網膜剥離を硝子体手術で完全に治せていれば、その後にＩＣＬ手術を施行しても、全く問題ないのです。

逆の言い方をすれば、強度近視の場合は、眼軸が長くて網膜は引っ張られているので、とても薄いのです。特に周辺網膜は非常に薄くて、網膜裂孔などがあります。網膜剥離が隠れていることも多いのです。

つまり、ＩＣＬの手術前には、詳細な眼底検査をする必要があります。私のような網膜剥離の手術を数万件も行なっている者でも、外来のスリットランプでは周辺の網膜は完全には観察できないのです。ですから、ＩＣＬ手術後に網膜剥離が進行して、あとで硝子体手術で治すこともあります。つまり、万一異常があれば、私とドイツの医師で開発した小切開硝子体手術で必ず治すのです。

しかし、現実的問題は、前眼部の手術しか主に経験がない眼科外科医では、網膜の問題があっても見落としますし、網膜疾患があっても治せないのです。つまり、ＩＣＬを入れてよいかの判断もできないので、一応、禁忌扱いです。この禁忌はあくまでも前眼部だけの手術しかできない医師にとってです。

現実に、強度近視では網膜剥離が多いので、私はＩＣＬ手術希望患者の網膜を丹念に診ます。そして、スポーツ選手などでは網膜剥離を見つけることが多いのです。

このような場合は、まず有水晶体硝子体手術で網膜剥離を治してから、のちにＩＣＬ手術を行ない、最高の裸眼視力を出します。今までもけっこう同じような患者を手術で完全に治してきました。

若くても、強度近視での網膜裂孔や網膜剥離は多発します。それなのに網膜を治療できない術者の屈折矯正手術や、白内障手術は専門だと称する方では、網膜疾患を見落とすか、網膜疾患があるにもかかわらず、無理やりＩＣＬを入れて網膜がはがれて失明する、といった困ったことが現実に起きています。

そんな困った患者が当院に助けを求めてきます。

ＩＣＬ自体は簡単な手術です。しかし、繰り返しますが、ＩＣＬの手術でも、白内障はもちろん、緑内障や網膜剥離硝子体手術を完璧に行なうことのできる眼科外科医がＩＣＬ手術をした方が、安全ですし、視力結果もよいのです。

⑫妊娠中や授乳期の方

これは、女性ホルモンが高い時には膠原線維が柔らかくなって、角膜の屈折率が変化するため、矯正誤差が出る可能性が高いからです。

ICL施行前の患者検査と術前評価

患者の検査についてもう一度おさらいします。

手術の前に、全ての患者は、裸眼視力、矯正視力（眼鏡視力）、頂点間距離、顕微屈折と調節麻痺屈折力、白内障チェック、周辺も含む網膜検査、眼圧検査（ゴールドマン眼圧計、アイケア眼圧計）、細隙灯《さいげきとう》スリットランプ顕微鏡、中心角膜厚測定、角膜内皮細胞数（スペキュラー・マイクロスコープ）、前眼部OCT（光干渉断層計）検査にて前房深度計測、をします。

さらに角膜径を、キャリパーという計測器具で「White to White」（角膜水平方向径：白目と黒目の境目の横の径）として測定します。

しかしながら、OCTや超音波生体顕微鏡（UBM）などでは、隅角間距離（Sulcus to Sulcus）を直接測定できます。普段からよく使う前眼部OCTでは、前房深度だけでなく隅角間計測がすぐに正確に測れるので、最近はＯＣＴを多く使います。

レンズサイズの決定

これらの前房深度と隅角間距離は、レンズサイズ計算に重要です。計測値を、ＩＣＬを生産する「STAAR Surgical社」の提供する「IOL sizing nomogram」という図表に照らし合わせてレンズの直径を決めます。レンズサイズは、前にもご紹介した通り、12・1ミリ、12・6ミリ、13・2ミリ、13・7ミリの４種類です。

「IOL sizing nomogram」では、横軸が、先ほどの「White to White」、つまり角膜水平方向径です。「STAAR Surgical社」のおすすめは、眼内レンズ計算でよく使う計測装置の「ＩＯＬマスター」での「White to White（WTW）」測定値から０・５を引いた値で、これを推奨しています。しかし当院では、前眼部ＯＣＴ機械のカシア（CASIA）での「angle to angle（ATA）」（隅角から隅角への距離）を並行して測定して、ダブルチェックしています。

また縦軸は、前房深度（角膜裏面から水晶体前面までの距離）のＡＣＤです。この値は、カシアで測定するのが最も正確です。ＩＯＬマスターでもＡＣＤが出ますが、この値は角膜前面から水晶体表面への値ですので、ＩＣＬ測定に使うのならば、角膜の厚みを引かなければなりませんし、測定誤差も多いので、カシア測定値がよいのです。

このように、メーカー推奨値といいましても、メーカー自体が測定機械の精度の向上や進歩をよく把握していないのと、多くの機械を揃えることはどこの医療施設でもできているわけではないので、メーカー推奨値が正しいともいえない面があるのです。

深作眼科で最も多い手術は、白内障、緑内障、網膜剥離です。私は屈折矯正手術のレーシックや有水晶体レンズの開発者の中に入っていますが、ＩＣＬ手術は、他の、より難しいメジャーな手術と比べて特に多くはないのです。ただし、ＩＣＬ手術は白内障手術のレンズ移植技術の応用ですので、私にとっては容易な手術ですし、このような多くの測定機械は、他の眼科疾患のためにも必要なので、全て揃っているのです。

ですから、いくら簡単に行なえる手術であるといっても、合併症などを含めると、深作眼科のような全ての疾患に対応している施設の方が、より確実で安全な結果を得られるのです。

水晶体とＩＣＬとの距離の「ボールト（Vault）」の測定

先ほども述べましたように、ＩＣＬのレンズサイズは４種類しかありませんので、大きさに迷うこともあります。レンズサイズが小さいと隅角固定が悪くなり、レンズが目の中で回ってしまいます。すると乱視矯正の軸がずれてしまいます。また、外傷性の白内障も起こしうるのです。一方で、レンズサイズが大きすぎると、隅角閉塞や眼圧上昇をきたし、緑内障を起こすのです。ＩＣＬレンズの中心が盛りあがって、水晶体から離れようとします。

水晶体前面とＩＣＬレンズ裏面の距離を、ボールト（Vault）といいます。通常、この距離は５００ミクロンほどです。水晶体の正確なサイズは、ＩＣＬのボールトに影響を与えるので重要です。

ＩＣＬの形状は、水晶体とＩＣＬの間にスペースを確保するようなカーブを持っています。つまり、ＩＣＬは水晶体の上に「アーチ型」に配置されているのです。この空間により、水晶体上の水の流れを可能にし、白内障の形成を防ぐと考えられています。

この水晶体上の房水の流れは重要です。水晶体の代謝に必要な酸素や栄養素が房水から供給されるので、房水の流れが悪いと、代謝異常である白内障を引き起こしもします。

この水晶体とレンズ裏面の距離であるボールトですが、理想的には、約２５０～７５０ミクロン（角膜の厚さは０・５ミリ～１・５ミリほど）とされています。

外来診療では、細隙灯顕微鏡（スリットランプ）を使って、角膜厚と比較して測ることが多いです。角膜の中心部分の厚さはＣＴ（Corneal Thickness）といい、１ＣＴといいますが、この厚さが約500ミクロンです。つまり1CT＝500ミクロンと考えて、このCTを計測単位として使います。そこで、適正ボールトの250ミクロン〜750ミクロンを、0・5CT〜1・5CTと表現します。

このボールトの距離はけっこう重要で、短いと、レンズが水晶体に近くなり、前嚢下白内障を引き起こす可能性があります。これを「Low Vault」といいます。ICLが水晶体の近くになると、水晶体接触や房水循環不全などを起こしやすくなります。

一方で、手術後にボールトが750ミクロン以上（1・5CT以上）あれば、「High Vault」といいます。予想値よりもICLサイズが大きいことで起きます。ICLのレンズ中央部分が前に出っ張ってきます。

このために、隅角が狭くなるので、瞳孔ブロックによる緑内障や、レンズが虹彩裏面をこすって色素細胞が出ることで、線維柱帯のメッシュワークに色素細胞が目詰まりを起こして眼圧が上がり、緑内障となる可能性があります（拙著『緑内障の真実』を参照）。またレンズが角膜内皮に近くなるので、角膜内皮細胞障害をきたして角膜混濁を引き起こす可能性もあります。

もしこの「High Vault」となれば、ICLのレンズを取り出して、1サイズ小さなIC

Lに交換し、移植します。ＩＣＬのメリットの1つは、眼内レンズの取り出しも比較的容易であり、交換がしやすいことです。

レンズ度数計算

ＩＣＬの度数計算は、「STAAR surgical 社」が提供する「modified vertex formula」という計算式を用いた、ＯＣＯＳ（Online Calculation Ordering System）というオンライン計算機で行ないます。

この計算式では、術前の顕在球面屈折率、屈折力を麻痺した屈折率、メガネを使った自覚的な最適視力の出る屈折力である近視（Sphere）や乱視度数（Cylinder）と乱視軸（Axis）、角膜カーブの屈折率と屈折力（K1, K2）と乱視軸、角膜厚（Corneal Thickness）、中心前房深度（ＡＣＤ：カシアでの値で、角膜裏面から水晶体表面までの距離）、角膜径（White to White 値、ＩＯＬマスターでの測定値からマイナス0・5ミリ）、などのいくつかの変数に基づいて、度数が計算されます。

実際のＩＣＬ移植術でのレンズ計算と患者

このＯＣＯＳ計算を、実際に手術を行なった患者さんの値で測定してみましょう。
患者さんは、近視矯正と乱視矯正の手術を希望して、外国から深作眼科に来院した24歳の白人女性です。

この患者さんは、６歳のころから、強度近視によって視力が出ない弱視といわれてきました。その後、母国の眼科で定期的に検査を続けています。通常はメガネをかけて過ごしてきたのですが、日によって左右差があり見えず、疲れると自覚しています。

２０２１年に左目の網膜剥離の予防のためということで、母国の眼科でレーザー光凝固術（網膜をはじめとする眼底の病変部にレーザー光線を照射して焼き固めることによって、病気の進行を阻止するために行なわれる治療法）を受けています。

その後、視力が出ないので母国の眼科でレーシックか乱視矯正眼内レンズ移植術を勧められました。この方はかなりのインテリであり、手術を受けるなら最高の手術を受けたいと希望して調べたのです。そして、日本の深作眼科を知り、２０２２年11月に来日しました。

当院の初診データの主なものを示します。

右視力が０・３（0.9×Sph-2.0D=Cyl-5.0DAx175）で、左視力は０・１（0.5×Sph-7.0D

＝Cyl-7.0DAx5）でした。この数字の意味を簡単に説明しましょう。

この方の裸眼視力は右が０・３で左が０・１です。強い近視と強い乱視があり、矯正視力は右が０・９で左が０・５でした。乱視が左右とも強く、メガネでは矯正できないほど強いのですね。

ちなみに弱視との診断がありましたので、試しにハードコンタクトレンズの装用でより乱視矯正して、視力が出るかどうかを測りました。ハードコンタクト装用時には、矯正視力は右が１・０で、左が０・８でした。左の視力発達がやや悪い可能性はありました。

さらにトポグラフィー（角膜形状解析）では、乱視は強いものの、円錐角膜（角膜の中央部分の厚みが薄くなり、角膜が前方へ円錐状に突出すること）はなかったのです。左の網膜周辺にレーザー痕がありますが、他の眼底や水晶体の所見では、著しい異常はありませんでした。

この症例では、レーシックを行なうと、角膜をかなり削るためと時間経過によって、近視や乱視が戻ってくると判断しました。そこで、有水晶体眼内レンズを考えたのです。まだ若いですし、将来の調節性レンズや多焦点レンズ移植の可能性を考えれば、取り出しやすいＩＣＬで矯正するのがよいと考えたからです。

ただし、問題は日本で手に入る乱視矯正レンズの度数は、４・５Ｄが限界なのです。メガネでの矯正は、レンズでの矯正よりも弱くなります。このために、この患者の乱視矯正は完全にはできないのです。

ただ幸い、両眼とも乱視は直乱視です。少しの残りなら、調節力でカバーできますし、将来的には直乱視は減っていきますので、直乱視は少し残しても大きな問題にはなりません。この方の目では、右の直乱視の５・０Ｄは問題ないと判断しました。

ただ、左の乱視の７・０Ｄでは、ＩＣＬの乱視矯正の４・５Ｄだけではかなり乱視が残ります。ですから患者には、必要に応じて残りの乱視を矯正するメガネをかける可能性についても十分に説明しました。

患者は納得されましたので、この方にあった最強度の乱視矯正と強度近視レンズを「STAAR Surgical 社」に注文して作成してもらいました。近視や乱視の度数、さらに角膜カーブの屈折力、前房深度、角膜厚などのデータを測定して、入力しました。ＩＣＬのレンズ度数計算ソフトであるＯＣＯＳに、具体的な測定値を入れたものを左にお示しします（資料47）。

このＯＣＯＳの計算結果では、注文すべきレンズの度数が出てきます。表中では

資料47 OCOSによる計算の例

術前データ

BVD	12	
Sphere（近視度数）	-2.00	
Cylinder（乱視度数）	-5.00	
AXis（乱視軸）	175	
K1（角膜カーブの屈折率）	41.75	@174
K2（角膜カーブの屈折力）	47.25	@84
ACD（中心前房深度）	2.973	
Corneal Thickness（角膜厚）	0.514	
White to White（角膜径）	11.8	
CL Sphere	0	

レンズ情報

ターゲットレンズ	予想			
	Sphere	Cylinder	Axis	SEQ
Toric Myopic 13.2mm -7.00/+4.5/X085	-00.85	+00.93	085	-00.38
注文レンズ	予想			
	Sphere	Cylinder	Axis	SEQ
VTICM5_12.6 -7.00/+4.5/X085	-00.85	+00.93	085	-00.38
シリアル番号	T1341852			

資料48 レンズの大きさ選択の表「ノモグラム」

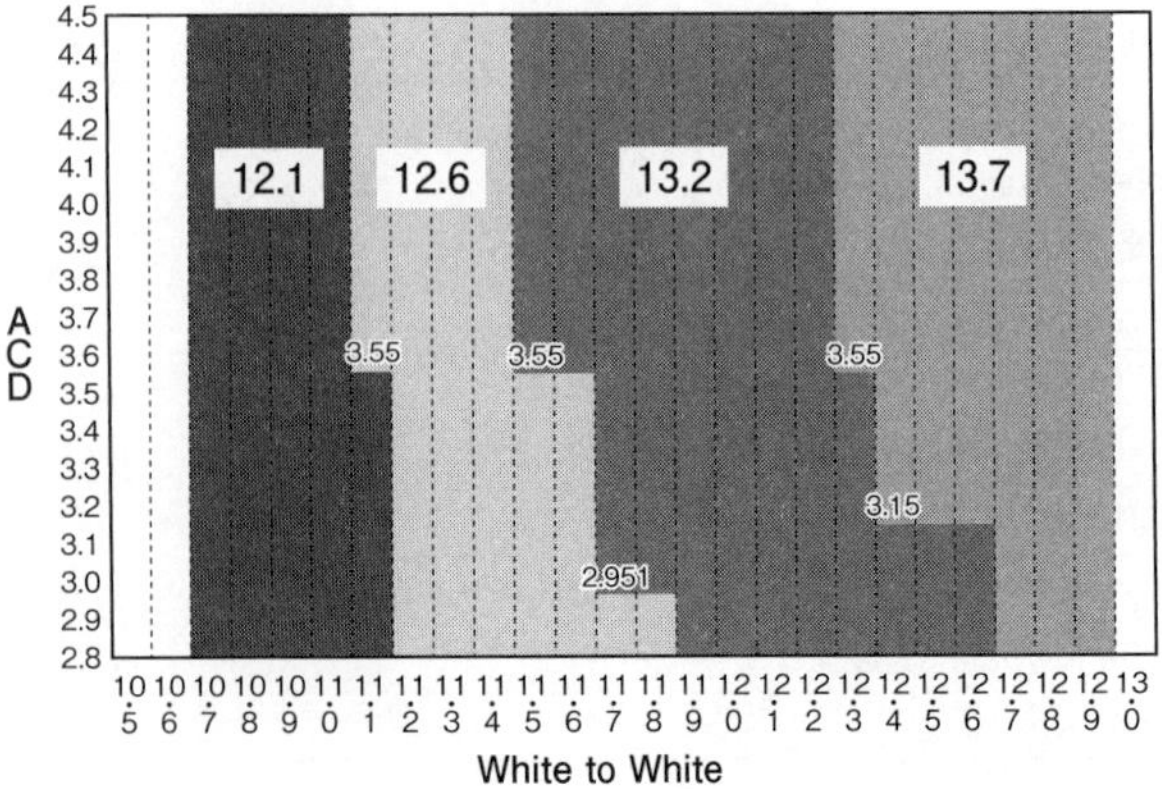

OCOSではICLの大きさをやや大きめに選択する傾向にある。そこで境目では小さめの直径サイズを選ぶ。

「VTICM5」という、「EVO+V5」という光学系の直径が一番大きな最新型のレンズ度数を表示していますが、この度数が「-7.00/+4.5/X085」と出ました。この意味は、球面矯正度数がマイナス7・0Dであり、乱視が4・5Dの限度矯正値を示しています。視力と違うのは、視力検査では乱視をマイナス度数で表記しますが、ICLレンズでの乱視表記は、プラス表記なのです。プラス表記にすれば、当然ながら軸が90度ずれます。こうして計算したICLレンズ度数です。

さらに、すでに触れた、ICLレンズの大きさですが、4種類の直径のものから適切な大きさを選びます。表には、最も大きいサイズの13・2ミリとなっています。

それではこれを、レンズの大きさ選択用の表であるノモグラムで見てみます。横軸である「White to White（角膜径）」値が11・8で、縦軸のACD（中心前房深度）が2・9であるので、このノモグラムでは、レンズサイズは12・6ミリの方がよいと示しています。OCOSでは13・2ミリを選んでいるので迷うところです。

さらに、簡易型の計算式があります。これは前眼部OCTであるカシアによる「ATA（Angle to Angle、隅角間）」の値に0・7を足すという式です。この患者の目のATAは12・28なので、プラス0・7で12・98と出ました。これも境の値で、やはり迷うところです。

しかし、この患者さんはもともと隅角が少し狭めでした。このため、もしもレンズ直径が大きめで「High Vault」となってさらに隅角を狭くすると、緑内障の発症の危険性が高いと思われ、レンズサイズが大きすぎないようにと考えました。

このようにして、自分自身の多くの経験値から、注文するレンズサイズを12・6ミリに決定しました。その結果、注文レンズは、「VTICM5（EVO+）12.6-7.00/+4.5/X085」となったのです。

レンズが決まってから、注文をします。乱視度数が大きいので、このレンズはメーカーの在庫にはありませんので、「STAAR Surgical社」に注文して、スイスの工場で製作してもらうことになります。

ちなみに、反対眼はさらに強い強度近視というだけでなく、7Dという強度乱視であり、乱視矯正は完全にはできないのですが、レンズ直径は13・2ミリでレンズ度数は「13.5/+4.5/X085」でした。

2022年11月に深作眼科で診察と検査を終了したこの患者さんは、いったん母国に帰国しました。そしてICL製作が終わり、当院に送付されてきてから再度彼女に連絡し、2023年4月20日に再来日されて、深作眼科でICL手術を受けました。

ICL手術の実際

さて、ICLレンズが届きますと、患者さんの手術日程を決めて、いざ手術となります。術前にはブドウ球菌などの常在菌による感染症予防の抗菌剤を点眼します。

乱視矯正用のトーリックタイプのレンズでは、あらかじめ手術当日に、外来のスリットランプ下で、基準となる線を角膜に針で印付けします。水平方向の軸の印を角膜上に付けるのです。なぜならば、ベッドの上に水平に寝ますと、人間の目は、回旋といって10度ほど回転するのです。つまり、ベッド上に横になってから水平線を引くと、それは起きている時の水平線とは10度ほどずれてしまうのですね。

さらに、患者の目をミドリンP点眼剤で散瞳《さんどう》（瞳孔を大きくすること）します。ミドリンP点眼での散瞳ですと、ICL移植後に瞳を閉じる時に、オビソートなどの縮瞳剤によく反応して、瞳孔は小さくなってくれます。

さらに手術室に入室してからは、手術野の滅菌があります。患者の皮膚をヨード剤で滅菌します。また眼球も薄いヨード水で洗います。顔は手術用の滅菌ドレープ（布）で覆い、瞼など出ている皮膚面は、透明フィルムでカバーします。これらの準備は白内障手術の時と同じです。

ただし、このICL型の手術では、レンズの準備が他の手術と異なり、やや煩雑《はんざつ》なのです。慣れればどうということもないのですが、レンズ移植については白内障手術の技術上の延長であり易しいのに比べると、準備の方がむしろ時間がかかります。レンズは柔らかい材料であり、注意してカートリッジにセットします。

麻酔は、キシロカイン点眼麻酔で行ないます。点眼麻酔での白内障手術を世界で最初に行なったのが私です。当時は世界では驚きを持って迎えられた方法です。でも今では、白内障も屈折矯正手術も、先進国では点眼麻酔で手術するのが普通になっています。時間が流れると、私の開発した先進的方法が世の大勢になるという、多くの手術方法で経験していることの1つです。

ただし、怖がりの方は、点眼麻酔では怖がって目を閉じようとします。目は閉じようとすると、眼球は上を向きます。眼球が瞼の裏に隠れてしまうのです。こういう場合は、結膜下やテノン膜下にキシロカイン麻酔薬を注射したりもします。さらに、セデーションといって、鎮痛薬や鎮静薬、具体的にはドルミカムやソセゴンを静脈内に入れることもあります。患者さんは寝てしまい怖がらなくなり、目も元の位置に戻ります。

最近は怖がりの患者さんが増えていますので、安全で快適な手術のためにも、どのような麻酔が必要かを十分に吟味しているのです。

まずは、乱視矯正トーリックレンズ移植の時は、スリットランプ上で印をつけた水平線の点を基準として、予定されている乱視軸の印を手術顕微鏡下にて付けます。あとでこの印に合わせて、レンズの軸を合わせるように回転するのです。

次いで、点眼麻酔下で角膜切開をします。レンズが入る切開は、最も大きくて3・2ミリで、さらにレンズのコントロール用に左右に0・7ミリのサイドポート（器具を出し入れする小さな創）を作ります。切開は３・０ミリでもレンズは入りますが、小さい切開を無理やり開くと、切開部分の組織が伸びて、閉じにくくなったり、乱視の原因になりますので、３・２ミリが安全です。必要に応じて眼内麻酔の０・５％の、保存剤の入っていない静注用キシロカインを入れることもあります。

さらに、低分子の粘弾性物質のオペガンなどを、前房保持用に入れます。そして、カートリッジに設置したＩＣＬを眼内に挿入するのです。カートリッジに入れたレンズはコラーゲンを含むＨＥＭＡというかなり柔らかいレンズですので、破かないように眼内に押し込むのです。

その後、時にはやや高分子粘弾性物質のヒーロンをレンズ上に追加します。そして、ＩＣＬのレンズの４隅を虹彩の下に押し入れるようにして、入れ込みます。

さらに乱視矯正のトーリックレンズの場合は、あらかじめ印をつけた乱視軸の点に合わせて、レンズの乱視軸線を回転して合わせます。ＩＣＬの４隅が虹彩下に入っていることを確認します。

それから、瞳孔収縮剤を入れて、やや縮瞳させて、灌流・吸引のためのＩ／Ａチップを前房内に入れて90秒間灌流・吸引して、粘弾性物質を完全に吸引除去します。さらに角膜切開層細胞にＢＳＳ水（眼灌流液）を注いで水膨れで膨らませ、角膜切開創を（眼圧で切開創を閉鎖する力として利用する、私が白内障手術で世界最初に発表したのと同じ方法で）自己閉鎖させます。

次いで、さらにオビソートという瞳孔収縮剤を目の中に注入して、手術を終了するのです。患者さんは落ち着いてから帰るのですが、すでにかなり見えるようになっています。深作眼科の白内障手術と同じで、ＩＣＬでも視力回復は早いのです。

手術後の治療と観察、直後の安静と清潔

手術後の治療と経過観察は大切です。手術後は抗生物資とステロイドの点眼を、１日４回ずつ行ないます。抗生物質とステロイド、それぞれの点眼間隔は、最低でも5分以上あけてください。一緒に点眼すると、最初の目薬が出てしまい、効果がなくなります。

また、手術後1週間は、ほこりが多い不潔な場所には近づかないでください。めったにないことですが、手術後1週間は、術後感染症になる可能性があることに気を付けなければなりません。

この悪い例ですが、当院での白内障手術後の方で、10年ぶりに感染症を発症した方がいま

した。この方は、手術後に裸眼で1・2も見えるようになり、家に帰ると家の中のごみやほこりなどまでよく見えるようになって、気になって大掃除を始めてしまいました。大掃除を半日したあとで、さらに庭木の剪定《せんてい》なども始めたそうです。もちろんほこりだらけになったのですね。

翌日、この方は見えなくなり、慌てて再来しました。目の中に膿《うみ》がたまって、典型的な感染症でした。そこで、緊急手術で硝子体手術を施行して、目の中の炎症物質と細菌を取り除いたのです。結果は、再び裸眼で1・2も見えるようになりました。

この方のような行為は、患者であるという意識が欠けた行為です。これは白内障手術後の間違った行動ですが、眼科での眼内手術後は、少なくとも1週間は安静にして、不潔なものに近づいてはいけません。家事や仕事も休む必要があります。

私は25万件もの眼科手術を行なってきており、手術そのもので問題が起きるようなことは考えられませんが、患者の病識が低いと、こういった感染症のような事故が起きることもあります。感染症などの事故の発症は、深作眼科では、2万例に1例ほどですが、手術後は出歩いたりしないで、家で安静を保ってくださいね。

具体的な患者さんの手術後実例

先ほど紹介した海外の患者さんの、術後をお示しします。

この方の右目は、手術前視力は裸眼で０・３、矯正視力でも０・９でした。強い近視と強い乱視のせいで、メガネでは視力が出なかったのです。そして近視矯正・乱視矯正のためのＩＣＬ手術によって、手術後視力は１・２の裸眼視力を得たのです。

右の視力は１・２（1.2×Sph0=Cyl-1.0DAx180）でした。やや乱視は残っていますが、直乱視であり、乱視度数も強くないので、24歳であればむしろ消えていく乱視であり、調節も効くので、裸眼でよい視力が出ており、本人はニコニコ顔で満足したのです。

じつは、この方の母親が、心配で付き添って一緒に来日していました。手術の説明をしていた時も、ご本人は嬉しそうに手術を希望していたのですが、母親は明らかに心配そうな顔をしていたのが印象的でした。

ところが、手術後に患者さんと来院した母親は、手術前とはがらりと表情が変わり、本人以上ににこにこ顔でした。娘が生まれながらに強度近視と強い乱視で生まれたために、弱視といわれ続けていて、おそらく患者本人以上に、母親として心を痛めていたのでしょう。

患者も母親も、まさか裸眼で１・２も見えるようになるとは思ってもいなかったのですね。

嬉しいはずです。この若い女性は、今後は日本語も勉強して、いつかは母国と日本の懸け橋となるような仕事につきたいと抱負を語ってくれました。

なお、左目は、より近視が強く、乱視も強かったのです。手術方法は同じです。手術前の視力は０・１（0.5×Sph-7.0D=-7.0DCylAx5）でした。乱視のプラス表記では０・１（0.5×Sph-14.0D=+7.0DCyl95）です。ＯＣＯＳ計算では「13.2mm-13.5/+4.5/X095」となり、13・２ミリのレンズを移植しました。

こちらも同様に、劇的に裸眼視力はよくなっていますが、右に比べて左の乱視がより強く、ＩＣＬでは乱視矯正度数はプラス４・５Ｄが日本での認可の限度ですので、手術後には乱視が残っています。術後視力は裸眼で０・３で矯正０・９と、０・３（0.9XSph+1.0D=Cyl-2.5Dax30）ですが、術前よりはこちらもずっとよく見えます。患者さんは非常に満足しております。

もちろん、通常の患者さんの場合は、この７Ｄなどというような強い乱視はないので、裸眼で１・０以上の視力が出るのが普通です。この方には術前に、乱視が強すぎるので、術後に残余乱視が残るので、メガネをかける必要があるかもしれない、と説明しています。

しかし、現実には両眼で見ますので、裸眼で１・２以上見えており、特にメガネの処方は希望されませんでした。子どものころから弱視だといわれて、まともな矯正もされずに、よく見えなかったり目が疲れたりと苦労してきた方でした。それがこれほどよく見えるようになるとは、と予想をはるかに超えるよい結果を喜んでくれたのです。

インテリジェンスが高い女性で、まだ若いですので、これからますます学問を深めていきたいと目を輝かせていたのが印象的でした。

水晶体とICLとの距離のボールト（Vault）の測定

手術後に、結果の判断として、ICL後面と水晶体表面との距離であるボールトを測定し、経過観察することは重要です。

復習になりますが、このボールトは通常は500ミクロンほどです。外来診療では、スリットランプを使って、角膜厚と比較して測ることが多いのです。中心の角膜厚の厚さはCTと表示して1CTということもすでに述べましたが、この厚さも約500ミクロンなので、1CT＝500ミクロンと考えて、このCTを計測単位として使います。

適正ボールトは、250ミクロン〜750ミクロンですので、0・5CT〜1・5CTです。

資料49 前眼部OCT

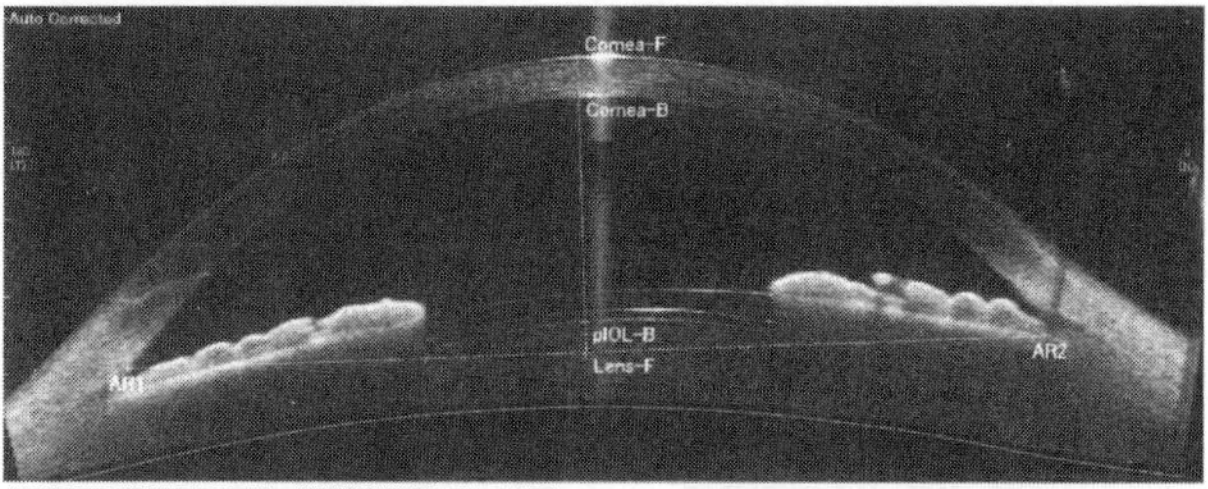

CCT	[um]	501
ACD[Epi.]	[mm]	3.790
ACD[Endo.]	[mm]	3.289

Vault	[um]	393 (0.78CT)
CLR	[um]	-18
ATA	[mm]	12.441

ICL移植術後のVaultを測定している。このOCTでは393μmであり、角膜厚を意味するCTでの表現なら0.78CTとなる。

症例で示した外国の女性の、手術後のボールトを経過観察の中で注意深く診ています（資料49）。前眼部OCTの検査で、ICL後面と水晶体前面との距離であるボールトを測定できます。ボールトはICL移植後の独特の計測値ですね。

この外国からの患者さんの右目ICL術後ボールトは、望ましいとされる250～750ミクロンの間にあり、まずはよい結果だと思います。

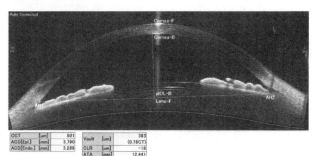

ボールトの低い時や高い時の問題についても、すでに触れましたが復習します。

250ミクロン（0・5CT）未満のような低い値（距離が短い）の場合には、ICLが水晶体に近くなり、前嚢下白内障を引き起こす可能性があります。これを「Low Vault」といいましたね。ICLが水晶体に近くなるので、水晶体接触や房水循環不全など起きやすくなります。

しかしながら、最近の、中央に0・36ミリの小さな穴を開けてある「Holl ICL」では、前房水の停滞が起こりにくいので、水晶体への代謝異常が起こりにくく、白内障にもなりにくいとされています。今までの私のICL手術症例では、手術後に白内障になった例はいまだ認めていません。

もちろん、技量に問題のある手術で、手術中に水晶体に触れたり、無理な力をかけたりすれば、それだけで白内障が起きるでしょう。つまり、やはり手術技量が高ければ、白内障も起きないということなのです。

一方で、手術後にボールトが750ミクロン（1・5CT）以上あれば、「High Vault」です。予想値よりもICLサイズが大きいことで起きます。ICLのレンズ中央部分が前に出っ張ってきます。このために、隅角が狭くなるので、瞳孔ブロックによる緑内障や、レンズが虹彩裏面をこすって色素細胞が出ることで、線維柱体のメッシュワークに色素細胞が目詰まりを起こして眼圧が上がり、緑内障となる可能性があります。

またレンズが角膜内皮に近くなるので、角膜内皮細胞障害をきたして角膜混濁を引き起こす可能性もあります。

手術後の経過観察で、眼圧のコントロールは重要です。早い段階で、点眼薬で眼圧のコントロールをしましょう。緑内障にしないために、十分に経過観察する必要があるのです。

もしこの「High Vault」となれば、通常はＩＣＬのレンズを取り出して、1サイズ小さなＩＣＬに交換して移植します。眼内レンズの取り出しが比較的容易であり、交換しやすいことが、ＩＣＬの利点なのですね。

おわりに

白内障についての本を書いていただけないかとの依頼を受けてから、ずいぶんと日がかかりました。近代の白内障手術の技術の多くを開発してきた私としては、まさに適任だとも思いましたが、私が書くからには、単なる白内障の解説書では面白くないだろうと思いました。どうせ書くのであれば、「見る」ということの意味から、白内障の起源や、細胞レベルでの予防法や、できるなら細胞の若返りまで書いてやれと、意気込んだ結果が本書です。

その結果、おそらく白内障を話題とした、どの医学専門書よりも詳しい内容となったと自負しています。これを、一般の方にできるだけ分かりやすいようにと、噛み砕いて話すように書きました。内容が難しいので、一部だけでも理解していただければ、今までの白内障への治療イメージが変わるでしょう。白内障が、単なる年齢による変化ではないこと、また、白内障に関連した多くの医学的な問題があることを、理解していただけるのではないでしょうか。

白内障手術は、近視や遠視や乱視や老眼でさえ一緒に治すことができる、「裸眼で全てが見える屈折矯正白内障手術時代」に突入してきています。この白内障の治療法でも、正しい知識がないままに手術を受けたりすると、後悔先に立たずといった残念な視力結果になりかねません。

私は眼科医になった時から、患者さんに、「全てのものが裸眼でよく見える世界」を提供する研究を続けてきました。この本で、白内障手術はもちろんですが、屈折矯正手術についても話題にしたのはこのためです。また、裸眼で見えるようになるための、最新の多焦点レンズの説明には特にページを割きました。

患者さんに、本質的な正しい眼科の知識がないと、宣伝に踊らされて、間違った医療機関の選択をしかねません。これも何とか防ぎたいとの思いもあります。現在では、正しい眼科医療の選択をすれば、一〇〇年の生涯を通して、最高の裸眼視力を得る道があるのです。ぜひ、生涯にわたり、よく見える喜びを味わってほしいものです。

また、私が問題提起した、老化そのものを防ぐことは、将来の課題です。白内障は誰でもかかるとはいえ、老化の原因を知ることで、１００年の生涯なら十分に予防も可能ですし、細胞の若返りも可能だと考えています。

また、眼科は全身の疾患の表れでもあり、目の病気は、単純な1つの病気だけの場合は少なく、いくつもの目の疾患が複雑に絡み合っています。眼科医師を選ぶ際も、白内障だけでなく、目の全ての疾患について精通した眼科外科医を探してください。これも生涯にわたりよい目を守るための秘訣です。

この本が、皆様方の目への真の知識を広げ、正しい世界最先端の眼科医療と未来の医療についての道しるべとなれば、生涯にわたり最も大切な目の機能を守る礎《いしずえ》になるであろうと信じています。それが筆者としても、この本を書いた趣旨であり、喜びなのです。

２０２３年10月10日

深作秀春

深作秀春（ふかさくひではる）

1953年神奈川県生まれ。運輸省航空大学校を経て、国立滋賀医科大学卒業。横浜市立大学附属病院、昭和大学藤が丘病院などを経て、'88年深作眼科開院。眼科専門医。米・独などで研鑽を積み、世界的に著名な眼科外科医に。白内障や緑内障などの近代的手術法を開発。米国白内障屈折矯正手術学会（ASCRS）にて常任理事、眼科殿堂選考委員、学術賞審査委員、学会誌編集委員などを歴任。世界最高の眼科外科医を賞するクリチンガー・アワード受賞。ASCRS最高賞を20回受賞。深作眼科は日本最大級の眼科として知られ、約25万件の手術を経験。画家でもあり個展を多数開催。多摩美術大学大学院修了。日本美術家連盟会員。『視力を失わない生き方』『緑内障の真実』（以上、光文社新書）、『眼脳芸術論』（生活の友社）など著書多数。

白内障《はくないしょう》の罠《わな》

一生《いっしょう》「よく見《み》る」ための予防《よぼう》と治療《ちりょう》

2023年12月30日初版1刷発行

著　者 ── 深作秀春
発行者 ── 三宅貴久
装　幀 ── アラン・チャン
印刷所 ── 萩原印刷
製本所 ── ナショナル製本
発行所 ── 株式会社光文社
東京都文京区音羽1-16-6（〒112-8011）
https://www.kobunsha.com/
電　話 ── 編集部03（5395）8289　書籍販売部03（5395）8116
業務部03（5395）8125
メール ── sinsyo@kobunsha.com

ISBN 978-4-334-10171-8

1285
毒母は連鎖する
子どもを「所有物扱い」する母親たち
旦木瑞穂
理不尽な仕打ち、教育虐待、ネグレクト……。子どもを自らの所有物のように扱い、負の影響を与える毒親。その中でもとりわけ母親から娘へと伝染する「毒」に8人の取材から迫る。
978-4-334-10169-5

1286
京大合格高校盛衰史
天才たちは「西」を目指した
小林哲夫
京大の「自負」と高校の「執念」。自由の校風と最先端研究を目指して繰り広げられた京大受験の歴史を、一九四九年以降の合格者数ランキングから徹底分析。東大ではダメなんだ！
978-4-334-10133-6

1287
台湾の本音
〝隣国〟を基礎から理解する
野嶋剛
首都はどこ？　親日である理由は？　中国とはどういう関係？　日本で関心が高まるわりに、実情はよく知られていない台湾。そんな〝隣国〟の姿を6つの問いから詳らかにする。
978-4-334-10170-1

1288
白内障の罠
一生「よく見る」ための予防と治療
深作秀春
後悔しないために…日常生活や栄養面での留意点、手術法の歴史や最新治療について、世界的眼科外科医が徹底解説＆警告！　プロの画家でもある著者が「見るとは何か」から教えます。
978-4-334-10171-8

1289
ボロい東京
三浦展
錆、苔、扉、管、看板、郵便受け……。ボロいのに、いや、ボロいからこそ美しい。ありふれたようで失われつつあるボロい風景の数々を、十数年撮りためたスナップから厳選した写真集。
978-4-334-10172-5